中医歌诀白话解丛书

医学三字经白话解

第 4 版

北京中医药大学

高学敏　张春荣　陈绍红　陈赞育　编　著

人民卫生出版社

图书在版编目（CIP）数据

医学三字经白话解 / 高学敏等编著 . —4 版 . —北京：
人民卫生出版社，2013

（中医歌诀白话解丛书）

ISBN 978-7-117-17058-1

I . ①医⋯　II . ①高⋯　III . ①中医学 – 临床医学
②《医学三字经》– 译文　IV . ①R24

中国版本图书馆 CIP 数据核字（2013）第 045127 号

| 人卫智网 | www.ipmph.com | 医学教育、学术、考试、健康，购书智慧智能综合服务平台 |
| 人卫官网 | www.pmph.com | 人卫官方资讯发布平台 |

中医歌诀白话解丛书
医学三字经白话解
第 4 版

编　　著：高学敏　张春荣　陈绍红　陈赞育
出版发行：人民卫生出版社（中继线 010-59780011）
地　　址：北京市朝阳区潘家园南里 19 号
邮　　编：100021
E - mail：pmph @ pmph.com
购书热线：010-59787592　010-59787584　010-65264830
印　　刷：人卫印务（北京）有限公司
经　　销：新华书店
开　　本：850×1168　1/32　印张：8
字　　数：262 千字
版　　次：1961 年 9 月第 1 版　　2013 年 6 月第 4 版
　　　　　2025 年 1 月第 4 版第 13 次印刷（总第 35 次印刷）
标准书号：ISBN 978-7-117-17058-1
定　　价：20.00 元
打击盗版举报电话：010-59787491　E-mail: WQ @ pmph.com
质量问题联系电话：010-59787234　E-mail: zhiliang @ pmph.com

第4版前言

清代著名医家陈念祖，字修园，少年家贫，半学儒，半学医，后考取举人，旅居京都为官，晚年报病辞官，回归故里，讲学于长乐。陈念祖著作宏丰，内容广泛，由后人辑成《陈修园医书十六种》，其对古典医籍的著述，尤其对普及医学知识，开拓中医教育具有较大的贡献。《医学三字经》为其晚年之作，全书由医学源流、中风、虚劳……妇人、小儿等24个部分组成。举凡病因病机、辨证治则、有效方药等，均予述及，并且以韵文形式编写，言简意赅，易读易记，是一本较好的初学中医的入门书。

但因原著是用古文、韵文所写，对现代初学中医的人来说，还有不易理解之处，为此1961年北京中医学院（现北京中医药大学）颜正华教授与同仁一道，在原书基础之上，对每一部分都逐字逐句地加以注解和语译，有的还加了按语，阐发未尽之理，并将原著附方分门别类地集中列于相应的病证之后，使原书内容更加充实、系统。本书刊出后，受到中医学徒和初学、自学中医者的欢迎，成为必备的简明实用读物。

由于中医药事业的飞速发展，中医药工作者队伍不断壮大，为了满足中医药学普及教育和继续教育的需求，给广大中医药基层工作者提供理论联系实际的中医药科普读物，北京中医药大学高学敏教授等在第3版的基础上，对该书再行修订。本次修订在临床病证部分的"按语"中，新增"病案举例"内容，并详细列有参考文献，但由于篇幅所限，每个病证只列举一至两个病案，且以"原书附方"的有效医案为首选，"增补新方"次之。本书所选内容均为现代名医临床实践经验的结晶，内容完整，记述详尽，具有较高的临床实用价值，以期使读者能够从中得到启迪。

编者

2013年2月

医学三字经小引

童子入学，塾师先授以《三字经》，欲其便诵也，识途也。学医之始，未定先授何书，如大海茫茫，错认半字罗经，便入牛鬼蛇神之域，余所以有《三字经》之刻也。前曾托名叶天士，取世俗所推崇者以投时好，然书中之奥旨，悉本圣经，经明而专家之伎可废。谢退谷于注韩书室得缮本，惠书千余吉，属归本名，幸有同志。今付梓而从其说，而仍名经而不以为僭者，采集经文，还之先圣，海内诸君子，可因此一字而共知所遵，且可因此一字而不病余之作。

嘉庆九年岁次甲子人日　陈念祖自题于南雅堂

目　录

医学三字经卷之一

医学源流第一

【原文】 医之始　本岐黄[①]　黄，黄帝也。岐，岐伯也。君臣问答，以明经络、脏腑、运气、治疗之原，所以为医之祖。虽《神农本经》[②]在黄帝之前，而神明用药之理，仍始于《内经》也。

【注释】 ①岐黄：指岐伯和黄帝。黄帝是古代的帝王，约生于公元前2700年。传说为中原各族部落的共同祖先。古代人们的许多发明创造，如养蚕、舟车、文字、音律、医药、算术等，传说都创始于黄帝时期。又传黄帝喜爱医学，经常与臣下探讨医理，为中医药学的形成奠定了理论基础。现存中医学经典著作《内经》一书，就是托名黄帝而写成的，故又称为《黄帝内经》，该书包括《灵枢》、《素问》。

岐伯是黄帝的臣子，同时也是指导黄帝研究医学的老师。相传黄帝经常和岐伯一起研讨医药，探究中医基础理论，故后世称中医学为岐黄之术。

②《神农本经》：即《神农本草经》，简称《本经》、《本草经》或《神农本草》等，我国现存最早的本草学专著。托名神农，实非一人所撰，约成书于秦汉时期或更早。书中总结了秦汉以前的本草学成就。收载药物365种，其中上品、中品各120种，下品125种。每味药物均记载其别名、性味、主治功效等。书中内容为早期用药经验的总结，言简意深，疗效确切，故被后人视为本草学的经典之作。原书早佚，现存本系后人集辑而成。

【语译】 中医学开始有文字记载，相传起源于岐伯和黄帝。后人托名黄帝和岐伯写成《灵枢》和《素问》二书，合称为《黄帝内经》。该书以君臣问答的形式，讲明了中医学经络、脏腑、运气、治疗方面的理论根源，奠定了中医学理论体系的基础，被奉为中医学的鼻祖。陈念祖认为，虽然《神农本草经》成书在《黄帝内经》之前，而倡明用药之理，仍始于《黄帝内经》。

【原文】灵枢①**作　素问**②**详**　《灵枢》九卷、《素问》九卷，通谓之《内经》，《汉书·艺文志》载《黄帝内经》十八篇③是也。医门此书，即业儒之五经④也。

【注释】①灵枢：又名《灵枢经》《黄帝内经灵枢经》，为《内经》的重要组成部分。原书共9卷81篇，又名《针经》，别称《九卷》。该书隋唐之际曾出现多种不同名称的传本，包括《九灵》《九墟》和《灵枢》。宋代以后，原本及传本大多散失。现存《灵枢》传本系南宋史崧据其家藏九卷本重新编校而成，改为24卷。本书与《素问》所论述的内容相近，尤详于经络、针灸而略于运气学说。在介绍中医基础理论和临床治疗方面与《素问》内容相互补充，是我国战国时期医学理论的重要文献，素为历代医家所重视。

②素问：又名《黄帝内经素问》，为《内经》的重要组成部分。原书9卷，共81篇。唐代王冰注释此书时将其改为24卷，并补入七篇"大论"，但仍缺《刺法论》《本病论》二篇。经北宋林亿等校注后，成为今存《素问》的传本。书中内容包括人体生理、病理、解剖（藏象、经络）、病因、诊断、治疗、预防、养生以及人与自然、阴阳五行、运气学说等多个方面，较系统地反映了我国战国时期的医学成就；特别是用朴素辩证的哲学思想，奠定了中医学的理论基础，为后世医学的发展注入了强大的生命力，一直为历代医家所遵循。

③《黄帝内经》十八篇：《汉书·艺文志·方技略》中记载有"医经七家"，包括《黄帝内经》《黄帝外经》《扁鹊内经》《扁鹊外经》《白氏内经》《白氏外经》《白氏旁篇》7种，但今除《黄帝内经》存世外，余均已佚。

④五经：指《诗》《书》《礼》《易》《春秋》五种儒家经书。

【语译】《灵枢》九卷和《素问》九卷，合而为《内经》，也就是《汉书·艺文志》所记载的《黄帝内经》十八篇，这两本书详细阐释了中医学的理论基础。它们作为医学的经典，就像儒学的《诗》《书》《礼》《易》《春秋》5种经书一样重要。

【原文】难经①**出　更洋洋**②　洋洋，盛大也。《难经》八十一章，多阐发《内经》之旨，以补《内经》所未言，即间有与《内经》不合者，其时去古未远，别有考据也。秦越人③，号扁鹊，战国人。著《难经》。

【注释】　①难经：据史书记载，相传为春秋战国时名医扁鹊（姓秦名越人，约生于公元前5世纪）所作，原名《黄帝八十一难经》。本书以问答释难的方式编纂而成。论述以基础理论为主，兼析病证。其中"一难"至"二十二难"论脉，"二十三难"至"二十九难"论经络，"三十难"至"四十七难"论脏腑，"四十八难"至"六十一难"论病，"六十二难"至"六十八难"论穴道，"六十九难"至"八十一难"论针法。

②洋洋：盛大的意思。

③秦越人：即扁鹊，渤海郡郑（今河北任丘县）人。春秋战国时期医学家，跟长桑君学医，医术精湛，擅长内、外、妇、儿、五官各科。扁鹊在齐国时，通过望色而诊出齐桓公有疾，并劝其尽早治疗，否则将病入膏肓，不可救治。扁鹊还曾到过虢国，正赶上虢太子暴厥而死。经过扁鹊的救治，使太子得以起死回生。扁鹊过邯郸，听说重视妇女，就为带下医；过洛阳，听说尊敬老人，就为耳目痹医；过咸阳，听说爱护小儿，就为小儿医……最后，扁鹊来到秦国，曾为秦武王诊病。秦太医令李醯自知医术不如扁鹊，便派人将扁鹊杀害。

【语译】　自从《难经》这部书问世以后，中医学的内容就更加丰富了。《难经》相传为战国的秦越人，即扁鹊所著，共有八十一章，多数是阐述《内经》中的要旨，并补充《内经》中没有提及的内容，即使其中有与《内经》不合的地方，当时距离《内经》成书时代不远，有一定的考证作依据，还是可信的。

【按语】　中医学具有数千年的历史。在原始社会，人们就已经开始积累防病治病的经验和知识。《淮南子·修务训》中"神农尝百草……一日而遇七十毒"的传说便是对这一实践过程的真实写照。大量实践经验的积累构成了人们早期的基本医疗知识。当然，这些知识比较零散，尚未形成完整的体系。其后，随着医学知识的逐渐丰富，医疗经验的不断积累，医学理论体系的建立在所必然。一般认为，形成于战国至西汉时期的《黄帝内经》，是中医学理论体系的奠基性著作。该书不仅是当时医学发展水平的重要见证，也为后世历代中医学术的发展奠定了基础。历代医家对《黄帝内经》进行了不懈的研究与发掘，使中医理论体系日臻系统和完善。继《内经》之后，又出现了一部中医经典著作，即《难经》。全书主要叙述基础理论，并分析了一些病证；内容简要，辨析精微，尤其对脉学有精当的论述；诊法以"独取寸口"为主，对经络学说和命门、三焦的论述，则在《内经》的基础上，有所阐扬和发展；在中医理论和诊断学上颇有贡献。《神农本草经》为我国现存最早的本草专著，为中药学的全面发展奠定了理论基础。可以说，《神农本草经》是汉以前药学知识和经验的第一次大总结，奠定了我国大型本草专著的编写基础，是我国最早的珍贵药学文献，被奉为中医学四大经典之一，对中药学的发展产生了极为深远的影响。《本经》成书之后，沿用500余年，原著在唐初已失传，但其内容仍然保留在历代本草学著作之中。

两千多年来，《黄帝内经》、《难经》、《神农本草经》作为早期的中医药学经典著作一直有效地指导着中医学的临床实践。时至今日，其理论体系仍然在中医临床诊疗过程中放射出耀眼的光芒。

【原文】越①**汉季**② **有南阳**③ 张机，字仲景，居南阳，官长沙，东汉人也。著《伤寒杂病论》、《金匮玉函经》。

【注释】①越：经过。
②季：一个朝代的末了。
③南阳：指张仲景（150—219），名张机，南阳郡涅阳（今河南南阳）人。东汉末年著名医学家。相传曾任长沙太守，故又称张长沙。学医于同郡张伯祖。仲景医术高明，史有定论。著有《伤寒杂病论》，可惜由于战火频繁，原书散失民间。经后人多次搜集整理，编著成现在的《伤寒论》和《金匮要略》。由于两书对中医学有着非常突出的贡献，故张仲景被后人推崇为"医圣"。

【语译】到了东汉末年，出现了一位医家，名张机，字仲景，南阳人，曾在长沙做官，著有《伤寒杂病论》和《金匮玉函经》。

【原文】六经①**辨 圣道**②**彰**③ 《内经》详于针灸，至伊尹④有汤液治病之法，扁鹊、仓公⑤因之。仲师出而杂病伤寒专以方药为治，其方俱原本于神农、黄帝相传之经方⑥，而集其大成。

【注释】①六经：即太阳、阳明、少阳、太阴、少阴、厥阴。六经辨证是指张仲景根据外感病传变情况总结出来的6个辨证纲领，亦即外感病发展过程中6个不同层次的综合证候。六经彼此间是相互联系的，可以合病、并病和相互传变，不能截然分开。

　　②圣道：这里是指中医学。

　　③彰：显著发扬的意思。

　　④伊尹：为商汤的厨师，后任宰相。《针灸甲乙经·序》记载他熟谙本草药性之学，并创制汤液。这实际是民间用药知识的经验积累。相传《汉书·艺文志·方技略》"经方十一家"中的《汤液经法》为伊尹所著。

　　⑤仓公：又称太仓公，名淳于意，齐临淄（今山东临淄）人。曾任齐太仓令，故人称仓公，西汉时著名医学家。少年时喜好医药，从学于公孙光，后又从学于公乘阳庆。仓公医术精湛，《史记》中载有仓公的诊籍25则，可谓是历史上最早的病例记载。记录内容包括患者的姓名、职业、地址、辨证、治疗和预后等，是医史研究的重要资料。

　　⑥经方：即经验方，是前人在长期的医疗实践过程中，对于药物搭配使用知识的积累和总结。《汉书·艺文志·方技略》载有经方十一家，今已遗佚无存。从唐代王焘所著《外台秘要》中可查到虽是书遗佚而尚有部分内容保存的经验方，达50多种，可见六朝至唐宋，经验方颇为盛行。在宋以前，经方是指经验方。而宋以后，由于张仲景《伤寒杂病论》的盛行，凡用仲景方以治病者，亦称为经方，与宋以前经验方的含义迥然不同。

　　【语译】《内经》详细论述针灸疗法，商汤的伊尹用汤液治病，扁鹊和仓公也如此沿袭。至东汉，张仲景开始用方药治疗杂病和伤寒，其方都源于神农和黄帝相传的经方，而集其大成。张仲景倡导的"六经辨证"，使中医学术理论得到进一步发展。

　　【原文】 伤寒①**著　金匮**②**藏**③　王肯堂谓《伤寒论》义理如神龙出没，首尾相顾，鳞甲森然。金匮玉函，示宝贵秘藏之意也。其方非南阳所自造，乃上古圣人所传之方，所谓经方是也。其药悉本于《神农本经》。非此方不能治此病，非此药不能成此方，所投必效，如桴鼓④之相应。

　　【注释】　①伤寒：即《伤寒论》。东汉张仲景所撰《伤寒杂病论》中有关伤寒病证的内容，经晋代王叔和整理，复经北宋校正医书局校订而成《伤寒论》。现存较早的有金代成无己《注解伤寒论》和明代赵开美影宋刻本《伤寒论》。该书以六经辨证为纲，对伤寒各阶段的辨脉审证大法和立法用药规律，以条文形式作了较全面的论述。

②金匮：即《金匮要略》，又称《金匮要略方论》。东汉张仲景所撰《伤寒杂病论》，经晋代王叔和整理后，其古传本之一名《金匮玉函要略方》，共3卷。经北宋校正医书局根据当时所存的蠹简重予编校，取其中以杂病为主的内容，改名为《金匮要略方论》。全书共25篇，方剂262首，所述病证以内科杂病为主，兼有部分外科、妇产科病证。本书总结了东汉以前丰富的临床经验，提供了辨证论治及方药配伍的一些基本原则，介绍了不少实用有效的方剂，为临床医学奠定了基础。

③藏：这里作宝藏解释。

④桴鼓：桴指鼓槌。桴鼓即指用鼓槌敲鼓，鼓即发声，比喻相应。

【语译】 张仲景著有《伤寒论》和《金匮要略》两书。王肯堂称《伤寒论》义理如神龙出没，首尾相顾，鳞甲森然。金匮玉函，表示宝贵秘藏的意义。陈念祖认为其中的处方不是张仲景自己创造的，而是上古圣人流传下来的，即所谓的经方，书中的药物都来源于《神农本经》。方与病一一对应，方与药一一对应，所投必效，如桴鼓之相应。

【原文】 **垂方法　立津梁**① 　仲师，医中之圣人也。儒者不能舍至圣之书而求道，医者岂能外仲师之书以治疗。

【注释】 ①津梁：津指渡水的地方，津梁即指桥梁。

【语译】 张仲景是医生中的圣人，学儒学的人不能舍弃至圣之书而求道，学医的人怎么能不看仲景的书就学习治病呢？他的著作在诊断、治疗方面树立了辨证论治的典范，成为学医的必由之路，像桥梁一样。

【按语】 继《内经》《难经》成书之后，东汉末年张仲景基于当时伤寒病严重流行的事实，"勤求古训，博采众方"，根据前人的经验与理论，并结合自己的临床实践与研究成果，对汉末以前多种重要医书（《素问》《九卷》《八十一难》《阴阳大论》《胎胪药录》《平脉》等）进行了一次系统深入的编辑与总结，著成《伤寒杂病论》16卷，奠定了中医学辨证论治的基础。他的学术理论源于古医经家，治法方药源于古经方家。其中，《伤寒论》一书的研究对象与实践基础，虽然是外感伤寒病，但它所提供的辨证论治准则，却具有普遍的指导意义。他总结了我国汉代以前的医学成就，使古代医学理论与临床实践紧密结合在一起，理法方药一线贯穿，自成体系，在中医学术发展过程中具有承前启后的作用。仲景被称为"医中之圣"，《伤寒论》亦被奉为经典，成为后世学医者的必读之书。

【原文】 李唐①后　有千金②　　唐·孙思邈③，华原人，隐居太白山。著《千金方》、《千金翼方》各三十卷。宋仁宗命高保衡、林亿校正，后列《禁经》二卷。今本分为九十三卷。较《金匮》虽有浮泛偏杂之处，而用意之奇，用药之巧，亦自成一家。

【注释】 ①李唐：唐朝（618—907）的统治者姓李，故称李唐。

②千金：指《千金要方》和《千金翼方》，均为孙思邈所著。《千金要方》又名《备急千金要方》，作者以人命重于千金，故取以为名。该书成书于682年，共30卷，分医学总论、妇人、少小婴孺、诸风脚气、伤寒、食治、养性等门，总计232门，载方5300余首。收集的方子非常广泛，并记载了很多有效的药物，以及有关证候、处方、用药制剂、服药、藏药等方面的宝贵经验，较系统地总结了唐代以前的医学成就。《千金翼方》共30卷，在《备急千金要方》的基础上又有新的补充。首载本草，其次为妇产、伤寒、小儿、养生、内科、外科、针灸及禁经等。除了记载古典经方外，并采集了当时的民间单方，以发扬民间医药。

③孙思邈：581—682年，陕西省耀县人，隋唐时期的大医药学家。他因病学医，酷爱医学，淡泊名利，隋文帝、唐太宗、唐高宗在位期间，曾多次邀请他入朝做官，都被他婉言谢绝。为了行医采药，他曾先后到过陕西的太白山和终南山、山西的太行山、河南的嵩山以及四川的峨眉山等地。在药物学研究方面，为后人留下了宝贵的财富，所以人们尊称其为"药王"。

【语译】 到了唐代后，又出现一个著名医家孙思邈，是华原人，隐居太白山。著有《备急千金要方》、《千金翼方》，各30卷。宋仁宗命高保衡、林亿校正，后列《禁经》二卷。现分为93卷，陈念祖认为，与《金匮要略》相比，虽然内容稍有些杂乱，但用意奇特，用药巧妙，也自成一家。

【原文】外台①**继　重医林**　唐·王焘著《外台秘要》四十卷，分一千一百四门，论宗巢氏②，方多秘传，为医门之类书。

【注释】①外台：指《外台秘要》，为唐代王焘编著，成书于752年。书共40卷，分1104门，载方6000余首。收集的医方较《备急千金要方》更为丰富，保存了唐以前很多古医书资料，除作为一本医药历史文献外，至今仍有很高的临床实用价值。

②巢氏：指隋代医学家巢元方。曾任太医博士，610年主持编成《诸病源候总论》50卷，又称《巢氏病源》、《诸病源候论》，是我国现存第一部论述病因病机和证候学的专著。全书分67门，记载内、外、妇、儿及五官各科证候共计1720条。诸证之末多附有导引法，但不记载治疗方药。此书在病因方面创见颇多，在病理及病证方面论述精审，为研究隋代以前医学成就不可多得的重要文献，对后世医学影响较大。如唐《外台秘要》、宋《太平圣惠方》等医著的病因、病理分析大多依据此书。

【语译】继孙思邈的《备急千金要方》之后，有王焘著的《外台秘要》，共40卷，分1104门，其理论多以隋代医家巢元方的学说为依据。这两部书是唐代医学的代表作，一直为医学界所重视。

【原文】后作者　渐浸淫①　等而下之②，不足观也已。

【注释】①浸淫：渐进。这里是增多的意思。
②等而下之：由这一等再往下。

【语译】陈念祖认为唐代以后的著作逐渐增多，但这些书都不值一看。

【原文】红紫色①　**郑卫音**②　间色乱正，靡音忘倦。

【注释】①红紫色：这里是说明杂色（紫色）不能与正色（红色）相比。
②郑卫音：郑、卫是春秋时的两个国家。这两个国家的音乐听起来都很淫荡。

后世引申指与雅乐相反的"淫靡之音"。

【语译】 陈念祖认为唐代以后的作品和古典医籍没法相比，就像用红的颜色来和紫的颜色相比、郑卫音乐与古代雅乐相比一样，不能使人振奋精神。

【按语】 本书作者陈念祖一生著述颇丰，有《伤寒论浅注》、《金匮要略浅注》、《医学三字经》、《医学实在易》、《时方妙用》、《医学从众录》等，文字通俗易懂，内容由博返约，深入浅出，在医学普及方面作出了突出的贡献。但应该看到，其学术思想，在一定程度上，存在着尊经崇古、厚古薄今的倾向。他将宋代众多医药学家的著述都喻为"郑卫"之音，不免有些偏激。宋代在我国医学发展史上亦有许多成就，如刘翰等编著的《开宝重订本草》、王怀隐等奉敕编著的《太平圣惠方》、唐慎微所著的《经史证类备急本草》、严用和的《济生方》、许叔微的《伤寒九十论》、韩祗和的《伤寒微旨论》、庞安时的《伤寒总病论》、朱肱的《类证活人书》、郭雍的《伤寒补亡论》、宋慈的《洗冤集录》以及官方修订的大型方书《太平惠民和剂局方》和《圣济总录》等，都对后世医药学的发展产生了较大的影响。

【原文】 迨东垣[1]　重脾胃　金·李杲，字明之，号东垣老人。生于世宗大定二十年，金亡入元，十七年乃终，年七十二，旧本亦题元人。作《脾胃论》、《辨惑论》、《兰室秘藏》。后人附以诸家合刻，有《东垣十书》[2]传世。

【注释】 ①东垣：即李杲（1180—1251），字明之，晚号东垣老人，河北正定人，为金元四大家之一。学医于张元素，发挥了脏腑辨证学说而独重脾胃。认为人身以"胃气为本"，"内伤脾胃，百病由生"，治疗主张升发脾胃阳气，恢复脾胃升清降浊的生理功能。善用温燥药物补益脾胃，创立补中益气汤、升阳益胃汤、升阳散火汤等名方，被后世称为"补土派"的始创者，影响很大。著有《脾胃论》、《内外伤辨惑论》、《兰室秘藏》、《医学发明》等。

②《东垣十书》：中医丛书。李杲等撰。包括李杲的《脾胃论》、《兰室秘藏》、《内外伤辨惑论》，朱震亨的《局方发挥》、《格致余论》，崔嘉彦的《脉诀》，王好古的《此事难知》、《汤液本草》，王履的《医经溯洄集》，齐德之的《外科精义》10种。

部分刊本另附有王好古的《医垒元戎》《癥论萃英》2种。

【语译】 到了金代的李东垣（即李杲，字明之，号东垣老人），注重调理脾胃。李杲生于世宗大定二十年（1180），金亡入元，第17年去世，终年72岁，所以也有的书说他是元人。著有《脾胃论》《辨惑论》《兰室秘藏》。后来有人将李杲的书与其他医家的著作合刻，称为《东垣十书》。

【原文】 温燥行　升清气　　如补中益气及升阳散火之法，如苍术、白术、羌活、独活、木香、陈皮、葛根之类，最喜用之。

【语译】 李杲在医学上重视调理脾胃，善于用温燥之品升发脾胃清气，如常用补中益气及升阳散火之法，用药选苍术、白术、羌活、独活、木香、陈皮、葛根等。

【原文】 虽未醇[①]　亦足贵　　人谓东垣用药，如韩信将兵，多多益善。然驳杂之处，不可不知。惟以脾胃为重，故亦可取。

【注释】 ①醇：通"纯"，指纯一不杂。

【语译】 有人认为李杲（东垣）处方用药如韩信统兵作战，多多益善，药味较多，比较庞杂，不够纯正。然而他重视脾胃的医学理论确有可取之处。

【按语】 李杲所处的金元时代，战争频繁，民不聊生。劳役过度，饥饱不节，情志刺激是造成脾胃内伤病形成的主要原因。李杲在《内经》有关脾胃论述的基础上，结合自己的临床实践，从生理到病理，从诊断到治疗诸方面，围绕着脾胃与元气的关系，形成了自成一家的学术理论。他所提出的"内伤脾胃，百病由生"的观点，以及具有个人独创性的脾胃内伤学说，对充实和发展中医学，作出了卓越的贡献。故而，后人称其为"补土派"的开山。历代医家对李杲的学说评价很高，如朱震亨于《格致余论·序》中说："夫假说问答，仲景之书也，而详于外感；明著性味，东垣之书也，而详于内伤。医之为书，至是始备。医之为道，至是始明。"说明李杲之学，在元代已受到高度重视。后世宗其说者大有人在。不仅其门人王好古和罗天益从不同角度发展着李杲的学说，而且明代以后私淑其学者亦不乏其人。如薛己、张介宾、李中梓、叶桂等，都在继承李杲脾胃学说的基础上各有发挥，充分体现了李杲学术思想在中医学发展史中的重要地位。

【原文】 若河间①　专主火　　金·刘完素，字守真，河间人。事迹俱详《金史·方技传》。主火之说，始自河间。

【注释】 ①河间：指刘完素，字守真，河北河间人，著有《素问玄机原病式》、《黄帝素问宣明论方》、《素问病机气宜保命集》、《三消论》等，为金元四大家之一。刘完素重视《内经》理论研究，发挥五运六气病机学说，根据当时疾病流行，多数医者采用温燥之品治疗无效的情况，提出"六气皆从火化"的理论，善用寒凉之品，故后世称他为"寒凉派"的创始者。如对中风的治疗主张益肾水、降心火，对消渴的发病提出"如此三消者，其燥热一也"，对于外感热病的治疗采用辛凉解表、苦寒攻下、清热解毒、养阴退阳等治法，对后世热病和其他杂病的治疗，颇具指导意义。

【语译】 金代的刘完素，字守真，河间人。他的事迹在《金史·方技传》中有详细的记载。他提出"六气皆从火化"的理论，故称主火的学说始于刘河间。

【原文】 遵之经　断自我　　《原病式》①十九条，俱本《内经·至真要大论》，多以火立论，而不能透邃经旨。如火之平气曰升明②，火之太过曰赫曦③，火之不及曰伏明④，其虚实之辨，若冰炭之反也。

【注释】 ①《原病式》：即《素问玄机原病式》，金代刘完素作，约成书于1154年前。书中以《内经》的运气学说来发挥《素问·至真要大论》中的"病机十九条"。将"病机十九条"的内容分属五运主病和六气主病，将"病机十九条"176字增演为277字的辨证纲领，并增补了"诸涩枯涸，干劲皴揭，皆属于燥"一条，使《内经》的六气病机臻于完善。其中，对火热病机的阐发尤具独到见解，提出了

"六气化火"理论，对后世很有影响。

②升明：运气术语，五运主岁中火岁平气的名称。因火性以上升明耀，故名。

升明与下文的"赫曦"、"伏明"均见于《素问·五常政大论》，原文为"黄帝问曰：太虚寥廓，五运回薄，衰盛不同，损益相从，愿闻平气何如而名？何如而纪也？岐伯对曰：昭乎哉问也！木曰敷和，火曰升明，土曰备化，金曰审平，水曰静顺。帝曰：其不及奈何？岐伯曰：木曰委和，火曰伏明，土曰卑监，金曰从革，水曰涸流。帝曰：太过何谓？岐伯曰：木曰发生，火曰赫曦，土曰敦阜，金曰坚成，水曰流衍。"

③赫曦：运气术语，五运主岁中火运太过的名称。因太过则火势旺盛，故名。

④伏明：运气术语，五运主岁中火岁不及的名称。指炎热之气伏而不彰。

【语译】 刘完素的理论，在《内经》的基础上有所发挥。如《素问玄机原病式》即是根据《内经·至真要大论》多以火立论的理论而成，但又没能参透《内经》的要旨。如火之平气曰升明，火之太过曰赫曦，火之不及曰伏明，其中虚实的辨别，好像寒冰与炭火完全相反一样。

【原文】 一二方　奇而妥　如六一散、防风通圣散之类，皆奇而不离于正也。

【语译】 刘完素所拟定的一些方剂，如六一散、防风通圣散等，均出奇制胜，但又不离经叛道。

【按语】 宋代以前，中医学临证治疗多注重保护阳气。《内经》中对于阴阳学说的阐发，亦以阳气为贵。如《素问·生气通天论》说："凡阴阳之要，阳密乃固。两者不和，若春无秋，若冬无夏。因而和之，是谓圣度。故阳强不能密，阴气乃绝。""阳气者，若天与日，失其所则折寿而不彰，故天运当以日光明。"东汉张仲景《伤寒杂病论》中亦颇为重视寒邪为病，故麻黄、桂枝、附子、干姜为常用之品。《金匮要略·痰饮咳嗽病脉证病治》中亦明确指出："病痰饮者，当以温药和之。"把温中助阳作为内伤杂病的常用辨治方法。唐宋时期，虽有部分医家开始探索温热病的辨证治疗，但总体而论，用药仍多偏于温热。至宋代官方修订的《太平惠民和剂局方》

问世，其处方用药亦多偏温热，成为当时医家遵循之用方法规，这样就形成了宋以前临床用药过于温燥之弊。

刘完素根据当时的实际情况，仔细研究《素问·至真要大论》中的"病机十九条"，对火热为病的广泛性和临床治疗进行了深入的探索，提出"六气皆能化火"和"五志化火"的理论，对纠正时弊起了重要作用。受其影响，李杲、张从正、朱震亨以及明清医家开始注重病机的探讨，出现了学术上百花齐放、百家争鸣的局面。刘完素的研究对中医学的发展起到了承前启后的推动作用。当然，应该看到，刘完素虽然提出了辛凉解表、清热解毒、养阴退阳等治疗法则，但其所用方剂六一散、防风通圣散、黄连解毒汤、凉膈散等远不如后世银翘散、桑菊饮、桑杏汤、沙参麦冬汤诸方更为贴切。从学术发展角度来看，尽管其所用方药存在一定的局限性，但已为温热病的辨证治疗提供了基本的治疗法则。可以说，刘完素的学说对明清温病学说的形成起到了奠基作用，是温病学说形成的先导。

【原文】 丹溪^①出　罕^②与俦^③　元·朱震亨，字彦修，号丹溪，金华人。其立方视诸家颇高一格。

【注释】 ①丹溪：即朱震亨，字彦修，号丹溪，浙江义乌人，为金元四大家之一。幼读《素问》，治愈其母顽疾。40岁后专攻医学，曾从罗知悌学医，并受到刘完素、张从正、李杲、王好古诸家学术思想的影响。他根据当时江南发病特点，以及滥用《太平惠民和剂局方》辛燥之剂的不良风气，提出"阳常有余，阴常不足"的观点，治病主张保养阴精，勿妄动相火，故后世称他为"滋阴派"的始创者。著有《丹溪心法》《格致余论》《局方发挥》等。
②罕：指稀少。
③俦：指同辈的人。

【语译】 元代的朱震亨，字彦修，号丹溪，金华人。他处方用药出类拔萃，同辈人难于匹敌。

【原文】 阴宜补　阳勿浮　《丹溪心法》以补阴为主，谓阳常有余，阴常不足。诸家俱辨其非，以人得天地之气以生，有生之气，即是阳气，精血皆其化生也。

【语译】 朱震亨认为"阳常有余，阴常不足"，所著的《丹溪心法》以补阴为主，避免阳气的浮动。其他医家都认为这是不对的，因为人得天地之气而生，有生之气，即是阳气，精血都是由阳气化生的。

【原文】 杂病法　四字求　谓气、血、痰、郁是也。一切杂病，只以此四字求之。气用四君子汤，血用四物汤，痰用二陈汤，郁用越鞠丸。参差互用，各尽其妙。

【语译】 可以从气、血、痰、郁四字中寻求治疗杂病的方法。朱震亨对于气虚证，用四君子汤治疗；对于血虚证，用四物汤治疗；对于痰证，主用二陈汤治疗；对于郁证，主用越鞠丸治疗。

【按语】 朱震亨在刘完素用寒凉药物辨治外感火热病的基础之上，独抒卓见，提出了"相火论"、"阳有余阴不足论"等一系列新的观点，并转而研究内伤火热病的辨证治疗。其对内伤火热病及杂病的辨治经验，具有很大的实际意义，纠正和发展了前人的认识，对明清医学的发展影响很大。后世医家在养阴、治火、治痰、解郁等方面的不断发挥与完善，是和朱震亨的启发分不开的。当然，限于当时的历史条件，朱震亨提出这些学说是为了反对当时《太平惠民和剂局方》盛行，滥用温燥药物之弊，故而特意突出探讨相火为病以及阴虚火旺的病机，而对阳气的重要性则未过多论及。因此，后世医家对其学术观点有持反对意见者，对此我们应当客观地看待。

【原文】 若子和① 主攻破 张子和（戴人）书中，所主多大黄、芒硝、牵牛、芫花、大戟、甘遂之类，意在驱邪。邪去则正安，不可畏攻而养病。

【注释】 ①子和：即张从正（1156—1228），字子和，号戴人，河南考城人，为金元四大家之一。曾任太医，不久辞去。临证强调以祛邪为主，并在理论和实践上尽力发挥，认为病由邪生，攻邪已病，邪去正安。治病多采用攻法以祛邪，善用汗、吐、下三法。对于补法，认为应该慎用。因此，后世称他为"攻下派"的始创者。著有《儒门事亲》。

【语译】 又如张子和，号戴人，治病多采用攻法以祛邪。他所写的书中，常用大黄、芒硝、牵牛、芫花、大戟、甘遂之类的攻下药物，以达祛邪安正治病的目的。

【原文】 中病①良　勿太过　子和之法，实症自不可废，然亦宜中病而即止；若太过，则元气随邪气而俱散，挽无及矣。

【注释】 ①中病：用药物治疗疾病，获得显著疗效的时候。

【语译】 张从正（子和）攻下的治疗方法，实证当然是可以使用的。但应注意，当治疗获得显著疗效的时候，就应停止用药，如果继续服药则容易使元气随邪气散失，损伤正气，到时候挽救也来不及了。

【按语】 张从正反对囿于"局方"，滥用温燥，理论上力倡攻邪，临证中善于攻下，因此被后世称为"攻下派"的代表人物。他认为"邪去而元气自复"，否则"补之适足资寇"。他继承了刘完素的学术思想，认为邪气一经致病，就要攻治，病去则止，不必尽剂，更不可迷信补药。所采用的攻邪方法，以《伤寒论》的汗、下、吐三法为基础：凡风寒诸邪，病在皮肤间、经络内的，可用汗法；凡风痰宿食，病在胸膈或上脘的，可用吐法；凡寒湿痼冷，或热客下焦等在下的疾病，可用下法。但是，张从正并非绝对主张只攻不补，对于体质虚弱的患者，还是要设法滋补。他曾说："亦未尝以此三法，遂弃众法，各相其病之所宜而用之。"对于补法，他根据《内经》关于五味入五脏的传统理论，认为凡能增益五脏者，均可谓之补。促使患者进食，才是真补之道，其他补养药物只能是辅助性的，唯人参、黄芪是补的论点是不对的。

　　总之，张从正的学术主张：实则应攻，虚则可补；有邪应攻，邪去正复；养生当用食补，治病则须药攻；药不可久服，中病则止。这些理论和经验都是有价值的。但是，对扶正与攻邪、补与泻的关系，他在理论上有一定的片面性，在临证实践上，三法也不能代替八法。然而在当时历史条件下，他的"攻下法"主张是有积极意义的，因为宋金皇族贵戚、将军臣宰等特权阶层，好补成风，张从正敢于积极反对纯用补法，这种不趋炎附势的精神是非常可贵的。

【原文】 四大家　声名噪　刘河间、张子和、李东垣、朱丹溪为金元四大家，《张氏医通》①之考核不误。

【注释】①《张氏医通》：为清代张璐所撰。书中内容以内科为主，兼论其他各科。各类疾病分门别类，引用历代医学文献，并结合作者个人临证体会加以论述。全书选辑甚精，内容丰富，论述系统，流传较广。

【语译】刘完素（河间）、张从正（子和）、李杲（东垣）、朱震亨（丹溪），都生活于金元时代，在当时很有影响，后人把他们称为金元四大家。这是《张氏医通》对金元四大家的考核，这才是对的。

【原文】 必读①书　错名号　李士材②《医宗必读》四大家论，以张为张仲景，误也。仲景为医中之圣，三子岂可与之并论。

【注释】①必读：指《医宗必读》，为明末李中梓所著。
②李士材：即李中梓，号念莪，江苏华亭（松江县）人。他根据《内经》、《伤寒论》等古典医籍，并参考历代名医著述，结合自己的临证经验，编写了《医宗必读》、《内经知要》、《伤寒括要》、《颐生微论》、《诊家正眼》、《病机沙篆》、《本草通玄》等。尤以《医宗必读》和《内经知要》最为简明扼要，深受后世医家重视，常被列为师授带徒的启蒙读本。

【语译】但在李中梓（士材）所著的《医宗必读》一书中，却错误地称张仲景、刘完素、李杲、朱震亨为四大家。陈念祖认为张仲景为医圣，怎么能与刘完素、李杲、朱震亨三个人相提并论。

【按语】回顾我国医学发展的历史，《黄帝内经》奠定了中医学的理论基础，掀起我国医学发展的第一次浪潮。《伤寒论》、《金匮要略》的问世，使古代医学理论与临床实践紧密结合，奠定了我国临床医学发展的基础，掀起我国医学发展的第二次浪潮。至金元时期，百家争鸣，诸子蜂起，李杲、朱震亨、刘完素、张从正各树一帜，进一步推动了我国临床医学的发展，掀起我国医学发展的第三次浪潮，为中医学的发展立下不朽的功勋。虽然陈念祖受尊经薄古思想的影响，对金元四大家的学术贡献没有给予充分论述，但是对于他们的学术主张给予了充分的肯定。

【原文】 明以后　须酌量　言医书充栋汗牛，可以博览之，以广见识，非谓诸家所著皆善本也。

【语译】　陈念祖认为明代以后医书众多，可谓汗牛充栋，学医之人可以博览群书，以扩大见识，但不是所有医家所写的书都是善本。

【原文】 详而备　王肯堂①　金坛王宇泰，讳②肯堂。著《证治准绳》，虽无所采择，亦医林之备考也。

【注释】　①王肯堂：字宇泰，号损庵，江苏金坛人。曾任翰林院检讨等职，后回乡研究医学，是明代著名的医学家。博览群书，广集材料，并根据自己的临证经验，历时10余年著成《证治准绳》一书，包括"杂病证治准绳"、"伤寒证治准绳"、"杂病证治类方准绳"、"女科证治准绳"、"幼科证治准绳"、"疡医证治准绳" 6种，故又称为《六科准绳》。内容渊博，条理分明，为明代医学巨著之一，为后人所推崇。另著有《医论》、《医辨》、《郁冈斋医学笔尘》等，并辑有《古今医统正脉全书》，为保存、整理古代中医文献作出了贡献。

②讳：封建时代称死去的皇帝或尊长的名字。

【语译】　金坛的王宇泰即王肯堂著有《证治准绳》。陈念祖认为该书虽然没有特别值得吸取的精华所在，但还算比较详细而完备，也是学医者必备之书。

【原文】 薛氏①按　说骑墙②　明·薛己，号立斋，吴县人。著《薛氏医按》十六种，大抵以四君子、六君子、逍遥散、归脾汤、六八味丸主治，语多骑墙。

【注释】 ①薛氏：即薛己，字新甫，号立斋，明代吴郡（今江苏苏州）人。家为世医，其父薛铠亦为当时名医。薛己年幼时继承家学，从其父学医，是一位临床大家。曾任御医及太医院使。通内科、外科、妇科、儿科、眼科、齿科，尤精于疡科。治疗用药倡导温补，主张治病务求本原，倡用温补真阴真阳的方剂。著有《内科摘要》、《外科发挥》、《外科枢要》、《外科心法》、《外科经验方》、《疬疡机要》、《女科撮要》、《保婴金镜录》、《口齿类要》、《正体类要》、《本草约言》等。后人将其著作及评注之书，汇编成《薛氏医案》。

②骑墙：比喻站在中间，左右摇摆，立场不明确。

【语译】 明代的薛己，号立斋，吴县人，著有《薛氏医案》。薛氏常用四君子汤、六君子汤、逍遥散、归脾汤、六味丸、八味丸主治疾病。陈念祖认为其医学论述多缺乏个人见解。

【原文】 士材说　守其常　李中梓，号士材，国朝人也。著《医宗必读》、《士材三书》。虽曰浅率，却是守常，初学者所不废也。

【语译】 李中梓，号士材，著有《医宗必读》、《士材三书》。他的著作比较通俗易懂，且能遵守常法，为初学者必备之书。

【原文】 景岳①出　著新方　明·张介宾，字会卿，号景岳，山阴人。著《类经》、《质疑录》。全书所用之方，不外新方八阵②，其实不足以名方。古圣人明造化之机，探阴阳之本，制出一方，非可以思议及者。若仅以熟地补阴、人参补阳、姜附祛寒、芩连除热，随拈几味，皆可名方，何必定为某方乎？

【注释】 ①景岳：即张景岳。名介宾（1563—1640），字会卿，号景岳，浙江山阴人，明代著名医学家。出身官僚之家，才思敏捷，自幼开始学习，有比较扎实的文、史、哲基础。青年时代，拜名医金英（字梦石）为师，尽得其传。中年以后，又从戎幕府，积累了丰富的临床经验。学术上先尊崇朱震亨，后又提出不同见解，认为"阳非有余"，"阳常不足"，"阴本无余"。临证主张温补真阴真阳，慎用寒凉攻伐之品，对后世影响很大。著有《类经》、《类经图翼》、《类经附翼》、《景岳全书》、《质疑录》等。

②新方八阵：书名，2卷，即《景岳全书》五十卷至五十一卷，张介宾著。作者曾选辑古代医方，撰成《古方八阵》。但觉临床取用"犹有未尽"，故又以己意化裁制定新方185首，仍分为补、和、攻、散、寒、热、固、因八阵。书中首载各类制方总义，次分述各类附方、主治及其加减法。本书亦有单行本。

【语译】 明代的张介宾，字会卿，号景岳，山阴人。著有《类经》、《质疑录》。全书所用的处方，均出于《新方八阵》，这些处方其实不足以称为名方。古圣人在明白造化机理，探明阴阳本质的基础上，创制一首方子，这不是一般的思考就能达到的境界。如果仅以熟地补阴、人参补阳、姜附祛寒、芩连除热，随便拿几味药，就可以说是名方，又何必定方子为某某方呢？即陈念祖认为张介宾的上述方剂不能视为名方，不能与经方相提并论，学术见解是有一定偏颇的。

【原文】 石顽①续　温补乡　　张璐，字路玉，号石顽，国朝人。著《医通》，立论多本景岳，以温补为主。

【注释】 ①石顽：即张璐，字路玉，晚号石顽老人，江苏长州（今江苏苏州）人。与喻昌、吴谦齐名，被称为我国清初医学三大家之一。早年习儒，在明末战乱时期，曾隐居于洞庭山中十余载，专心钻研医术。其学习态度非常认真，自少壮至老年业医六十余载，孜孜不倦。一生著述颇多，著有《伤寒缵论》、《伤寒绪论》、《伤寒兼证析义》、《张氏医通》、《千金方衍义》、《本经逢原》、《诊宗三昧》等。

【语译】 张璐，字路玉，号石顽，著有《张氏医通》，医论多宗张介宾之说，治病大多采用温补的方法。

【原文】 献可①论　合二张　　明·宁波赵献可，号养葵。著《医贯》，大旨重于命门，与张石顽、张景岳之法相同。

【注释】 ①献可：即赵献可，字养葵，号医巫闾子，浙江宁波人，约生活于16世纪后期与17世纪初期，明代著名医学家。其治医学，独重肾命水火，对命门学说阐发颇多。所著《医贯》一书，突出发挥了命门学说，主张命门是人身之主和至宝，养生治病均不应忽视命门水火的培补，临床善用六味丸、八味丸填补命门水火，对明代医学的发展具有深远影响。

【语译】 明代的赵献可，号养葵，著有《医贯》。他推崇命门学说，认为命门对人体生理、病理都发挥着巨大的作用，养生治病均不可忽视调补命门水火，学说主张基本上与张璐（石顽）、张介宾（景岳）两人一致。

【原文】 诊脉法 濒湖^①昂 明·李时珍，字东璧，号濒湖。著《本草纲目》五十二卷，杂收诸说，反乱《神农本经》之旨。卷末刻《脉学》颇佳，今医多宗之。

【注释】 ①濒湖：即李时珍（1518—1593），字东璧，号濒湖，湖北蕲春人，明代伟大医药学家。祖上世代业医，父亲李言闻是当地名医。他继承家学，尤重本草，勇于实践，虚心学习。参考历代医药学书籍800余种，结合自己的亲身实践和调查研究，历27年编撰成《本草纲目》，收载药物1892种。不仅是对我国明代以前药物学发展的一次很好总结，而且对动植物分类学、生物学、地质学、化学、矿物学等均具参考价值。另著有《濒湖脉学》、《奇经八脉考》等。

【语译】 至于诊脉的方法，当首推明代李时珍所著的《濒湖脉学》。然而陈念祖认为李时珍所著《本草纲目》"杂收诸说，反乱《神农本经》之旨"，这是欠公允的。

【按语】 明代医学发展以药用温补为主流，其原因盖由于河间与丹溪学派的盛行，使寒凉药物的应用颇为广泛，致使人体脾胃与肾命阳气受到伤损。故而，以薛己、赵献可、张介宾、李中梓等为代表的一派医家，著书立说强调养生治病应时时顾及人体阳气。至清代，则有张璐、高斗魁、吕留良等医家继之，使温补脾肾的学术思想进一步发扬光大。薛己为宫廷御医，主张以六味丸、八味丸作为培补肾命的代表方剂。同时，又受李杲之学的影响，对于脾胃虚弱所致寒中病证多有论述。赵献可则力倡命门，所著《医贯》一书，突出强调先天水火的作用，并对六味丸、八味丸的药物功用，进行深入探讨。张介宾熟谙《内经》，深研医理，注重阴阳互根、精气互生的治疗法则，对于人体真阴、真阳，强调"阳常不足，阴本无余"，一反朱震亨滋阴降火之论。李中梓曾提出"温热补虚，寒凉泻实"，尤其注重脾肾先后二天对于人体的重要意义。李时珍《本草纲目》一书中，所治医案不乏药用温补之例。清初张璐，笃信薛己、张介宾之学，所撰《医通》皆本二人温补思想。通过以上诸家的共同努力，纠正了当时滥用寒凉药物的时弊。对温补脾胃肾命阳气的探讨，发展了中医学理论，充实和丰富了临床治疗手段。

【原文】数子者　各一长　知其所长，择而从之。

【语译】 以上所述诸家，学术上各有所长，我们要有所选择，择优从之。

【原文】揆^①诸古　亦荒唐　理不本于《内经》，法未熟乎仲景，纵有偶中，亦非不易矩矱^②。

【注释】 ①揆（kuí）：衡量一下的意思。
②矱（yuē）：法度，规矩准绳的意思。

【语译】 陈念祖认为上述诸家所著之书，与古典医籍相比，则不免显得有些荒诞不经，医理即不全本于《内经》，也没有完全效法仲景，即使与经典偶有合拍，也非不变的规矩准绳。

【原文】长沙室　尚彷徨^①　数子虽曰私淑^②长沙，升堂有人，而入室者少矣！

【注释】 ①彷徨：游移不定，不知道往哪儿走好。
②私淑：本于《孟子·离娄下》："予未得为孔子徒也，予私淑之诸人也。"后人对自己所敬仰而不得从学的前辈常自称为"私淑弟子"。

【语译】 上述医家虽然都称自己学本仲景，说是长沙的私淑弟子，然而真正登堂入室者寥寥无几，他们都只能是在门外徘徊的人。但这仅是陈念祖的个人看法，实际上述医家在继承《内经》、《伤寒论》等经典著作的基础上，都有所前进，有所发展。

【原文】 惟韵伯① 能宪章② 慈溪柯琴，字韵伯，国朝人。著《伤寒论注》、《论翼》，大有功于仲景，而《内经》之旨，赖之以彰。

【注释】 ①韵伯：即清代著名医学家柯琴，字韵伯，号似峰，浙江慈溪（今余姚县）人，生活于清代康熙雍正年间（1662—1735）。于中医理论研究颇深，对《内经》、《伤寒论》尤有独到之处。曾著有《内经合璧》一书以阐发《内经》，可惜现已亡佚不见。另著有《伤寒论注》、《伤寒论翼》、《伤寒附翼》，合称《伤寒来苏集》，是其学术上的代表作，反映其研究《伤寒论》的学术观点。

②宪章：法度。此处指《伤寒论》的学术思想。

【语译】 到了清代，唯有柯琴（韵伯）能严格遵守《伤寒论》的法度，著有《伤寒论注》、《伤寒论翼》，为发展仲景学说作出了贡献，同时还彰明弘扬了《内经》的学术思想，对后世有一定的影响。

【原文】 徐尤①著 本喻昌② 徐彬，号忠可；尤怡，号在泾。二公《金匮》之注，俱本喻嘉言。考嘉言名昌，江西南昌人。崇祯中以选举入都，卒无所就，遂专务于医，著《尚论篇》，主张太过，而《医门法律》颇能阐发《金匮》之秘旨。

【注释】 ①徐尤：指徐忠可与尤在泾，都是清代著名医学家。徐忠可，即徐彬，一生致力于《金匮要略》的研究，所著《金匮要略论注》一书，浅显易懂，意在发明原书奥旨。认为运用《金匮要略》治疗杂证，应举一反三，灵活变通，反对据方觅病、刻舟求剑式的用方模式。尤在泾，即尤怡，江苏长州（今江苏苏州）人，对《伤寒论》、《金匮要略》颇有研究。著有《伤寒贯珠集》、《金匮要略心典》，是其平生对于仲景著作研究的心得和体会，论理简明扼要，文字条理清晰，不乏独到之处。另著有《金匮翼》、《医学读书记》等。其医案经后人整理，汇编成《静香楼医案》，颇切实用。

②喻昌：字嘉言，号西昌老人，江西新建（今江西南昌）人，明末清初著名

医学家。少年读书，治举子业。崇祯年间，以选送贡生进京，但无所成就。后值清兵入关，于是转而隐于禅，后又出禅攻医。往来于南昌、靖安等地。清代初期移居江苏常熟，医名卓著，冠绝一时，与张璐、吴谦齐名，号称清初医学三大家。著有《尚论篇》、《尚论后篇》、《医门法律》、《寓意草》等。

【语译】 徐彬（号忠可）和尤怡（号在泾）对《金匮要略》的注解，基本上是依据喻嘉言的学说。嘉言名昌，江西南昌人。崇祯中凭选举入都，始终没有取得什么成就，就专于从医，著有《尚论篇》，其中的主张有些太过，而他所著的《医门法律》还是能正确阐发《金匮要略》的秘旨。

【原文】 大作者　推钱塘① 　张志聪②，号隐庵；高世栻③，号士宗。俱浙江钱塘人也。国朝康熙间，二公同时学医，与时不合，遂闭门著书，以为传道之计。所注《内经》、《本草经》、《伤寒论》、《金匮》等书，各出手眼，以发前人所未发，为汉后第一书。今医畏其难，而不敢谈及。

【注释】 ①钱塘：指张志聪和高世栻，他们都是浙江钱塘（今杭州）人，清代著名的医学家。

②张志聪：字隐庵，浙江钱塘（今杭州）人，约生活于1610—1683年间，清代著名医学家。曾从当时的伤寒大家张遂辰（卿子）学习，业医数十年，颇重视中医理论研究。曾造侣山堂，以为讲学之所，招同道及门人弟子数十人开堂讲学，共同研讨医理。先后著成《黄帝内经素问集注》、《黄帝内经灵枢集注》、《伤寒论集注》、《伤寒论宗印》、《金匮要略注》、《侣山堂类辨》、《本草崇原》、《针灸秘传》等，其中《针灸秘传》已佚。

③高世栻：字士宗，浙江钱塘（今杭州）人，清代著名医学家。初习举子业，后转攻医学。二十八岁，患痢甚剧，延医诊治不效，后不药自愈。遂翻然悔悟，乃从名医张志聪深研《内经》、《伤寒》、《金匮》、《本草》之学。历十年，学业大进，处方不同流俗。著有《黄帝内经素问直解》、《医学真传》等，简洁明了，颇利后学。

【语译】 清代比较有成就的医家，要算钱塘的张志聪（字隐庵）与高世栻（字士宗）。他们两个同时学医，因与当时其他人思想不合，就闭门著书。所注解的《内经》、《神农本草经》、《伤寒论》、《金匮要略》等书，均属于大手笔，以发前人所未发，为汉后第一书。而时下的医者，深畏其医理的深奥，而望洋兴叹，不敢问津。

【原文】取法上　得慈航①　取法乎上，仅得其中。切不可以《医方集解》、《本草备要》、《医宗必读》、《万病回春》、《本草纲目》、《东医宝鉴》、《冯氏锦囊》、《景岳全书》、《薛氏医按》等书为捷径也。今之医辈，于此书并未寓目，止取数十种庸陋之方，冀图幸中，更不足论也。

【注释】①慈航：在茫茫大海中，忽然得到渡船，安稳渡到彼岸的意思。此处指研究中医学的正确道路。

【语译】　研究中医学欲将其发扬光大，必须注重《内经》、《伤寒论》等经典医籍的学习，法乎上，得其中。切不可只以《医方集解》、《本草备要》、《医宗必读》、《万病回春》、《本草纲目》、《东医宝鉴》、《冯氏锦囊》、《景岳全书》、《薛氏医案》等书为捷径，而忽略了经典医籍的学习。时下医生，连上述著作都没有过目，只择其数十种庸陋之方，希望治愈患者，就更不足论道了。

【按语】　时至清代，考据学盛行，直接影响着医学的发展。正如《清史稿》所云："清代医学多重考古。"这种尊经崇古的学术空气，致使许多医家倾毕生精力致力于《内经》、《伤寒论》以及《金匮要略》等中医典籍的诠注和研究。柯琴以"按方类证"的方法研究《伤寒论》，倡"六经为百病立法"和"六经地面说"，便于临床掌握应用。徐彬与尤怡，研究《金匮要略》均各有所得，其学术思想与喻昌《医门法律》中杂病辨治颇多相似之处。钱塘名医张志聪与高世栻，于侣山堂设讲习之所，门人弟子甚众。他们推研医理，著书立说，使艰涩难懂的医学理论变得晓畅明白，从理论及临床两方面推动了医学的发展。由于这些医家的共同努力，使中医辨治外感、内伤疾病的理论和实践日臻完善。相比之下，当时一些医者，不注重中医基础理论研究，徒以一二方书为捷径，急功近利，畏难退缩，却又是小巫见大巫了。

中 风 第 二

【原文】 人百病　首中风① 《内经》云：风为百病之长也。昔医云：中脏多滞九窍，有唇缓、失音、耳聋、目瞀、鼻塞、便难之症；中腑多着四肢；中经则口眼㖞斜；中血脉则半身不遂。

【注释】 ①中风：病名，亦称卒中。指猝然昏仆，不省人事，或突然口眼㖞斜，半身不遂，语音不利的病证。也可指外感风邪的病证，是太阳表证的一个类型。《伤寒论·辨太阳病脉证并治》记载："太阳病，发热，汗出，恶风，脉缓者，名曰中风。"

【语译】 在人类所患的各种疾病中，首先值得注意的要算是中风病。《内经》记载，风邪是导致多种疾病的主要因素。古代的医生说，风邪侵袭人体五脏多导致九窍的壅滞，如语言不利、失声、耳聋、眼睛看不清东西、鼻塞、大小便困难；风邪侵袭人体六腑，多导致四肢运动不利；侵袭人体经络，可导致口眼㖞斜；侵袭人体血脉，可导致半身不遂。

【原文】 骤然得　八方通 中风病骤然昏倒，不省人事，或痰涌、掣搐、偏枯等症。八方者，谓东、西、南、北、东北、西北、东南、西南也。

【语译】 中风病大多是急骤发作，可表现为昏迷不省人事，或者痰涎上涌，或者肢体抽搐，或者半身不遂。引起这种病的风邪是由四面八方而来。

【原文】 闭①与脱② 大不同 风善行而数变，其所以变者，亦因人之脏腑寒热为转移。其人脏腑素有郁热，则风乘火势，火借风威，而风为热风矣。其人脏腑本属虚寒，则风水相遭，寒冰彻骨，而风为寒风矣。热风多见闭症，宜疏通为先；寒风多见脱症，宜温补为急。

【注释】 ①闭：病名，是指闭证，表现为神昏不语，痰涎涌塞，牙关紧急，面赤，两手紧握，脉搏有力，或二便闭结。

②脱：病名，是指脱证，表现为不省人事，口开手撒，汗出如珠，二便失禁，肢体厥冷，脉微欲绝。

【语译】 诊断中风，应分辨闭证与脱证，其表现和治法是不同的。风邪具有变化多端的特点，侵入人体后，随着患者脏腑寒热虚实的不同，而形成不同的证候：若患者脏腑素有郁热，风随热化，则多见闭证，应使用疏通的方法来治疗。若患者脏腑本属虚寒，风随寒化，则多见脱证，应该急用温补的治法。

【原文】 开邪闭　续命雄　小续命汤[(1)]，风症之雄师也，依六经见症加减治之，专主驱邪。闭者宜开，或开其表，如续命汤是也；或开其里，如三化汤[(2)] 是也；或开其壅滞之痰，如稀涎散[(3)]、涤痰汤[(4)] 是也。

【语译】 闭证要用疏通的方法，小续命汤力量最为雄厚，可根据六经见症不同加减药物以祛除风邪。或者采用祛风解表的方法，如使用续命汤；或者采用解热通里降浊的方法，如使用三化汤；或者采用化痰开窍醒神的方法，如使用稀涎散、涤痰汤。

【原文】 固气脱　参附功　脱者宜固，参附汤[(5)] 固守肾气，术附汤[(6)] 固守脾气，芪附汤[(7)] 固守卫气，归附汤[(8)] 固守营气。先固其气，次治其风。若三生饮[(9)] 一两加人参一两，则为标本并治之法。正虚邪盛，必遵此法。

【语译】 脱证要用固守元气的治法，以免元气虚脱，用参附汤最为有效。参附汤可大补元气，回阳固脱，以固守人体肾气；术附汤可温肾健脾，以固守人体脾气；芪附汤可补肾益肺，以固守人体卫气；归附汤可益肾和营，以固守人体营气。先采用上述固守元气的方法，然后再用祛风的方法治疗。如用三生饮一两加人参一两，就是标本并治的方法，既可以回阳救逆又可以祛风散邪，如果属于人体正气亏虚，外邪亢盛的情况，则必须采用这样的方法治疗。

【原文】 顾其名　思其义　名之曰风，明言八方之风也。名之曰中，明言风自外入也。后人议论穿凿，俱不可从。

【语译】 中风这个病，顾名思义，是由于中了风邪而引起。这里所说的风，实际上是指来自东、南、西、北、东北、西北、东南、西南8个方位的风邪。这里所说的中，实际上是指风邪由外向内入侵。后人对此有多种穿凿附会的说法，均不可取。

【原文】 若舍①风　非其治　既名中风，则不可舍风而别治也。

【注释】 ①舍：放弃。

【语译】 本病既然称为中风，如果放弃以治风邪为主的治法，那就不是正确的治疗方法了。

【原文】 火气痰　三子①备　刘河间举五志②过极，动火而卒中，皆因热甚，故主乎火。大法：用防风通圣散(10)之类；亦有引火归原③，如地黄饮子(11)之类。李东垣以元气不足而邪凑之，令人卒倒如风状，故主乎气虚。大法：补中益气汤(12)加减。朱丹溪以东南气温多湿，有病风者，非风也；由湿生痰，痰生热，热生风，故主乎湿。大法：以二陈汤(13)加苍术、白术、竹沥、姜汁之类。

【注释】 ①三子：指刘完素（河间）、李杲（东垣）、朱震亨（丹溪）。
②五志：指喜、怒、思、忧、恐五种情志。这五种情志的变化与五脏的功能有关。心志为喜，肝志为怒，脾志为思，肺志为忧，肾志为恐。
③引火归原：治疗肾阳不足，虚阳浮越证的方法。该证表现为上热下寒，面色浮红，头晕耳鸣，口舌糜烂，牙齿痛，腰酸腿软，两足发冷，舌质嫩红，脉虚，可于滋肾药中加肉桂之类以引火下行，使阴阳平调，虚火不升。

【语译】 关于中风的病因，在金元四大家中，刘完素认为是由于火盛或情志过极化火而致，故使用防风通圣散之类的处方，以疏风解表，清热泻下；或采用引火归原的方法，使用地黄饮之类的处方，以补肾益阴，引火下行，息风止痉。李杲认为是由于气虚外邪侵袭而致，故使用补中益气汤加减，以补益中气，祛风散邪。朱震亨认为是由于痰多所致，他认为东南地区气候潮湿，所患的中风不是由于感受外风而得，而是因为湿聚生痰，痰郁化热，热极生风，而导致中风，故使用二陈汤加苍术、白术、竹沥、姜汁之类的药物，以理气化痰，通络息风。

【原文】 不为中　名为类　中者，自外而入于内也。此三者，既非外来之风，则不可仍名为中，时贤名为类中风①。

【注释】 ①类中风：风从内生的中风病。多由于肾阴不足，肝阳偏亢，肝风内动，或湿痰壅盛，化热生风，或气虚血虚所致。

【语译】 陈念祖认为中风是指风邪由外而内入侵。而刘完素、李杲、朱震亨所说的火盛、气虚、痰郁而引发的中风，不是由外来的风邪而致，则不应该将其称之为中风，为了与前面所说的由于中了风邪所引起的"中风"相区别，当时的学者认为应该将火、气、痰所引起的中风称为"类中风"。

【原文】 合而言　小家伎①　虞天民②云：古人论中风，言其症也。三子论中风，言其因也。盖因气、因湿、因火，挟风而作，何尝有真中、类中之分。

【注释】 ①伎：同"技"，指技术、才能。
②虞天民：明代医家，撰有《医学正传》等书。

【语译】 明代医家虞抟（天民）说，古人所说的中风，是指疾病的症状表现；刘完素、李杲、朱震亨三人所说的中风，是指中风产生的原因。但风为百病之长，多与气虚、痰郁、火盛合而导致中风的发生，没有什么真中风和类中风的区分。因此，陈念祖认为上述各位医家各有见解，多属一家之言，难免有片面性而不能成为公认的经典理论。

【原文】瘖^①㖞斜^②　昏仆地^③　瘖者，不能言也。㖞斜者，口眼不正也。昏仆地者，不省人事，猝倒于地也。口开、目合，或上视、撒手、遗尿、鼾睡、汗出如油者，不治。

【注释】①瘖（yīn）：舌体僵硬，语言不利。

②㖞斜：口眼㖞斜。

③昏仆地：突然昏迷倒地。

【语译】当中风发作之时，可出现不能说话，口眼㖞斜，突然昏倒，不省人事。也可表现为口张大开，眼睛合闭，或眼睛上翻，双手松弛，小便失禁，昏睡鼻鼾，大汗淋漓，汗珠油腻，这种状况多属不治之症。

【原文】急救先　柔润^①次　柔润熄风，为治中风之秘法，喻嘉言加味六君子汤⁽¹⁴⁾、资寿解语汤⁽¹⁵⁾甚妙。

【注释】①柔润：是一种治疗中风的方法，就是用滋补肝肾的药物以滋水涵木、柔肝息风。

【语译】中风发作时，急则治其标，当以急救为先，采用祛风通络的治法。其次再用柔润滋补肝肾的方法治疗。柔润息风是治疗中风的大法，喻昌用加味六君子汤、资寿解语汤取得奇妙的效果。

【原文】填窍^①方　宗金匮　《内经》云：邪害空窍。《金匮》中有侯氏黑散⁽¹⁶⁾、风引汤⁽¹⁷⁾，驱风之中，兼填空窍。空窍满则内而旧邪不能容，外而新风不复入矣。喻嘉言曰：仲景取药积腹中不下，填窍以熄风。后人不知此义，每欲开窍以出其风。究竟窍空而风愈炽，长此安穷哉？三化汤、愈风汤⁽¹⁸⁾、大秦艽汤⁽¹⁹⁾皆出《机要方》中，云是通真子所撰，不知其姓名。然则无名下士，煽乱后人见闻，非所谓一盲引众盲耶。

【注释】①填窍：窍，这里指的是毛孔。古人认为中风是因风邪由毛孔侵入而引起的。因此，治中风的方法，除了用祛风药外，也可用使毛孔密固的药。

【语译】 此外，还有一种填空窍的方法治疗中风。《内经》记载，邪气容易侵袭空窍。《金匮要略》中记载有侯氏黑散、风引汤可以用来祛除外风，兼有填补空窍的作用。空窍填满后，既可以使机体原有的疾病消除，也不容易再感受外邪。即所谓的补肺益气，固表实卫以防风邪外袭。喻昌说张仲景也采用填空窍的方法来祛除风邪。但后人多不知道这种治法的真正含义，只是单纯地采用祛风方法治疗中风，这样则使人体体表的毛孔愈加疏松，更容易遭受风邪的侵袭而发病。三化汤、愈风汤、大秦艽汤都出自于《机要方》，都是治疗中风，祛风散邪、扶正实窍的有效处方。《机要方》传说是通真子所写的，但不知道作者的真实姓名。然而无名下士煽乱后人的见闻，过分强调开窍祛风的治法，不能以偏概全。

【按语】

要旨

目前中风的发病率已经居于诸病之首，严重危害着人类健康，给家庭和社会带来很大的负担和经济损失。陈念祖将其列为该书临床疾病的开篇，可见其对中风诊治的重视。陈念祖在该书中推崇外风是导致中风的病因，治疗上要采用祛风散邪的方法为主。治疗以急救为主，其次用柔润或填空窍的方法。并根据闭证与脱证的不同采用相应的处方治疗，闭证用小续命汤，脱证用参附汤。陈念祖对丰富中风之"外风"学说，作出了贡献。但其对中风的病因只重视外来风邪，排斥中风的"内风"立论，认为刘完素、李杲、朱震亨三家所倡导的火、气、痰所致的疾病不是中风，而是"类中风"，不属于中风范畴。这与唐宋以前多数医家的认识一致。唐宋以后，许多医家认为中风多与热、湿、痰、虚、瘀等致病因素有关，多以"内风"立论，发展了中风的病因病机理论，丰富了中风病的治疗。

病名

中风是一个独立的疾病，是由于气血逆乱，生风、生痰、生瘀、生火，导致脑脉痹阻或血溢脑脉之外的疾病，临床表现为突然昏仆，半身不遂，口眼㖞斜，言语謇涩或不语，偏身麻木等，这些表现与西医所称的缺血性和出血性脑血管疾病相类似。

病因病机

中风的发生，主要因患者年老体衰，劳倦损伤，气血亏虚，风邪乘虚侵入经络；或阴虚风动，上扰清窍；或平素多食肥甘醇酒，脾失健运，痰浊内生；或情绪失调，肝气郁结，或急躁易怒，肝阳化风等，以致风、痰、瘀痹阻经络，气血运行受阻，肌肤筋脉失于濡养，或阳化生风，气血上逆，夹痰夹火，横窜经络，蒙蔽清窍而发病。

治疗

本病的发生，病情有轻重缓急的差别，轻者仅限于血脉经络，重者常波及有关脏腑，所以临床常将中风分为中经络和中脏腑两大类。中经络，一般无神志改变而病轻；中脏腑，常有神志不清而病重。

中经络：分为两型，若属于络脉空虚，风邪入中者，表现为肌肤不仁，手足麻木，突然口眼㖞斜，语言不利，口角流涎，甚则半身不遂。或兼见恶寒、发热、肢体拘急、关节酸痛等症。苔薄白，脉浮数。可以采用祛风、养血、通络的治疗方法，用大秦艽汤加减治疗。呕逆痰盛，苔腻脉滑者，可去地黄，加半夏、南星、橘红、茯苓以祛痰燥湿。

若属于肝肾阴虚，风阳上扰者，表现为平素头晕头痛，耳鸣目眩，失眠多梦，突然发生口眼㖞斜，舌强语謇，或手足重滞，甚则半身不遂等症，舌质红或苔腻，脉弦细数或弦滑。可以采用滋阴潜阳、息风通络的治法，用镇肝熄风汤[1]加减治疗。痰热较重者，加胆南星、竹沥、川贝母以清热化痰；心中烦热者，加栀子、黄芩以清热除烦。

中脏腑：主要表现是突然昏倒，不省人事。根据正邪情况有闭证和脱证的区别，首先要辨清闭证与脱证。在治疗时要随时掌握标本缓急和扶正祛邪的原则。闭证以邪实内闭为主，属实证，急宜祛邪。脱证以阳气欲脱为主，属虚证，急宜扶正。

闭证：主要表现为突然昏仆，不省人事，牙关紧闭，口噤不开，两手握固，大小便闭，肢体强痉。根据有无热象，又有阳闭和阴闭之分。

阳闭除上述闭证的症状外，还有面赤身热，气粗口臭，躁扰不宁，苔黄腻，脉弦滑数。可以采用清肝息风、辛凉开窍的治法，先灌服或鼻饲至宝丹[2]或安宫牛黄丸[3]以辛凉开窍，并用羚羊角汤[4]加减以清肝息风。如有抽搐者，可加全蝎、蜈蚣、僵蚕；痰多者，可加竹沥、天竺黄、胆南星等；痰多昏睡者，可加郁金、菖蒲，增强豁痰开窍之力。

阴闭除上述闭证的症状外，还有面白唇黯，静卧不烦，四肢不温，痰涎壅盛，苔白腻，脉沉滑缓。可以采用豁痰息风、辛温开窍的治法，用苏合香丸[5]温开水化开灌服，并用涤痰汤煎服。

脱证：主要表现为突然昏仆，不省人事，目合口张，鼻鼾息微，手撒肢冷，汗多，大小便自遗，肢体软瘫，舌痿，脉细弱或脉微欲绝。采用益气回阳、救阴固脱的治法，立即用大剂参附汤合生脉散[6]。

后遗症：中风经过救治，神志清醒后，多留有后遗症，如半身不遂、言语不利、口眼㖞斜等。若因气虚不能运血，血不能荣养筋脉，气血瘀滞，脉络闭阻而导致肢体痿废不能用，半身不遂，肢软无力，语言謇涩，口眼㖞斜，面色萎黄，或黯淡无华，苔薄白，舌淡紫，或舌体不正，脉细涩无力者，可采用补气活血、通经活络的治法，用补阳还五汤[7]加减治疗。若因肝阳上亢，火升风动，气血并逆于上，络破血溢，经脉阻塞而致半身不遂，表现为患侧肢体僵硬拘挛，兼见头痛头晕，面赤耳鸣，舌红绛，苔薄黄，脉弦硬有力者，可采用平肝潜阳、息风通络的治法，用镇肝熄风汤[1]或天麻钩藤饮[8]加减治疗。若因风痰上阻，经络失和，以舌强语謇、肢体麻木、脉弦滑为表现者，可采用祛风除痰、宣窍通络的治法，用解语丹[9]加减治疗。若因肾虚精气不能上承，表现为失声，心悸气短，腰膝酸软者，可采用滋阴补肾利窍的治法，用地黄饮子去肉桂、附子，加杏仁、桔梗、木蝴蝶等治疗。若因肝阳上亢，痰邪阻窍导致的言语不利，可采用天麻钩藤饮[8]或镇肝熄风汤[1]加石菖蒲、远志、胆南星、天竺黄、全蝎以平肝潜阳、化痰开窍。若因风痰阻于络道所致的口眼㖞斜，可采用祛风、除痰、通络的治法，用牵正散[10]加减治疗。

预后

中风患者的预后取决于患者的体质强弱、正气盛衰、病情轻重、诊疗正确及时与否、调养得当与否。中脏腑者，神志由昏迷逐渐转清，半身不遂趋于恢复，说明其向中经络转化，病势为顺，预后多好。若出现顽固性呃逆、呕血、厥脱者，此为中风变证，多致正气散脱。中风病后遗症期，若偏瘫肢体由松懈瘫软变为拘挛发痉，伴躁扰不宁，此由正气虚乏，邪气日盛而致，说明病情较重。若出现头晕、肢体麻木等中风先兆症状时，多有复中危险；若复中病情重者，预后较差，应及时进行预防与治疗。

康复

中风后遗症的康复期是一个漫长的过程，患者与家属必须要有足够的耐心和信心，掌握循序渐进的原则，并配合针灸推拿及功能训练，鼓励和指导患者自我锻炼，促进语言功能和患侧肢体肌力和运动功能的恢复，以减少致残率，缩短康复期。

合理的膳食结构也是促进中风康复的关键保证。中风患者的饮食宜清淡，控制食盐的摄入量，多食蔬菜和水果，保持大便通畅；少食动物脂肪或胆固醇高的食物，适当增加动物蛋白质的摄入，特别是鱼类，以降低脑血管硬化的发生率，预防中风的再次发生。在饮食中可以配合药物辨证配膳，制成各种菜肴汤粥及茶饮等，如可选用牛膝、天麻、钩藤等平肝息风，半夏、白芥子化痰通络，杜仲、何首乌、枸杞子、甲鱼滋补肝肾，绞股蓝、黄芪、红花、鸡血藤合用益气活血，决明子、麻仁润肠通便，山楂消食化积、活血化瘀等等。此外，中风患者还要注意少食多餐，不宜暴饮暴食，不宜饮用烈性酒、浓茶、咖啡等刺激性饮料。

病案举例（参附汤合三生饮）

谈某，女，50岁。白天赴田间途中，猝然昏仆于地，当即被村人发现抬回家中，并急邀余往诊。视之呈昏迷状态，不省人事，大汗淋漓，口微张，唇白，舌淡而胖，体型肥胖；闻之喉中痰声辘辘，呼吸微弱；触其肌肤稍凉，切其脉细滑。家属告知患者有高血压，常感头晕头痛。辨以中风脱证，夹有痰浊闭阻，症情危笃。治以回阳固脱，稍佐化痰。参附汤合三生饮加减。处方：人参15g，黄芪24g，制附片15g，生南星9g，生姜5片。嘱家属浓煎徐徐喂服。服药1剂，喉中痰声辘辘与出汗明显减轻，肌肤渐温。上方药服3剂后，患者逐渐苏醒，但不能言语，右侧肢体偏瘫。盖肥人多痰，故仍从痰论治，以十味温胆汤加减主之。服药20余剂，虽然右侧肢体活动仍感不甚灵便，但已能扶杖独立行走，亦能料理自己日常生活，历18年之中风未复，后因他病亡故。[董建华.中国现代名中医医案精粹（第2集）.北京：人民卫生出版社，2010：410.]

【附方】

原书附方

（1）小续命汤：《备急千金要方》方。治中风，症见口眼㖞斜，筋脉拘急，半身不遂，舌强不语，或神情闷乱。

麻黄（去根节） 人参 黄芩 川芎 白芍 炙甘草 杏仁 防己 桂枝 防风各6g 附子（炮）5g 水煎服。

《古今录验》续命汤：《金匮要略》方。治中风风痱，身体不能自收持，口不言，昏冒不知痛处，或拘急不能转侧。

麻黄 桂枝 当归 人参 石膏 干姜 甘草各9g 川芎4.5g 杏仁10g

（2）三化汤：治热风中脏腑，大便不通。

大黄　羌活　枳壳各9g　水2杯，煎八分服。

（3）**稀涎散**：治中风口噤，并治单蛾、双蛾。

巴豆6枚（每枚分作2片）　牙皂15g　明矾30g　先将矾化开，再入二味搅匀，待矾枯为末，每用0.9g吹喉中。痰盛者，灯心汤下1.5g，在喉即吐，在膈即下。

（4）**涤痰汤**：《济生方》方。有涤痰开窍之效。主治中风痰迷心窍，舌强不能言。

制半夏　制南星各8g　橘红　枳实　茯苓各6g　人参　石菖蒲各3g　竹茹2g　甘草2g　水煎服。

（5）**参附汤**：《妇人大全良方》方。有回阳、益气、固脱之效。治元气大亏，阳气暴脱，手足厥冷，大汗淋漓，呼吸微弱，脉微欲绝等。

人参30g　附子（炮）15g　作煎剂，徐徐温服。

（6）**术附汤**：《金匮要略》引《近效方》方，又名近效术附汤。治风虚头重眩，苦极，不知食味；及伤寒八九日，风湿相搏，身体疼烦，不能自转侧，不呕不渴，大便硬，小便自利，脉浮虚而涩。

白术60g　炮附子一枚半　炙甘草30g　为粗末，每服15g，加生姜五片，大枣一枚，水煎服。

（7）**芪附汤**：《重订严氏济生方》方。有补气助阳，固表之功。治阳气大虚，汗出不止，肢体倦怠。

黄芪　附子各等分　每服12g，加生姜十片，水煎服。

（8）**归附汤**（原方不详）

（9）**三生饮**：治寒风中脏，四肢厥冷，痰涎上涌。

生乌头6g　生南星6g　生附子9g　木香15g　生姜5片　水2杯，煎七分。

（10）**防风通圣散**：《宣明论方》方。有疏风解表，清热泻下之效。主治外感风邪，内有蕴热，表里皆实，恶寒发热，头痛眩晕，口干苦，咽喉不利，大便秘结，小便短赤，以及痈肿疮毒等。

防风　川芎　当归　芍药　大黄　薄荷　麻黄　连翘　芒硝各6g　石膏　黄芩　桔梗各30g　滑石90g　甘草60g　荆芥　白术　栀子各8g　作散剂，每服6g，日服3次。

（11）**地黄饮子**：《宣明论方》方。功效补肾益精，宁心开窍。主治类中风，舌强不能言，足废不能行。

熟地黄　远志　山萸肉　巴戟天　石斛　石菖蒲　五味子　肉苁蓉　肉桂　麦冬　附子　茯苓各等分　加薄荷叶7片，水2杯，煎八分服。

（12）**补中益气汤**：《脾胃论》方。有补益中气，升阳举陷的功效。主治脾胃气虚，脘腹胀满，不思饮食，四肢无力，大便溏泄或久泻久痢，脱肛，子宫下垂等。

黄芪20g　人参　白术　当归各10g　炙甘草　陈皮各9g　升麻　柴胡各6g　加生姜3片，大枣2枚，水2杯，煎八分服。

（13）**二陈汤**：《太平惠民和剂局方》方。功能燥湿化痰，理气和中。主治湿痰咳嗽，痰多色白，或胸膈胀满，恶心欲呕，或头眩心悸等。

陈皮6g　半夏9g　茯苓9g　甘草（炙）2g　加生姜3片，水3杯，煎七分服。

（14）**加味六君子汤**：治中风王道之剂。

人参10g　白术（炒）10g　茯苓10g　半夏10g　陈皮3g　炙甘草6g　加生姜5片，大枣2枚，水2杯，煎八分服。

加麦冬9g为君，附子3g为使，再调入竹沥15g，生姜汁6g，以行经络之痰，久服自愈。

（15）**资寿解语汤**：出《古今医统大全》卷八。为《简易方》引《资寿方》（见《医方类聚》卷二十），"解语汤"之异名。有温经通络，息风开窍之效。主治中风脾缓，舌强不语，半身不遂，口眼㖞斜。

防风　附子　天麻　枣仁各10g　羚羊角　肉桂各3g　羌活　甘草各2g　水2杯，煎八分，入竹沥15g、姜汁6g服。

（16）**侯氏黑散**：《金匮要略》方。有清肝祛风，化痰通络之功。主治大风四肢烦重，心中恶寒不足。

菊花12g　白术　防风各30g　桔梗24g　细辛　茯苓　牡蛎　人参　矾石　当归　川芎　干姜　桂枝各10g　黄芩15g　上药杵为散，每服6g，每日服2次，温酒调服。忌一切鱼肉、大蒜，宜常冷食。

（17）**风引汤**：《金匮要略》方。有清热息风，镇惊安神之效。主治癫痫，风瘫，突然仆卧倒地，筋脉拘急，两目上视，喉中痰鸣，神志不清，舌红苔黄腻，脉滑者。

大黄　干姜　龙骨各30g　桂枝45g　甘草　牡蛎6g　寒水石　赤石脂　石膏　滑石　紫石英　白石脂各90g　研成末，粗筛用韦布盛之，取6g，用井花水1杯，煎七分，温服。干姜宜减半用。

（18）**愈风汤**：《素问病机气宜保命集》方。有行导诸经，安心养神，调阴阳之效。主治中风证内邪已除，外邪已尽者。

羌活　甘草　防风　蔓荆子　川芎　细辛　枳壳　人参　麻黄　甘菊　薄荷　枸杞子　当归　知母　地骨皮　黄芪　独活　杜仲　白芷　秦艽　柴胡　半夏　前胡　厚朴　熟地黄　防己　茯苓　黄芩　石膏　芍药　生地黄　水煎服。

（19）**大秦艽汤**：《素问病机气宜保命集》方。有祛风清热，养血活血之效。主治风邪初中经络，口眼㖞斜，舌强不能言语，手足不能运动，风邪散见，不拘一经者。

秦艽15g　当归20g　甘草6g　羌活12g　防风12g　白芷10g　熟地黄12g　茯苓12g　石膏12g　川芎15g　白芍12g　独活12g　黄芩12g　生地黄12g　白术12g　细辛6g　水煎服。

增补新方

（1）**镇肝熄风汤**：《医学衷中参西录》方。有镇肝息风，滋阴潜阳之效。主治肝肾阴亏，肝阳上亢，气血逆乱，头目眩晕，目胀耳鸣，脑部热痛，心中烦热，面色如醉，或时常噫气，或肢体渐觉不利，口角渐形㖞斜；甚或眩晕颠仆，昏不知人，移时始醒；或醒后不能复原，精神短少，脉长有力者。

怀牛膝30g　生龙骨15g　生白芍15g　天冬15g　生麦芽6g　生代赭石30g　生牡蛎15g　玄参15g　川楝子6g　茵陈蒿6g　甘草4.5g　龟甲15g　水煎服。

（2）**至宝丹**：《太平惠民和剂局方》方。有清热开窍，化浊解毒之效。主治中暑、中风及温病痰热内闭，神昏谵语，身热烦躁，痰盛气粗，舌红苔黄垢腻，脉滑数，以及小儿惊厥属于痰热内闭者。

朱砂30g　麝香7.5g　安息香45g　金银箔15g　犀角（水牛角代）30g　牛黄15g　琥珀30g　雄黄30g　玳瑁30g　龙脑7.5g　将犀角（水牛角代）、玳瑁、安息香、琥珀分别粉碎成细粉；朱砂、雄黄分别水飞或粉碎成极细粉；将牛黄、麝香、冰片研细，与上述粉末配研，过筛混匀。加适量炼蜜制成大蜜丸，每丸重3g。口服，每次1丸，每日1次。小儿减量。

（3）**安宫牛黄丸**：《温病条辨》方。有清热开窍，豁痰解毒之效。主治温热病，热邪内陷心包，痰热壅闭心窍。高热烦躁，神昏谵语，以及中风昏迷，小儿惊厥属邪热内闭者。

牛黄30g　郁金30g　犀角（水牛角代）30g　黄连30g　朱砂30g　冰片7.5g　珍珠15g　山栀子30g　雄黄30g　黄芩30g　麝香7.5g　金箔衣　将牛黄、犀角（水牛角代）、麝香、冰片研细，朱砂、珍珠、雄黄分别水飞或粉碎成极细粉末，其余黄连等药粉碎成细粉，与上述粉末研配，过筛，混匀。加适量炼蜜与水制成蜜丸，阴干；或加适量炼蜜制成大蜜丸。每次服1丸，每日1次。

（4）羚羊角汤：《医醇賸义》方。有壮水柔肝，以息风火之效。治因于火，肝阳上升，头痛如劈，筋脉掣起，痛连目珠者。

羚羊角（粉，冲服）1g　龟甲15g　生地黄12g　丹皮12g　白芍15g　柴胡6g　薄荷6g　蝉衣3g　菊花10g　夏枯草15g　石决明（先煎）15g　水煎服。

（5）苏合香丸：《太平惠民和剂局方》方。有芳香开窍，行气止痛之效。主治中风、中气或感受时行瘴疠之气。突然昏倒，牙关紧闭，不省人事。或中寒气闭，心腹猝痛，甚则昏厥。或痰壅气阻，突然昏倒。

白术　青木香　犀角（水牛角代）　香附　朱砂　诃子　檀香　安息香　沉香　麝香　丁香　荜茇各60g　苏合香　油熏陆香　冰片各30g

（6）生脉散：《内外伤辨惑论》方。有益气生津，敛阴止汗之效。主治暑热汗多，耗气伤液，体倦气短，咽干口渴，脉虚细；久咳肺虚，气阴两伤，呛咳少痰，气短自汗，口干舌燥，苔薄少津，脉虚数或虚细。

人参10g　麦冬15g　五味子6g　水煎服。

（7）补阳还五汤：《医林改错》方。有补气，活血，通络之效。主治中风后遗症，症见半身不遂，口眼㖞斜，语言謇涩，口角流涎，下肢痿废，小便频数，或遗尿不禁，苔白，脉缓。

黄芪120g　当归6g　赤芍6g　地龙3g　川芎3g　红花3g　桃仁3g　水煎服。

（8）天麻钩藤饮：《杂病诊治新义》方。有平肝息风，清热活血，补益肝肾之效。主治肝阳偏亢，肝风上扰，头痛，眩晕，失眠。

天麻9g　钩藤12g　石决明18g　川牛膝12g　桑寄生9g　杜仲9g　山栀9g　黄芩9g　益母草9g　朱茯神9g　夜交藤9g　水煎服。

（9）解语丹：《医学心悟》方。有息风，化痰，通络之效。主治中风失语。

白附子10g　石菖蒲10g　远志5g　天麻10g　全蝎5g　羌活9g　胆南

星10g　木香9g　甘草6g　水煎服。

（10）牵正散：《杨氏家藏方》方。有祛风化痰止痉之效。主治中风，口眼㖞斜。

白附子10～15g　僵蚕10～15g　全蝎10～15g

虚痨 第三

【原文】**虚痨①病　从何起**　咳嗽、吐血、五心烦热、目花、耳鸣、口烂、鼻干、气急、食不知味、羸瘦、惊悸、梦遗、往来寒热、怠惰、嗜卧、疲倦、骨蒸、不寐、女子不月等症，皆成痨病。

【注释】　①虚痨：是指慢性、消耗性的虚弱病证。

【语译】　虚痨病是由什么引起的呢？咳嗽、吐血、五心烦热、眼花、耳鸣、口角生疮、鼻孔干燥、气急、食不知味、身体羸瘦、惊悸、梦遗、往来寒热、怠惰、嗜卧、疲倦、骨蒸、不寐、女子闭经等症，都可导致痨病。

【原文】**七情①伤　上损是**　扁鹊谓损其阳自上而下，一损肺、二损心、三损胃，过于胃则不可治。其说本于《内经》：二阳②之病发于心脾，有不得隐曲③，为女子不月。按心脾上也，至不得隐曲，女子不月，则上极而下矣。

【注释】　①七情：喜、怒、忧、思、悲、恐、惊七种情志活动。如果这些活动过于强烈、持久或失调，则可引起脏腑功能失调而致病。如《素问·举痛论》所言："怒则气上，喜则气缓，悲则气消，恐则气下……惊则气乱……思则气结。"

②二阳：指手阳明大肠经和足阳明胃经。

③隐曲：隐蔽委曲之事。

【语译】　七情的损伤，可导致上损的证候。扁鹊认为虚痨损伤阳气者由上而下，即先由肺部开始，然后影响到心、胃。若影响胃的正常消化功能，则预后险恶，难以治疗。这种说法源于《内经》的"二阳之病发于心脾"。如果女子心里有隐蔽委曲之事，影响心脾，则由上及下损伤阳气，可导致闭经。

【原文】 归脾汤⁽¹⁾　二阳旨　即《内经》二阳之病发心脾之旨也。此方为养神法，六味丸为补精法，高鼓峰①并用之。

【注释】 ①高鼓峰：名斗魁，明代医家，著有《医家心法》(亦称《四明心法》)及《四明医案》。

【语译】 根据《内经》二阳的疾病发自心脾的理论，可以用归脾汤养血安神来治疗虚痨。高斗魁（鼓峰）也用六味地黄丸滋补肾精以治疗本病。

【原文】 下损由　房帷迩①　扁鹊谓损其阴自下而上，一损肾、二损肝、三损脾，过于脾则不可治。其说本于《内经》：五脏主藏精也，不可伤，伤则失守而无气，无气则死矣。按精生于五脏而统司于肾，如色欲过度，则积伤而下损；至于失守无气，则下极而上矣。

【注释】 ①房帷迩：帷指帐子，迩是近的意思。房帷迩是指性生活过于频繁。

【语译】 下损证候的出现，是由于色欲过度造成的。扁鹊认为虚痨损伤阴精者由下而上，即先由肾开始，然后影响到肝、脾。若伤脾则影响脾胃消化和吸收功能，病就难治了。《内经》言五脏藏精气，不可伤害；若五脏受损则精气失守，可导致死亡。五脏虽然都藏精，但是受肾的统摄，如果色欲过度，损伤肾中精气，则可出现下损的证候。

【原文】 伤元阳①　亏肾水②　肾气，即元阳也。元阳伤，为困倦、食少、便溏、腰痛、阳痿等症。肾水，即元阴也。元阴亏，为蒸热、咳嗽、吐血、便血、遗精、喉痛、口疮、齿牙浮动等症。

【注释】 ①元阳：指肾阳。

②肾水：指肾阴。

【语译】 下损既可以损伤肾阳，也可以使肾阴亏耗。肾阳受损主要表现为困倦、食少、便溏、腰痛、阳痿等。肾阴不足，主要表现为骨蒸潮热、咳嗽、吐血、便血、遗精、咽喉肿痛、口舌生疮、牙齿松动等。

【原文】 肾水亏　六味拟　六味地黄丸[2]为补肾水之主方，景岳左归饮[3]、左归丸[4]亦妙。推之三才汤[5]、八仙长寿丸[6]、都气丸[7]、天王补心丹[8]，皆可因症互服。

【语译】 肾阴不足，一般应用六味地黄丸滋补肾阴。六味地黄丸为补益肾阴的主要方剂。张介宾的左归饮、左归丸治疗肾阴亏耗效果也很奇妙。还可以根据不同的症状表现，用三才汤、八仙长寿丸、都气丸、天王补心丹加减治疗。

【原文】 元阳伤　八味使　崔氏肾气丸[9]，后人为八味地黄丸。立方之意，原为暖肾逐水，非补养元气。明·薛立斋及赵养葵始用以温补命火。时医遂奉为温补肾命之主方。景岳右归饮[10]、右归丸[11]皆本诸此。如火未大衰者，以还少丹[12]代之；阳虚极者，宜近效白术汤[13]。

【语译】 肾阳亏损，可以用八味肾气丸温补肾阳。该方原为温肾逐水，不是补养元气的处方。明代的薛己（立斋）和赵献可（养葵）用其温补命火为主。张介宾（景岳）的右归饮、右归丸也属于温补肾阳一类的处方。如果肾阳亏虚不严重者，也可以用还少丹治疗；肾阳亏虚至极，可以用近效白术汤。

【原文】 各医书　技止此　苦寒败胃及辛热耗阴，固无论矣。即六味、归脾，何尝非流俗之套法。

【语译】 在各种医书里，治疗虚痨的大法，不过是上述几种处方变化应用。治疗虚痨证，苦寒的药物容易损伤脾胃，辛热的药物容易耗损阴液，这些注意事项也就不用论述了。即使是六味地黄丸、归脾汤，何尝不是大家俗用的套法。

【原文】 甘药①调　回生理　扁鹊云：针药莫治者，调以甘药。仲景因之。喻嘉言曰：寿命之本，积精自刚；然精生于谷，谷入少则不能生血，血少则不能化精。《内经》云：精不足者，补之以味。味者，五谷之味也，补以味而节其劳，则积贮渐富，大命不倾也。

【注释】 ①甘药：味甜而具有补益作用的药。

【语译】 甘味的药物可以用来调治虚痨，能收到很好的疗效。扁鹊说过，针灸和药物都不能治疗时，可以用甘味的药物调理。张仲景也采取这样的治疗原则。喻昌（嘉言）说，精气是人体寿命的根本，然而，精气由食物化生，饮食少则不能化生血液，血少则不能化生精气。《内经》记载：精气不足者，可以用厚味滋补的药物补养。这里说的味就是指五谷的味道，用五谷的味道来补养身体，积聚营养，以保全性命。

【原文】 建中汤　金匮轨　小建中汤⁽¹⁴⁾及加黄芪、加人参、加当归、加白术等汤，皆急建其中气，俾饮食增而津液旺，以至充血生精，而复其真阴之不足。但用稼穑①作甘之本味，而酸辛苦咸在所不用，盖舍此别无良法也。按炙甘草汤即此汤化为润剂，喻氏清燥汤即此汤化为凉剂。

【注释】 ①稼穑：农事的总称，指种谷和收谷。

【语译】 《金匮要略》所载的小建中汤就是治疗虚痨的典型方剂。小建中汤及小建中汤加黄芪、加人参、加当归、加白术等处方，都可以健运中气，以促进食欲，化生精血，补充真阴。甘味药就像播种的谷物一样具有滋养人体，治疗虚痨的作用，这就是最好的治疗方法，不用此法就没有其他好办法了，而不能用酸辛苦咸等不具备补益作用的药物。炙甘草汤和清燥汤都是由小建中汤化裁而来。

【原文】 薯蓣①丸　风气②弭③　《金匮》薯蓣丸(15)。自注云：治虚痨诸不足，风气百疾。

【注释】 ①薯蓣：即山药。《金匮要略》说："虚痨诸不足，风气百疾，薯蓣丸主之。"

②风气：指虚痨患者感染的风邪。

③弭：止。

【语译】《金匮要略》的薯蓣丸也可以治疗虚痨，使风气消除。

【原文】 䗪虫丸　干血①已②　《金匮》大黄䗪虫丸(16)。自注：治五痨诸伤，内有干血，肌肤甲错。

【注释】 ①干血：即干血痨。首载于《金匮要略》。多因日久劳伤，虚火久蒸，干血内结，瘀滞不通，久则瘀血不去，新血难生，阴血不得外荣所致。症见身体瘦弱，腹满，不思饮食，肌肤甲错，面目黯黑以及妇女闭经。

②已：止，这里指治愈的意思。

【语译】《金匮要略》的大黄䗪虫丸可以通过祛瘀生新、缓中补虚的方法，治愈表现为肌肤甲错的干血痨。

【原文】 二神方　能起死　尤在泾云：风气不去，则足以贼正气而生长不荣，以薯蓣丸为要方。干血不去，则足以留新血而灌溉不周，以䗪虫丸为上剂。今之医辈，能梦见此二方否？

【语译】 上述的薯蓣丸和大黄䗪虫丸都是有神奇疗效的处方，用治虚痨有起死回生的作用。尤怡（在泾）说，风气不去，则足以损伤正气而生长不荣，可用薯蓣丸治疗。干血不走，则足以留滞新血而灌溉不周，可用大黄䗪虫丸治疗。当今的医生们你们做梦时会用这两个方子吗？

【按语】

要旨

虚痨可导致五脏六腑、气血阴阳的亏损。陈念祖将虚痨分为上损和下损，认为虚痨与心、肺、脾、胃、肝、肾密切相关，常见有心脾亏虚、肾阳虚、肾阴虚及女子干血痨等。重点介绍肾阴虚、肾阳虚的治法方药。并介绍了治疗虚痨的专方薯蓣丸、大黄䗪虫丸。

病名

虚痨又称虚损，是以脏腑功能衰退，气血阴阳不足为主要病机的多种慢性虚弱证候的总称。虚痨涉及的内容很广，凡禀赋不足，后天失养，病久体虚，积劳内伤，久虚不复等所致的多种以脏腑气血阴阳亏损为主要表现的病证，均属于本病证的范围。西医学中多个系统的慢性消耗性疾病均可参考本节治疗。

病因病机

多种原因都可导致虚痨的发生，如禀赋薄弱，体质不强；烦劳过度，损伤五脏；饮食不足，损伤脾胃；大病久病，失于调理等。其病性主要为气、血、阴、阳的亏耗，病位在五脏。而且脏腑气血阴阳的亏损常可相互累及，相互转化，使病情复杂。

治疗

虚痨的辨证论治常以气血阴阳为纲，五脏虚证为目。治疗的基本原则是补益，根据气血阴阳亏损的不同，分别采用益气、养血、滋阴、温阳的治疗方法，并结合五脏病位的不同选用相应方药。此外，人体气血阴阳之间，在生理上相互联系、相互依存，在病理上也常常相互影响、相互转化，故应分清主次，兼顾治疗。如有形之血生于无形之气，气虚生化无力，可致血虚；血为气之宅，血虚则气无所依，血虚亦可导致气虚，故补气药常与补血药同用。气属阳，津属阴，气能生津，津能载气，气虚可影响津液的生成，而致津液不足；津液大量亏耗，亦可导致气随津脱。热病不仅容易伤阴，而且壮火亦会食气，以致气阴两虚，故补气药亦常与补阴药同用。阴阳互根，无阴则阳无以生，无阳则阴无以长，故阴或阳虚损到一定程度，可出现阴损及阳或阳损及阴的情况，以致最后形成阴阳两虚的证候，则需要滋阴药与补阳药同用。

气虚：气虚是临床常见的一类病证，尤以肺、脾气虚多见。

肺气虚：症见短气自汗，声音低怯，时寒时热，平素易于感冒，面白，舌质淡，脉弱。治宜补益肺气，用补肺汤⁽¹⁾加减。无咳嗽者，可去桑白皮、紫菀。自汗较多者，加牡蛎、麻黄根固表敛汗。若气阴两虚而兼见潮热、盗汗者，加鳖甲、地骨皮、秦艽等养阴清热。

心气虚：症见心悸，气短，动则尤甚，神疲体倦，自汗，舌质淡，脉弱。治宜益气养心，用七福饮⁽²⁾加减。自汗多者，可加黄芪、五味子益气固摄。食少纳呆者，加砂仁、茯苓开胃健脾。

脾气虚：症见饮食减少，食后胃脘不舒，倦怠乏力，大便溏薄，面色萎黄，舌淡苔薄，脉弱。治宜健脾益气，用加味四君子汤⁽³⁾加减。胃失和降而兼见胃脘胀满、嗳气呕吐者，加陈皮、半夏和胃理气降逆。食积停滞而兼见脘闷腹胀、嗳气酸腐，苔腻者，加神曲、麦芽、山楂、鸡内金消食健胃。气虚及阳，脾阳渐虚而兼见腹痛即泻、手足欠温者，加肉桂、炮姜温中散寒。

肾气虚：症见神疲乏力，腰膝酸软，小便频数，白带清稀，舌质淡，脉弱。治宜益气补肾，用大补元煎⁽⁴⁾加减。神疲乏力甚者，加黄芪益气。尿频较甚及小便失禁者，加菟丝子、五味子、益智仁补肾固摄。脾失健运而兼见大便溏薄者，去熟地黄、当归，加肉豆蔻、补骨脂温补固涩。

血虚：心主血，脾统血，肝藏血，故血虚证中以心、脾、肝血虚为多见。

心血虚：症见心悸怔忡，健忘，失眠，多梦，面色不华，舌质淡，脉细或结代。治宜养血安神，用养心汤⁽⁵⁾加减。失眠、多梦较甚，可加合欢花、夜交藤养心安神。

脾血虚：症见体倦乏力，纳差食少，心悸气短，健忘，失眠，面色萎黄，舌质淡，苔薄白，脉细缓。治宜补脾养血，用归脾汤加减。

肝血虚：症见头晕，目眩，胁痛，肢体麻木，筋脉拘急，或惊惕肉瞤，妇女月经不调甚则经闭，面色不华，舌质淡，脉弦细或细涩。治宜补血养肝，用四物汤⁽⁶⁾加减。血虚甚者，加制首乌、枸杞子、鸡血藤增强补血养肝的作用。胁痛，加丝瓜络、郁金、香附理气通络。目失所养，视物模糊，加楮实子、枸杞子、决明子养肝明目。

阴虚：五脏的阴虚在临床均较常见。

肺阴虚：症见干咳，咽燥，咳血，甚或失声，潮热盗汗，面色潮红，舌红少津，脉细数。治宜养阴润肺，用沙参麦冬汤⁽⁷⁾加减。咳嗽甚者，加百部、款冬花润肺止咳。咯血，加白及、仙鹤草、小蓟凉血止血。潮热，加地骨皮、银柴胡、秦艽、鳖甲养阴清热。盗汗，加牡蛎、浮小麦固表敛汗。

心阴虚：症见心悸，失眠，烦躁，潮热，盗汗，或口舌生疮，面色潮红，舌红少津，脉细数。治宜滋阴养心，用天王补心丹加减。火热偏盛而见烦躁不安，口舌生疮者，去当归、远志之辛温，加黄连、木通、淡竹叶清心泻火，导热下行。潮热，加地骨皮、银柴胡、秦艽清退虚热。盗汗，加牡蛎、浮小麦固表敛汗。

脾胃阴虚：症见口干唇燥，不思饮食，大便燥结，甚则干呕、呃逆，面色潮红，舌干，苔少或无苔，脉细数。治宜养阴和胃，用益胃汤[8]加减。口干唇燥甚者，为津亏较甚，加石斛、天花粉滋养胃阴。不思饮食甚者，加麦芽、扁豆、山药益胃健脾。呃逆，加刀豆、柿蒂、竹茹降逆止呃。

肝阴虚：症见头痛，眩晕耳鸣，目干畏光，视物不明，急躁易怒，或肢体麻木，筋惕肉瞤，面潮红，舌干红，脉弦细数。治宜滋养肝阴，用补肝汤[9]加减。头痛、眩晕、耳鸣较甚，或筋惕肉瞤者，为风阳内盛，加石决明、菊花、钩藤、刺蒺藜平肝息风潜阳。目干涩，畏光，或视物不明者，加枸杞子、女贞子、草决明养肝明目。急躁易怒，尿赤便秘，舌红脉数者，为肝火亢盛，加龙胆草、黄芩、栀子清肝泻火。

肾阴虚：症见腰酸，遗精，两足痿弱，眩晕耳鸣，甚则耳聋，口干，咽痛，颧红，舌红，少苔，脉沉细。治宜滋补肾阴，用左归丸加减。遗精，加牡蛎、金樱子、芡实、莲须固肾涩精。潮热、口干、咽痛、脉数，为阴虚火旺，去鹿角胶、山茱萸，加知母、黄柏、地骨皮滋阴泻火。

阳虚：阳虚证中以心、脾、肾阳虚为多见。

心阳虚：症见心悸，自汗，神倦嗜卧，心胸憋闷疼痛，形寒肢冷，面色苍白，舌淡或紫黯，脉细弱，或沉迟。治宜益气温阳，用保元汤[10]加减。心胸疼痛者，酌加郁金、川芎、丹参、三七活血定痛。形寒肢冷，脉迟，为阳虚较甚，酌加附子、巴戟天、仙茅、淫羊藿、鹿茸温补阳气。

脾阳虚：症见面色萎黄，食少，形寒，神倦乏力，少气懒言，大便溏泄，肠鸣腹痛，每因受寒或饮食不慎而加剧，舌质淡，苔白，脉弱。治宜温中健脾，用附子理中丸[11]加减。腹中冷痛较甚，为寒凝气滞，可加高良姜、香附、丁香、吴茱萸温中散寒，理气止痛。食后腹胀及呕逆者，为胃寒气逆，加砂仁、半夏、陈皮温中和胃降逆。腹泻较甚，为阳虚湿甚，加肉豆蔻、补骨脂、薏苡仁温补脾肾，涩肠除湿止泻。

肾阳虚：症见腰背酸痛，遗精阳痿，多尿或不禁，面色苍白，畏寒肢冷，下利清谷或五更泄泻，舌质淡，苔白，脉沉迟。治宜温补肾阳，用右归丸加减。遗精，加金樱子、桑螵蛸、莲须，或用金锁固精丸[12]以收涩固精。命门火衰以致五更泄泻者，合四神丸[13]温脾暖肾，固肠止泻。阳虚水泛以致浮肿、尿少者，加茯苓、泽泻、车前子或用五苓散[14]利水消肿。肾不纳气而见喘促、短气，动则更甚者，加补骨脂、五味子、蛤蚧补肾纳气。

预后

虚痨一般病程较长，且多为久病痼疾，其转归及预后与体质的强弱、脾肾的盛衰、能否解除致病原因以及是否得到及时正确的治疗护理等因素有密切关系。脾肾未衰，元气未败，饮食尚可，脉象和缓者，预后良好；反之形神衰惫，不思饮食，喘急气促，腹泻不止，脉象微弱或数甚、迟甚者，预后不良。

康复

虚痨患者的康复应从多方面着手，除药物外，气功、针灸、按摩等均可配合使用，治疗中还需注意生活起居及饮食调摄，保持乐观情绪，以提高疗效，促进康复。

病案举例（归脾汤）

孙某，86岁，女。近年来由于操心烦劳，思虑过多，以致睡眠欠佳，几整夜难寐。其特点是睡眠甚浅，且睡中噩梦多，无法熟睡。以致次日终日困乏，疲惫不堪。另外周身有位置不定之疼痛或热气游走，忽起忽灭。因此经常服用安定、安眠酮、祛痛片等药物。见患者步履尚称矫健，精神略有不振，面色不华，唇淡，舌质淡，苔薄白，脉浮大无力。诊为虚劳，为心脾两虚之证。治以补脾养心，方用归脾汤加减。并劝止服催眠药和止痛药。处方：黄芪18g，白术9g，茯神12g，远志6g，酸枣仁9g，枸杞子9g，当归6g，龙眼肉12g，陈皮6g，炙甘草6g。服药后睡眠渐深，噩梦减少，疲劳感减轻。后在此方基础上加减，诸症好转，食欲有增。[董建华.中国现代名中医医案精粹（第2集）.北京：人民卫生出版社，2010：655－656.]

【附方】

原书附方

（1）归脾汤：《妇人大全良方》方。功能健脾养心，益气补血。主治心脾两虚，气血不足而致的食欲不振，失眠，心悸，健忘，吐血，便血，大便溏薄，或七情所伤，遗精带下，及女子经闭，崩漏下血，血色黯淡，脉虚弱者。

炙黄芪10g　人参　白术（蒸）　枣仁（炒）　当归身　龙眼肉　茯神各6g　木香5g　炙甘草5g　远志5g　水3杯，煎八分，温服。

（2）**六味地黄丸**：《小儿药证直诀》方。功能滋补肝肾。主治肝肾阴虚所致的腰膝酸软，头晕目眩，耳鸣耳聋，盗汗遗精，骨蒸潮热，五心烦热或消渴，或虚火牙痛，舌红少苔，脉细数等。

熟地黄240g　山萸肉120g　怀山药120g　丹皮　茯苓　泽泻各90g　研末，炼蜜为丸，晒干。每服9g，淡盐汤送下，每日2服。如将本方用量缩小，改为汤剂，水煎服，即六味地黄汤。

（3）**左归饮**：《景岳全书》方。有滋补肾阴的作用。主治肾水不足，口燥舌干，口渴欲饮，潮热盗汗，五心烦热，腰酸腿软，一切精髓内亏，津液枯涸等症。

熟地黄9g　山茱萸5g　枸杞子6g　山药6g　茯苓4g　炙甘草3g　水煎服。

（4）**左归丸**：《景岳全书》方。有滋阴补肾之效。主治真阴不足，症见头目眩晕，腰酸腿软，遗精滑泄，自汗盗汗，口燥咽干，渴欲饮水，舌光少苔，脉细或数。

熟地黄240g　山药120g　山茱萸120g　菟丝子120g　枸杞子120g　川牛膝90g　鹿角胶120g　龟甲胶120g　制为蜜丸，每丸约重15g，早晚空腹时各服1丸，淡盐汤送下。

（5）**三才汤**：《温病条辨》方。有益气养阴清热之效。治暑温气阴两伤，睡卧不安，不思饮食，神志不清。

人参9g　天门冬6g　干地黄15g　水煎，分两次服。

（6）**八仙长寿丸**：《寿世保元》方，又名麦味地黄丸。有滋补肺肾之效。治年高之人，阴虚筋骨柔弱无力，面无光泽或黯淡，食少痰多，或喘或咳，或便溺数涩，阳痿，足膝无力，以及形体瘦弱无力，憔悴盗汗，发热作渴等症。

生地黄240g　山茱萸　山药各120g　茯苓　牡丹皮　泽泻各90g　五味子　麦门冬各60g　为细末，炼蜜为丸，梧桐子大，每服9g，空腹温酒或淡盐汤，夏秋用热开水调下。

（7）**都气丸**：《症因脉治》方，又名七味都气丸。有补肾敛肺之效。治肾虚咳喘；亦治呃逆，滑精等症。

熟地黄105g　山萸肉　干山药51g　牡丹皮　白茯苓　泽泻各39g　五味子30g　为细末，炼蜜为丸，梧桐子大，每服五十至七十丸，空腹时淡盐汤或临卧时温酒送下。

（8）**天王补心丹**：《摄生秘剖》方。有滋阴养血，补心安神之效。主治阴亏血少，症见虚烦少寐，心悸神疲，梦遗，健忘，大便干结，口舌生疮。

生地黄120g 人参 丹参 玄参 白茯苓 五味子 远志 桔梗各15g 当归身 天门冬 麦门冬 柏子仁 酸枣仁各60g 为末，炼蜜为小丸，朱砂为衣，每次服9g。亦可按原方比例酌减，水煎服。

（9）**肾气丸**：《金匮要略》方，又名八味地黄丸、八味肾气丸、崔氏八味丸、桂附地黄丸、桂附八味丸。功能温补肾阳。主治肾阳不足，腰酸脚软，半身以下常有冷感，少腹拘急，小便不利，或小便反多，以及阳痿，早泄、宫冷不孕等。

干地黄240g 山药 山茱萸各120g 泽泻 茯苓 牡丹皮各90g 桂枝 炮附子各30g 炼蜜为丸，每服18g，日服2次，温水送服。亦可按原方比例酌减，水煎服。

（10）**右归饮**：《景岳全书》方。有温肾填精之效。主治肾阳不足，气怯神疲，腹痛腰酸，肢冷脉细，或阴盛格阳，真寒假热之证。

熟地黄6~30g 山药6g 山茱萸3g 枸杞子6g 甘草6g 杜仲6g 肉桂6g 制附子9g 水煎服。

（11）**右归丸**：《景岳全书》方。有温补肾阳，填精补血之效。治肾阳不足，命门火衰，症见久病气衰神疲，畏寒肢冷，或阳痿遗精，或阳衰无子，或大便不实，甚则完谷不化，或小便自遗，或腰膝软弱，下肢浮肿等。

熟地黄240g 山药120g 山茱萸90g 枸杞子120g 鹿角胶120g 菟丝子120g 杜仲120g 当归90g 肉桂60~120g 制附子60~180g 做蜜丸服，或按此方比例酌情增减，水煎服。

（12）**还少丹**：《仁斋直指论》方。有填精补血之效。治心肾不足，精血虚损，身体虚羸，目暗耳鸣等症。

炮山药 酒牛膝 茯苓 山茱萸 炒茴香各45g 续断 酒菟丝子 杜仲（姜汁炙） 巴戟天 酒肉苁蓉 五味子 楮实 远志（姜汁制） 熟地黄各30g 为末，炼蜜为丸，梧桐子大。每服二十丸，盐汤送下。

（13）**近效白术汤**（原方不详）

（14）**小建中汤**：《伤寒论》方。有温中补虚，缓急止痛之功。主治脾胃虚寒，脘腹冷痛，喜温喜按，或虚劳发热，心悸虚烦等。

白芍20g 桂枝10g 甘草（炙）6g 生姜3片 大枣6枚 水2杯，煎八分，入饴糖30g，烊化服。

（15）**薯蓣丸：**《金匮要略》方。有补气养血，疏散风邪之功。主治虚痨，气血俱虚，阴阳失调，外感风邪，头晕目昏，消瘦乏力，心悸气短，不思饮食，骨节酸痛，微见寒热者。

薯蓣30g　当归　桂枝　神曲　干地黄　大豆黄卷各10g　甘草6g　川芎　麦门冬　芍药　白术　杏仁　防风各8g　柴胡　桔梗　茯苓各12g　干姜　白薇　人参　阿胶各5g　大枣100个　研末，炼蜜和丸，每次服3g，日服2次。

（16）**大黄䗪虫丸：**《金匮要略》方。有破血消癥之效，是祛瘀血、生新血的方剂。治虚痨病，内有干血，瘦弱腹满，不能饮食，皮肤干燥，两眼黯黑。亦治妇女经闭，腹中有块，或胁下癥瘕刺痛。

大黄30g　䗪虫20g　黄芩60g　甘草10g　桃仁20g　杏仁20g　芍药60g　干漆10g　干地黄100g　虻虫10g　水蛭50g　蛴螬20g　研细，蜜丸，每次服6g，日服2次，温酒送服。

增补新方

（1）**补肺汤：**《备急千金要方》方。治肺气不足，逆满上气，咽中闷塞，短气，寒从背起，口中如含霜雪，言语失声，甚者吐血。

五味子60g　干姜　桂心　款冬花各60g　麦门冬一升　大枣一百枚　粳米一合　桑白皮一斤　为粗末，以水一斗先煮桑白皮五沸，下诸药煮取三升，分三次服。

（2）**七福饮：**《景岳全书》方。治气血俱虚，而心脾为甚者。

人参　熟地黄各随宜　当归6～9g　炒白术3g　炙甘草3g　酸枣仁6g　远志0.9～1.5g　水煎服。

（3）**加味四君子汤：**《三因极一病证方论》方。治五痔下血，面色萎黄，心悸，耳鸣，脚弱，气乏，口淡，食不知味。

人参　茯苓　白术　炙甘草　黄芪　白扁豆（蒸）各等分　水煎服。

（4）**大补元煎：**《景岳全书》方。有救本培元，大补气血之效。主治气血大败，精神失守之证。

人参（补气、补阳以此为主）30～60g　炒山药6g　熟地黄（补精、补阴以此为主）6～90g　杜仲6g　枸杞子6～9g　当归（泻者不用）6～9g　山茱萸（畏酸、吞酸者不用）3g　炙甘草3～6g　多寒者，加附子、肉桂、炮姜；气分偏虚者，加黄芪、白术；血滞加川芎，去山茱萸；滑泄加五味子、补骨脂。

（5）**养心汤**：《证治准绳》方。有健脾益气，养心安神之效。主治心血不足，心神不安，神思恍惚，魂梦颠倒，心悸易惊，善悲欲哭等。

黄芪　茯苓　茯神　当归各10g　川芎6g　半夏曲　柏子仁　酸枣仁各10g　远志8g　五味子6g　人参6g　肉桂3g　水煎服。

（6）**四物汤**：《太平惠民和剂局方》方。为补血调经主方，统治妇女百病。冲任虚损，血亏体弱，月经不调，崩中漏下及腰痛腹痛等症皆宜。

当归10g　川芎8g　白芍12g　熟地黄12g　水3杯，煎八分服。

（7）**沙参麦冬汤**：《温病条辨》方。有清养肺胃，生津润燥之效。主治燥伤肺胃阴分，咽干口渴，或发热，或干咳少痰。

沙参9g　麦冬9g　玉竹6g　生甘草3g　冬桑叶4.5g　生扁豆4.5g　天花粉4.5g　水5杯，煎取2杯。

（8）**益胃汤**：《温病条辨》方。有益胃生津之效。主治阳明温病，下后汗出，胃阴受损，身无热，口干咽燥，舌干苔少，脉细数者。

沙参9g　麦冬15g　生地黄15g　玉竹4.5g　冰糖3g　水煎，分两次服。

（9）**补肝汤**：《医宗金鉴》方。治肝虚损，筋缓不能自收持，目暗，视物不清等。

当归　白芍　川芎　熟地黄　酸枣仁　木瓜　炙甘草

（10）**保元汤**：《博爱心鉴》方。有补气温阳之效。主治虚损劳怯，元气不足，症见倦怠乏力，少气畏寒，小儿痘疮等。

黄芪20g　人参20g　肉桂8g　甘草5g　加生姜1片，水煎服。

（11）**附子理中丸**：《太平惠民和剂局方》方。有温阳祛寒，益气健脾之效。主治脾胃虚寒，风冷相乘，症见心痛，霍乱吐利转筋。

人参　白术　炮姜　炙甘草　炮附子各30g　为细末，炼蜜和，一两作十丸。每服一丸，水一盏，化开，煎及七分，食前稍热服。

（12）**金锁固精丸**：《医方集解》方，有补肾涩精之效。主治肾虚精亏，症见遗精滑泄，神疲乏力，四肢酸软，腰酸耳鸣。

沙苑蒺藜　芡实　莲须各60g　龙骨　牡蛎各30g　每日1~2次，每次9g，淡盐汤或开水送下，或按原方比例酌减，加入适量莲子肉，水煎服。

（13）**四神丸**：《校注妇人良方》方。功能温肾运脾，涩肠止泻。主治脾肾虚寒，五更泄泻。

酒炒补骨脂120g　肉豆蔻（煨）　吴茱萸　五味子（炒）各60g　用红枣150g、生姜150g同煮，去姜，将枣去皮核捣烂为丸，每日五更服9g，临卧服9g，米汤下。

（14）五苓散：《伤寒论》方。有利湿渗湿，温阳化气之功。主治水湿内停，水肿，泄泻，小便不利；痰饮，脐下动悸，吐涎沫，头眩等。

茯苓　猪苓　白术各6g　泽泻9g　桂枝12g　水3杯，煎八分服。

咳　嗽　第　四

【原文】气上呛[①]　**咳嗽生**　《内经》云：五脏六腑皆令人咳，不独肺也。然肺为气之市，诸气上逆于肺，则呛而咳。是咳嗽不止于肺而亦不离于肺也。

【注释】①呛：气往上逆。

【语译】《内经》记载，五脏六腑功能失调都可以导致咳嗽，不仅仅只有肺脏。然而肺主一身之气，诸气上逆于肺，则会因呛而导致咳嗽。故说咳嗽的发生不仅仅是由于肺的功能失调导致，但是咳嗽的产生又离不开肺。

【原文】肺最重　胃非轻　《内经》虽分五脏诸咳，而所尤重者，在"聚于胃关于肺"六字。盖胃中水谷之气，不能如雾上蒸于肺，而转溉诸脏，只是留积于胃中，随热气而化为痰，随寒气而化为饮。胃中既为痰饮所滞，则输肺之气亦必不清，而为诸咳之患矣。

【语译】肺的功能失调是导致咳嗽的最重要原因，但与胃也有密切的关系。《内经》虽然有五脏诸咳的区分，但是"聚于胃关于肺"这六个字最重要。胃中的水谷之气，如果不能够向上熏蒸于肺，继而输布于其他脏腑，只是停留在胃中，则停留的水可以随热气而化生为痰，随寒而化生为饮。胃中如果有痰饮留滞，则不能将清气输给肺，将成为导致咳嗽的隐患。

【原文】肺如钟　撞则鸣　肺为脏腑之华盖，呼之则虚，吸之则满。只受得本然之正气，受不得外来之客气。客气干之，则呛而咳矣。亦只受得脏腑之清气，受不得脏腑之病气。病气干之，亦呛而咳矣。肺体属金，譬若钟然，一外一内，皆所以撞之使鸣也。

【语译】 肺在人体的最高位，故称肺为华盖。呼气则虚，吸气则满。肺只能接受外界的正气，受不了外邪的侵袭。如果外来邪气侵袭肺脏，则可引发咳嗽。肺又只能接受脏腑的清气，受不了脏腑的病气。如果脏腑病气影响肺脏，也可导致咳嗽。故肺好像是金属铸的钟，受到撞击，一外一内，就会发出鸣响导致咳嗽。

【原文】 风寒入　外撞鸣　经云：微寒微咳。可见咳嗽多因于风寒也。风从皮毛而入于肺，寒从背俞而入于肺，皆主乎外也。后注虽言热、言湿、言燥，令不自行，亦必假风寒以为之帅也。

【语译】 风寒之邪由皮肤侵袭肺部，就好像钟在外面被撞响了一样，可导致肺气不宣，引发咳嗽。正如《内经》所云："微寒微咳。"即感受风寒就可导致咳嗽。风邪从皮毛侵袭入肺，寒邪从背俞侵袭入肺，都是由外而入。后人虽也有说热邪、湿邪、燥邪导致咳嗽的，但这些邪气一般不单独致病，多借风寒之邪来侵袭人体。

【原文】 痨①损②积　内撞鸣　痨伤、咳嗽，主乎内也。二者不治，至于咳嗽失音，是金破不鸣矣。

【注释】 ①痨：指虚痨。
②损：指内伤。

【语译】 如果是虚痨内伤，逐渐使肺部损伤而引起的咳嗽，就好像钟从里面撞响了似的，这些咳嗽不易医治。至于咳嗽失音，就好像钟破了不能发出鸣响一样。

【原文】 谁治外　六安行①　六安煎⑴虽无深义，却亦平稳。然外感诸咳，当辨风热、风燥二症。如冬时先伤非节之暖，复加风寒外遏，以致咳嗽、痰结、咽肿、身重、自汗、脉浮者，风热也，宜菱蕤汤⁽²⁾辛润之剂，切勿辛热发散。而风燥一症，辨治尤难。盖燥为秋气，令不独行，必假风寒之威，而令乃振，咳乃发也。《内经》只言秋伤于湿，何也？以长夏受湿土郁蒸之气，随秋令收敛，伏于肺胃之间，直待秋深燥令大行，与湿不能相容，至冬而为咳嗽也。此症有肺燥、胃湿两难分解之势，唯《千金》麦门冬汤⁽³⁾、五味子汤⁽⁴⁾独得其秘，后人以敛散不分，燥润杂出弃之，昧之甚也。

【注释】 ①六安行：六安指六安煎。行，可以的意思。

【语译】 用什么来治疗外感咳嗽呢？可以用六安煎，其为平稳的方剂。外感导致的咳嗽，应当辨明风热和风燥的不同。如果是冬天气候较暖，再外受风寒，导致咳嗽、咳痰、咽肿、身重、自汗、脉浮者，属于风热证，宜用辛润的菱蕤汤以散解风热，一定不能用辛热发散的方法。而风燥证尤其难以辨治。燥为秋天之气，不单独致病，常借风寒之邪而导致咳嗽。《内经》为什么只说秋天容易感受湿邪呢？因为长夏容易感受湿土郁蒸之气，随秋季收敛，湿邪伏于肺胃之间，深秋燥邪盛行时，燥邪与湿不能相容，到了冬天就发展为咳嗽。这种咳嗽有肺燥与胃湿两种情况，难以分辨，只有《千金》麦门冬汤和五味子汤是根据其中的奥秘而设，后人却因上述二方敛散不分、燥润杂出而舍弃不用，实在是太愚昧了。

【原文】 谁治内　虚痨程^①　宜于《虚痨门》择其对症之方。审是房痨伤精，则补精；审是思郁伤脾，则养神。

【注释】 ①程：法则，规律。

【语译】 用什么来治疗内伤咳嗽呢？按照治疗虚痨的法则选择相应药物治疗就可以。例如因房劳损伤肾精者，就应该用补肾益精的方法治疗；因思虑忧郁伤脾者，就应该用养血安神的方法治疗。

【原文】 挟水气① 小龙平　柯韵伯治咳嗽，不论冬夏，不拘浅深，但是寒嗽，俱用小青龙汤⁽⁵⁾多效。方中驱风散寒，解肌逐水，利肺暖肾，除痰定喘，攘外安内，各尽其妙。盖以肺家沉寒痼冷，非麻黄大将不能捣其巢穴，群药安能奏效哉。

【注释】 ①水气：指体内有过多的痰饮停留，即痰饮。

【语译】 若因外感风寒、内夹水饮的咳嗽，宜用小青龙汤止咳平喘。柯琴治疗寒嗽，不论冬夏用小青龙汤都能取效。纵观全方，可达祛风散寒、解肌逐水、利肺暖肾、除痰定喘之效，即攘外必先安内之意。盖肺被风寒之邪侵袭，只有麻黄才能解除表邪，其他的药怎么能奏效呢？

【原文】 兼郁火① 小柴⁽⁶⁾清　寒热往来咳嗽者，宜去人参、大枣、生姜，加干姜、五味治之。

【注释】 ①郁火：患者平素抑郁不舒，以致体内郁热，呈现口苦咽干、胁痛等症状。

【语译】 若咳嗽兼有郁火，宜用小柴胡汤疏散表邪，兼清火解郁。咳嗽伴有寒热往来者，可以去掉人参、大枣、生姜，加干姜、五味子治疗。

【原文】 姜细味 一齐烹①　《金匮》治痰饮咳嗽，不外小青龙汤加减。方中诸味，皆可去取，唯细辛、干姜、五味不肯轻去。即面热如醉，加大黄以清胃热，及加石膏、杏仁之类，总不去此三味，学者不可不深思其故也。徐忠可《金匮辨注》有论。

【注释】 ①一齐烹：烹即煎煮，一齐烹是指在同一处方内，古人多用汤剂。

【语译】《金匮要略》中治疗痰饮咳嗽的方法，不外乎小青龙汤加减。方中的各味药，除了细辛、干姜、五味子之外都可随意加减。如见面热如醉，加大黄以清胃热，或加石膏、杏仁之类，但不能去掉细辛、干姜、五味子这三味药，大家应该深思其中的原因。徐忠可在《金匮辨注》中有相关的论述。

【原文】 长沙法　细而精 《金匮》痰饮咳嗽治法，宜熟读之。

【语译】 张仲景《金匮要略》对痰饮咳嗽的治法论述精要，大家应该熟读。

【按语】

要旨

陈念祖认为咳嗽的发生与肺、胃关系密切，将咳嗽分为内伤与外感两大类，用六安煎治疗外感咳嗽，用治疗虚痨的方法治疗内伤咳嗽，并提出咳嗽夹水气及兼郁火的处方用药。他对咳嗽的治疗非常推崇《金匮要略》中的治法。

病名

咳嗽是内科病证中较为常见，发病率较高的疾病。咳嗽是由六淫外邪侵袭肺系，或脏腑功能失调，内伤及肺，肺气不清，失于宣肃所致，临床以咳嗽、咳痰为主要表现。西医学的急性气管-支气管炎、慢性气管-支气管炎、支气管扩张、肺炎等可参照本节治疗。

病因病机

咳嗽的病因有外感和内伤两大类，外感咳嗽多为外邪侵袭肺系，常以风邪为多，并夹有寒、热、燥等邪气，使肺气被束，肺失宣肃。内伤咳嗽多为脏腑功能失调，可以是肺自身病变，如疾病迁延不愈，肺脏虚弱，耗气伤阴，肺宣发肃降功能失调；也可以是他脏病变影响到肺，如情志失调，肝失条达，气郁化火，肝火犯肺；饮食不节，或脾失健运，内生痰湿，阻滞于肺，均可导致咳嗽的发生。无论外感或内伤咳嗽，均可导致肺气上逆而引发咳嗽。

治疗

咳嗽的辨证，首先应当区分外感与内伤，治疗应分清邪正虚实。外感咳嗽多是新病，起病急，病程短，常伴肺卫表证，属于邪实，治以祛邪利肺。内伤咳嗽多为久病，常反复发作，病程长，可伴见其他脏腑兼证，多属邪实正虚，治当祛邪止咳，扶正补虚，标本兼顾，分清虚实主次处理。

外感咳嗽

风寒袭肺：症见咳嗽声重，气急，咽痒，咳痰稀薄色白，常伴鼻塞，流清涕，头痛，肢体酸楚，恶寒发热，无汗，舌苔薄白，脉浮或浮紧。治宜疏散风寒，宣肺止咳，用三拗汤[1]、止嗽散[2]加减。若夹痰湿，咳而痰黏，胸闷，苔腻者，加半夏、厚朴、茯苓以燥湿化痰；若热为寒遏，咳嗽音哑，气急似喘，痰黏稠，口渴，心烦，或有身热者，加石膏、桑白皮、黄芩以解表清里。

风热犯肺：症见咳嗽频剧，气粗或咳声沙哑，喉燥咽痛，咳痰不爽，痰黏稠或稠黄，咳时汗出，常伴鼻流黄涕，口渴，头痛，肢楚，恶风，身热，舌苔薄黄，脉浮数或浮滑。治宜疏散风热，肃肺化痰，用桑菊饮[3]加减。肺热内盛者，加黄芩、知母清肺利咽；热伤肺津，咽燥口干，舌质红，酌加南沙参、天花粉清热生津；夏令夹暑加六一散[4]、鲜荷叶清解暑热。

风燥伤肺：症见干咳，连声作呛，喉痒，咽喉干痛，唇鼻干燥，无痰或痰少而黏连成丝，不易咳出，或痰中带有血丝，口干，初起或伴鼻塞，头痛，微寒，身热，舌苔薄白或薄黄，质红、干而少津，脉浮数或小数。治宜疏风清肺，润燥止咳，用桑杏汤[5]加减。若津伤较甚者，配麦冬、玉竹滋养肺阴；热重者，酌加石膏、知母清肺泄热；痰中夹血者，配白茅根清肺止血。此外，症见干咳少痰或无痰，咽干鼻燥，兼有恶寒发热，头痛无汗，舌苔薄白而干等症者属凉燥证，用杏苏散[6]酌加紫菀、款冬、百部等以温润止咳；若恶寒甚，无汗，可加荆芥、防风以散寒解表。

内伤咳嗽

痰湿蕴肺：症见咳嗽反复发作，咳声重浊，痰多，痰黏腻或稠厚成块，色白或带灰色，每于早晨或食后则咳甚痰多，进甘甜油腻食物加重，胸闷，脘痞，呕恶，食少，体倦，大便时溏，舌苔白腻，脉象濡滑。治宜健脾燥湿，化痰止咳，用二陈汤[7]、三子养亲汤[8]加减。若寒痰较重，痰黏白如沫，怕冷，加干姜、细辛温肺化痰；久病脾虚，神疲体倦者，酌加党参、白术、炙甘草益气健脾。

痰热郁肺：症见咳嗽气息粗促，或喉中有痰声，痰多，质黏厚或稠黄，咳吐不爽，或有热腥味，或吐血痰，胸胁胀满，咳时引痛，面赤，或有身热，口干欲饮，舌苔薄黄腻，质红，脉滑数。治宜清热化痰肃肺，用清金化痰汤[9]加减。痰黄如脓或腥臭者，加鱼腥草、金荞麦根、薏苡仁、冬瓜子清化痰热；胸满咳逆，痰涌，便秘者，加葶苈子、风化硝泻肺逐痰；痰热伤津者，加南沙参、天冬、天花粉养阴生津。

肝火犯肺：症见上气咳逆阵作，咳时面赤，咽干，常感痰滞咽喉，咳之难出，量少质黏，或痰如絮条，胸胁胀痛，咳时引痛，口干苦，症状可随情绪波动增减，舌苔薄黄少津，脉弦数。治宜清肺平肝，顺气降火，用黄芩泻白散[10]合黛蛤散[11]加减。胸闷气逆，加枳壳、旋覆花利肺降逆；胸痛配郁金、丝瓜络理气和络；痰黏难咳者，加海浮石、贝母清热化痰；火热伤津，咽燥口干，咳嗽日久不减者，加沙参、麦冬、天花粉、诃子养阴生津敛肺。

肺阴亏耗：症见干咳，咳声短促，痰少黏白，或痰中夹血，或声音逐渐嘶哑，口干咽燥，或午后潮热颧红，手足心热，夜寐盗汗，日渐消瘦，神疲，舌质红少苔，脉细数。治宜滋阴润肺，止咳化痰，用沙参麦冬汤[12]加减。如咳而气促，加五味子、诃子以敛肺气；潮热者，加功劳叶、银柴胡、青蒿、鳖甲、胡黄连以清虚热；盗汗加乌梅、瘪桃干、浮小麦收敛止汗；咳吐黄痰者，加海蛤粉、知母、黄芩清热化痰；痰中带血加牡丹皮、栀子、藕节清热止血。

预后

本病预后与身体素质、正气强弱、病位深浅、病情轻重、诊治是否得当有关。外感咳嗽多属急病，病位较浅，病情较轻，及时诊治，容易治愈。若迁延失治、误治，反复发作，损耗正气，则可转为内伤咳嗽。久咳必伤脾及肾，则咳喘并作。部分患者病情逐渐加重，甚至累及于心，最终导致肺、心、脾、肾诸脏皆虚，痰浊、水饮、气滞、痰血互结而演变成为肺胀。

康复

首先应注意气候变化，做好防寒保暖，避免受凉。饮食宜清淡，宜多饮水，宜食富含维生素C、维生素A的食物，忌油腻、辛辣、香燥、寒凉及过咸之品，戒烟酒。并适当参加体育锻炼，以增强体质，提高抗病能力。

病案举例（小青龙汤）

孙某，女，46岁。时值炎夏，夜开空调，当风取凉，因患咳嗽气喘甚剧。西医用进口抗肺炎之药，而不见效。又延中医治疗亦不能止。遂请刘老会诊：脉浮弦，按之则大，舌质红绛，苔则水滑，患者咳逆倚息，两眉紧锁，显有心烦之象。辨为风寒束肺，郁热在里，为风寒内饮，并有化热之渐。处方：麻黄4g，桂枝6g，干姜6g，细辛3g，五味子6g，白芍6g，炙甘草4g，半夏12g，生石膏20g。此方仅服两剂，则喘止人安，能伏枕而眠。（陈明，刘燕华，李方.刘渡舟验案精选.北京：学苑出版社，2007：20.）

【附方】

原书附方

（1）六安煎：《景岳全书》方。治疗外感风寒或寒湿咳嗽。

半夏6g 陈皮4.5g 茯苓9g 甘草3g 杏仁6g(去皮尖) 白芥子3g(炒研) 生姜7片 水煎服。

（2）葳蕤汤：《类证活人书》方。主治风温，兼疗冬温及春月中风，伤寒，发热，头项眩痛，喉咽干，舌强，胸内疼，痞满，腰背强。

葳蕤0.9g 石膏30g 白薇15g 麻黄15g 川芎15g 葛根15g 大羌活15g 甘草15g 杏仁15g 青木香0.3g 为粗末，每服15g，一日三四次。

（3）麦门冬汤：《备急千金要方》方。治大病后火热乘肺，咳唾有血，胸膈胀满，上气羸瘦，五心烦热，渴而便秘。

麦门冬6g 桔梗 桑根皮 半夏 生地黄 紫菀茸 竹茹各3g 麻黄2.1g 甘草1.5g(炙) 五味子十粒 生姜一片 水煎服。

（4）五味子汤：《备急千金要方》方。治伤燥咳嗽，唾中有血，牵引胸胁痛，皮肤干枯。

五味子1.5g(研) 桔梗 甘草 紫菀茸 续断 竹茹 桑根皮各3g 生地黄6g 赤小豆一撮 水煎服。

（5）小青龙汤：《伤寒论》方。有解表散寒，温肺化饮的功效。主治外感风寒，内停水饮，症见恶寒发热，无汗，咳嗽气喘，痰多，色白质稀，甚则喘息不得卧，口不渴，脉浮紧。

麻黄(去根节) 芍药 干姜 桂枝 甘草各6g 半夏9g 五味子3g 细辛3g 水煎服。

（6）小柴胡汤：《伤寒论》方。有和解少阳之功。主治少阳证，往来寒热，胸胁苦满，默默不欲饮食，心烦喜呕，口苦，咽干，目眩。

柴胡12g 黄芩 人参 甘草 生姜各6g 半夏9g 大枣2枚 水煎，日2服。

增补新方

（1）三拗汤：《太平惠民和剂局方》方。有宣肺解表之效。治感冒风邪，症见鼻塞，语音不出，身重，或伤风伤冷，头痛目眩，四肢拘倦，咳嗽痰多，胸满气短。

麻黄 杏仁 甘草各等分 为粗末，每服15g，水一盏半，生姜5片，同煎至一盏，口服。

（2）**止嗽散：**《医学心悟》方。有止咳化痰，疏表宣肺之效。主治风邪犯肺导致的咳嗽，症见咳嗽咽痒，或微有恶寒发热，舌苔薄白。

荆芥　桔梗　百部　紫菀　白前各1000g　甘草375g　陈皮500g　共为末，每服6g，温开水或姜汤送下。亦可按原方比例酌情增减，水煎服。

（3）**桑菊饮：**《温病条辨》方。有疏风清热，宣肺止咳的功效。主治风温初起，症见咳嗽，身热不甚，口微渴。

桑叶7.5g　菊花3g　连翘5g　薄荷2.5g　桔梗6g　杏仁6g　芦根6g　甘草2.5g　水煎服。

（4）**六一散：**《类证治裁》方。有祛暑利湿之效。主治一切暑病，发热，烦躁，小便赤。

滑石180g　甘草30g　研末，每服9g，灯心草煎汤送服。

（5）**桑杏汤：**《温病条辨》方。有清宣温燥之效。主治外感温燥，邪在肺卫，症见身热不甚，干咳无痰，咽干口渴，右脉数大。

桑叶3g　杏仁4.5g　沙参6g　贝母3g　香豉3g　栀皮3g　梨皮3g　水煎服。

（6）**杏苏散：**《温病条辨》方。有轻宣凉燥，宣肺化痰之效。主治外感凉燥。症见头微痛，恶寒无汗，咳嗽痰稀，鼻塞咽干，苔白，脉弦。

紫苏叶　半夏　前胡　桔梗　枳壳　甘草　生姜　橘皮　杏仁各6g　大枣2枚　水煎服。

（7）**二陈汤**（见中风附方）

（8）**三子养亲汤：**《韩氏医通》方。有降气快膈，化痰消食的功效。主治痰壅气滞，症见咳嗽喘逆，痰多胸痞，食少难消，舌苔白腻，脉滑等。

白芥子6g　莱菔子9g　紫苏子9g　三药捣碎，用纱布包煎，煎汤频服。

（9）**清金化痰汤：**《杂病广要》引《统旨》方。主治咳嗽因火者，咽喉干痛，面赤，鼻出热气，其痰嗽而难出，色黄且浓，或带血丝，或出腥臭。

黄芩　山栀子各4.5g　桔梗6g　麦冬　桑白皮　贝母　知母　瓜蒌子　橘红　茯苓各3g　甘草1.2g　水煎服。

（10）**黄芩泻白散：**《症因脉治》方。有清热泻肺止咳之效。治肺火而致的咳嗽，木火刑金而致的胁痛，肺热引起的小便不利等症。

黄芩　桑白皮　地骨皮　甘草　水煎服

（11）**黛蛤散：**《中药成方配本》方（方出《医说》引《类编》，名见《医略六书》卷二十二，为"粉黛散"之异名）。主治痰嗽。

青黛　蛤蚧

（12）沙参麦冬汤（见虚痨附方）

疟 疾 第 五

【原文】**疟为病　属少阳**① 　少阳为半表半里，邪居其界，入
与阴争则寒，出与阳争则热。争则病作，息则病止，止后其邪仍据于少阳
之经。

【注释】　①少阳：《伤寒论》六经之一，病在少阳，症状有寒热往来，口苦，
咽干，目眩，胸胁苦满等。

【语译】　疟疾是属于半表半里的少阳经的病变。邪气侵袭少阳
经时，入里与阴气相争则恶寒，出表与阳气相争则发热。邪气与人
体的正气相争就发病，正邪相争平息时疟疾就停止发作，虽然此时
没有发作，但是邪气仍然留在少阳经。

【原文】**寒与热　若回翔**　寒热必应期而至。

【语译】　疟疾的症状常常是冷一阵，热一阵，好像鸟儿在空中
飞来飞去一样，寒热会按时发作。

【原文】**日一发　亦无伤**　邪浅则一日一作，邪深则二日一作。

【语译】　如果一天只发作一次，则病邪比较轻浅。两天发作一
次，病邪则比较深入。

【原文】**三日作　势猖狂**　疟三日一作，时医名三阴疟，留连
难愈。

【语译】　如果三天发作一次，常称为三阴疟，表示邪气比较猖

狂，留连体内，难以治愈。

【原文】 治之法　小柴方　以小柴胡汤[1]为主。初起，俗忌人参，姑从俗去之，加青皮一钱。

【语译】 小柴胡汤是治疗疟疾的主要方剂。疟疾初起，使用小柴胡汤时习惯将人参去掉，可以加青皮一钱。

【原文】 热偏盛　加清凉　小柴胡汤加知母、花粉、石膏、黄连之类，随宜择用。

【语译】 如果发热较重，可以在小柴胡汤中加入清热的药物，如知母、天花粉、石膏、黄连之类，随症选用。

【原文】 寒偏重　加桂姜　加干姜、桂枝，甚者加附子、肉桂。

【语译】 如果恶寒较重，可以在小柴胡汤中加干姜、桂枝等温热性的药物，甚者可以加附子、肉桂以温阳散寒。

【原文】 邪气盛　去参良　身热者，小柴胡汤去人参加桂枝一钱。服后食热粥，温覆取微汗。

【语译】 如果邪气亢盛，身热明显者，宜将小柴胡汤中的人参去掉，加入桂枝一钱，服药后喝热粥，盖上被子，使患者微微出汗。

【原文】 常山入　力倍强　小柴胡汤加常山二三钱。俗云邪未净不可用常山以截之，不知常山非截邪之品，乃驱邪外出之品。仲景用其苗，名曰蜀漆。

【语译】 如果在小柴胡汤中加上二三钱的常山，可使药效力量倍增。虽然一般认为邪气未去时不可以用常山来截疟，但是常山不是截疟之品，是属于祛邪外出的药物，张仲景用常山的苗入药治疗疟疾，称为蜀漆。

【原文】 大虚者　独参汤⁽²⁾　虚人久疟不愈，以人参一两、生姜五钱，水煎，五更服极效。贫者以白术一两代之，热多者以当归代之。

【语译】 身体十分虚弱的患者，久病不愈，用独参汤大补元气，即用人参一两、生姜五钱，水煎，五更时服药效果极好。贫困的患者可以用白术一两代替人参，发热明显者用当归代替人参。

【原文】 单寒牝^①　理中匡^②　单寒无热名曰牝疟，宜附子理中汤⁽³⁾加柴胡治之。

【注释】 ①牝：是雌性的意思。这里是指牝疟。《金匮要略》言："疟多寒者，名曰牝疟。"
②匡：正，就。

【语译】 只恶寒不发热的疟疾称为牝疟，就用附子理中汤加柴胡来治疗。

【原文】 单热瘅^①　白虎详　单热无寒名曰瘅疟，或先热后寒名曰热疟，俱宜以白虎汤⁽⁴⁾加桂枝治之。时医以六味汤⁽⁵⁾加柴胡、芍药治之。

【注释】 ①瘅：《内经》言："但热不寒者……名曰瘅疟。"

【语译】 只发热不恶寒的疟疾称为瘅疟，先发热后恶寒的疟疾称为热疟，都可以用白虎汤加桂枝治疗。时下也有医生用六味汤加柴胡、芍药治疗。

【原文】 法外法　辨微茫　以上皆前医之成法。更法外有法，不可不辨而治之。

【语译】 以上都是治疗疟疾的常用方法。此外，还有治疗疟疾的特殊方法，应该根据患者的具体病情而辨证治疗。

【原文】 消阴翳　制阳光　热之不热，是无火也；益火之源，以消阴翳①。寒之不寒，是无水也；壮水之主，以制阳光②。

【注释】 ①益火之源，以消阴翳：肾主命门，为真阳所藏，肾阳亏虚则可出现阳虚阴盛的寒证，如腰膝酸痛、常有冷感、小便不利、阳痿滑精等，这属于虚寒证，应用温补肾阳的方法治疗，以消除阴寒。

②壮水之主，以制阳光：肾主水，肾阴不足，则虚火上炎，出现阳热偏亢的症状，如头晕目眩、潮热盗汗、咽干口燥、腰膝酸软等，这属于虚热证，应当用滋补肾阴的方法治疗，以制约上炎的虚火。

【语译】 有的疟疾患者恶寒重，用温热药治疗反而没有效果，是因为患者肾阳亏虚，就必须用温补肾阳药以消除寒气；如果发热重，用清热药治疗反而没有效果，是因为肾阴不足所致，就必须用滋补肾阴药以制服炎热的火邪。

【原文】 太仆①注　慎勿忘　王太仆消阴制阳等注，千古不刊之论。赵养葵②遵之，以八味丸(6)益火之源，六味丸(7)壮水之主，久疟多以此法收功。

【注释】 ①太仆：王冰，唐代医家，因曾作过太仆令的官而称王太仆，注解过《内经》。

②赵养葵：名献可，明代医家。

【语译】 "热之不热，是无火也；益火之源，以消阴翳。寒之不寒，是无水也；壮水之主，以制阳光。"这是王冰注解《内经》的话，对于治疗日久体虚的疟疾患者具有指导意义，不可忽视。赵献可（养葵）根据上述原则，用八味肾气丸温补肾阳，用六味地黄丸滋补肾阴，来治疗慢性疟疾。

【按语】

要旨

中医学对疟疾的病因病机、临床表现、发作类型、治疗药物都有着深刻的认识，并积累了丰富的经验。陈念祖认为疟疾发于半表半里的少阳经，邪气与正气相争，表现为发热恶寒，并有一日发、二日发和三日发者。治疗方法以小柴胡汤为主，根据寒热偏盛及患者虚实的不同进行加减。

病名

疟疾是一种严重危害人民健康的传染病，我国大部分地区均有流行，以南方地区发病较多，多发于夏秋季节。疟疾是由于感受疟邪而致，以寒战、壮热、头痛、汗出，休作有时为临床特征的一种疾病。

病因病机

疟邪是引起疟疾的病因，疟邪侵入人体后，伏于半表半里，与正气相争，入与阴争，阴盛阳虚，导致恶寒战栗；出与阳争，阳盛阴虚，导致壮热汗出；疟邪与营卫相离，则发作停止，当疟邪再次与营卫相争时，可引起新一次发作。

本病以正疟为多见。而热偏盛者为温疟；寒偏盛者为寒疟；由瘴毒所致者为瘴疟，瘴毒多见于岭南，瘴疟的临床症状严重；因邪久留，耗伤气血，遇劳而发者为劳疟；疟久不愈，血瘀痰凝，结于胁下，则形成疟母。

治疗

对疟疾的辨证，首先应着重根据病情的轻重、寒热的偏盛、正气的盛衰及病程的长短等，而确定属于何种类型的疟疾，如正疟、温疟、寒疟、瘴疟、劳疟等。祛邪截疟是治疗疟疾的基本原则，在此基础上，根据具体证候的不同结合其他治则进行治疗。疟疾的服药时机，以疟疾发作前2小时为宜。

正疟：症见寒战壮热，休作有时，先有呵欠乏力，继则寒栗鼓颔，寒罢则内外皆热，头痛面赤，口渴引饮，终则遍身汗出，热退身凉，舌红，苔薄白或黄腻，脉弦。治宜祛邪截疟，和解表里，用柴胡截疟饮[1]加减。口渴甚者，可加葛根、石斛生津止渴；胸脘痞闷，苔腻者，去人参、大枣之滞气碍湿，加苍术、厚朴、青皮理气化湿；烦渴，苔黄，脉弦数者，为热甚于里，去参、姜、枣之辛温补中，加石斛、天花粉清热生津。本证亦可用截疟七宝饮[2]加减治疗。

温疟：症见热多寒少，汗出不畅，头痛，骨节酸疼，口渴引饮，便秘尿赤，舌红，苔黄，脉弦数。治宜清热解表，和解祛邪，用白虎加桂枝汤[3]加减。若热多寒少，气短，胸中烦闷不舒，汗多，且无骨节酸痛者，为热势较盛而津气两伤，可改用清热生津益气之白虎加人参汤[4]治疗。津伤较甚，口渴引饮者，加生地黄、麦冬、石斛、玉竹养阴生津。

寒疟：症见热少寒多，口不渴，胸脘痞闷，神疲体倦，苔白腻，脉弦。治宜和解表里，温阳达邪，用柴胡桂枝干姜汤[5]合截疟七宝饮[2]加减。

热瘴：症见热甚寒微，或壮热不寒，头痛，肢体烦疼，面红目赤，胸闷呕吐，烦渴饮冷，大便秘结，小便热赤，甚至神昏谵语，舌质红绛，苔黄腻或垢黑，脉洪数或弦数。治宜解毒除瘴，清热保津，用清瘴汤[6]加减。壮热不寒者，可加石膏清热泻火；热盛津伤，口渴心烦，舌红少津者，加生地黄、玄参、石斛、玉竹；神昏谵语者，急用紫雪丹[7]或至宝丹[8]清心开窍。

冷瘴：症见寒甚热微，或但寒不热，或呕吐腹泻，甚则神昏不语，苔白腻，脉弦。治宜解毒除瘴，芳化湿浊，用不换金正气散[9]加减。瘴毒湿浊，蒙蔽心窍而见神昏不语者，可加服苏合香丸[10]芳香开窍。

劳疟：症见倦怠乏力，短气懒言，食少，面色萎黄，形体消瘦，遇劳则复发疟疾，寒热时作，舌质淡，脉细无力。治宜益气养血，扶正祛邪，用何人饮[11]加减。

疟母：症见久疟不愈，胁下结块，触之有形，按之压痛，或胁肋胀痛，舌质紫黯，有瘀斑，脉细涩。治宜软坚散结、祛瘀化痰，用鳖甲煎丸[12]加减。有气血亏虚之证候者，可配合八珍汤[13]或十全大补汤[14]等补益气血，扶正祛邪。

预后

除瘴疟外，疟疾的预后一般良好，经过及时治疗，大多可较快地痊愈。但疟病日久，正虚邪恋，形成劳疟者，则易反复发作，使病情缠绵。胁下结块，形成疟母者，则需要一定的治疗时间，以期消退。瘴疟则预后较差，因阴阳极度偏盛，心神蒙蔽，易导致死亡，需及时进行急救治疗。

康复

防止感受疟邪，是预防疟疾的根本措施。消灭蚊虫是防疟综合措施中的主要环节。疟疾发作之后，遍身汗出，应注意拭干汗液，及时更换内衣，并让患者安然入睡。未发作之日，可在户外活动，但应避免过劳。饮食应爽口而富于营养，以增强患者的抗病能力。对瘴疟患者则应周密观察，精心护理，及时发现病情变化，并采取相应的医疗急救措施。

病案举例（白虎汤加桂枝）

崔某，男，37岁。患者每天下午2时左右开始发热，头痛汗出，继而恶寒，甚则鼓颌，热多寒少，至夜半方解，已5天。口渴欲饮，胃纳欠佳，四肢无力，舌质红苔薄白，脉象弦滑而数。辨为温热内蕴，复感新邪。治以清热透邪。处方：生石膏30g，知母10g，甘草6g，粳米10g，桂枝5g，2剂。二诊：药后发热减轻，身已不寒，右胁下微痛，新邪已得外解，仍口燥舌红，内热未清，继以上法方加减。药后寒热已平，诸症痊愈。[董建华.中国现代名中医医案精粹（第2集）.北京：人民卫生出版社，2010：368.]

【附方】

原书附方

（1）小柴胡汤：见咳嗽附方。为治疗疟疾寒热往来的常用方剂。加入常山（酒炒）6～10g治疗，功效更佳。

（2）独参汤：《景岳全书》方。治诸虚气脱，反胃呕吐，喘促，凡诸虚证垂危者。

人参60g　水一升煎煮。

（3）附子理中汤：《三因极一病证方论》方。有补虚回阳，温中散寒之功。主治脾胃虚寒，腹痛食少，泻利呕逆，口噤肢厥，寒厥痼冷，霍乱脏毒，阴斑癍毒等症。

附子　人参　甘草　白术　干姜各等分　共研末，每次服12g，水一盏半，煎至七分。

（4）白虎汤：《伤寒论》方。有清热泻火，除烦止渴之功。主治阳明经热盛，或温热病气分大热，高热头痛，口干舌燥，烦渴引饮，面赤汗出，舌苔黄，脉洪大等症。

石膏30g（碎）　知母10g　甘草6g（炙）　粳米10g　水3杯，煎1杯，温服。

（5）六味汤：《幼科证治准绳》引《婴孺》方。治少小寒热进退，啼呼腹痛。

地黄　桂心各2.4g　芍药　寒水石　黄芩　甘草各0.6g

（6）八味肾气丸（见虚痨附方）

（7）六味地黄丸（见虚痨附方）

增补新方

（1）柴胡截疟饮：《医宗金鉴》方。主治不足之人疟疾。

柴胡　黄芩　人参　甘草　半夏　常山　乌梅　槟榔　桃仁　生姜　大枣

（2）截疟七宝饮：《杨氏家藏方》方，又名七宝散。有燥湿祛痰截疟之效。主治疟疾数发不止，体壮痰湿盛，舌苔白腻，脉弦滑浮大者。

常山　草果　厚朴　槟榔　青皮　陈皮　甘草各等分　为粗末，每服15g，水、酒煎，疟发前二小时服。

（3）白虎加桂枝汤：《金匮要略》方。有清热，通络，和营卫之效。主治温疟，症见身无寒但热，骨节烦疼，时呕，脉如平。亦治风湿热痹，症见壮热，气粗烦躁，关节肿痛，口渴，苔白，脉弦数。

石膏30g　知母9g　甘草3g　粳米6g　桂枝9g　水煎服。

（4）白虎加人参汤：《伤寒论》方。有清热，益气，生津之功。主治暑病属于津气两伤者，症见汗出，背微恶寒，身热而渴等；白虎汤证，具有津气皆伤者，症见但汗多而脉大无力等。

石膏30g　知母9g　炙甘草3g　粳米9g　人参10g　水煎服。

（5）柴胡桂枝干姜汤：《伤寒论》方。有和解散结，温里祛寒之效。治疟疾寒多微有热，或但寒不热。亦治伤寒胸胁满微结，症见小便不利，渴而不呕，但头汗出，往来寒热，心烦。

柴胡15g　桂枝12g　干姜6g　黄芩9g　瓜蒌根12g　牡蛎20g　炙甘草3g　水煎服。

（6）清瘴汤：经验方。有清热利尿之效。治温疟、瘴疟，症见热甚寒微，或壮热不寒，面红目赤，烦渴引饮，胸闷呕吐，肢体烦疼，小便热赤，大便秘结或自利，甚则神昏谵语。

青蒿　柴胡　茯苓　知母　陈皮　半夏　黄芩　黄连　枳实　常山　竹茹　益元散　水煎服。

（7）紫雪丹：《外台秘要》方。有清热开窍，镇痉安神之效。主治温热病，热邪内陷心包，症见高热烦躁，神昏谵语，惊厥，口渴唇焦，尿赤便闭，小儿热盛惊厥。

石膏　寒水石　滑石　磁石各1500g　犀角屑（水牛角屑代）　羚羊角屑各150g　青木香　沉香各150g　玄参　升麻各500g　甘草240g　丁香30g　朴硝5000g　硝石96g　麝香1.5g　朱砂90g　黄金3100g　将石膏、寒水石、滑石、磁石砸成小块，加水煎煮3次。玄参、木香、沉香、升麻、甘草、丁香用石膏等煎液煮3次，合并煎液，滤过，滤液浓缩成膏，朴硝、硝石粉碎入膏中，搅匀，干燥，粉碎成细粉；犀角（水牛角代）、羚羊角锉研成细粉，朱砂水飞或粉碎成极细粉，将麝香研细与朴硝等粉末及上述犀角（水牛角代）、羚羊角、朱砂粉末配研，过筛混匀而成。口服，每次1.5~3g，每日2次。小儿酌量。

（8）至宝丹（见中风附方）

（9）不换金正气散：《太平惠民和剂局方》方。有行气化湿，和胃止呕之效。主治瘴疫时气，霍乱吐泻等。

厚朴　藿香　甘草　半夏　苍术　陈皮各等分　散剂，每服3~6g，姜、枣煎汤送服。

（10）苏合香丸（见中风附方）

（11）何人饮：《景岳全书》方。有补气血，治虚疟之效。主治气血两虚，久疟不止，面色萎黄，舌质淡，脉缓大而虚。

何首乌9~30g　人参9~30g　当归6~9g　陈皮6~9g　生姜三片　水煎，或酒、水同煎，于疟发前二三时服。

（12）鳖甲煎丸：《金匮要略》方。有行气活血，祛湿化痰，软坚消癥之效。主治疟疾日久不愈，胁下痞硬成块，结成疟母。以及癥积结于胁下，推之不移，腹中疼痛，肌肉消瘦，饮食减少，时有寒热，女子月经闭止等。

鳖甲90g　乌扇（即射干）　黄芩　鼠妇　干姜　大黄　桂枝　石韦　厚朴　瞿麦　紫葳　阿胶各22.5g　柴胡　蜣螂　芍药　丹皮　䗪虫各37g　蜂窠30g　赤硝90g　桃仁15g　人参　半夏　葶苈子各7.5g

（13）八珍汤：《正体类要》方。有补益气血之功。主治气血两虚，面色苍白，头晕眼花，四肢倦怠，气短懒言，心悸怔忡，不思饮食，舌淡，苔白，脉细弱。

当归（酒拌）10g　川芎5g　白芍8g　熟地黄（酒拌）15g　人参3g　白术（炒）10g　茯苓8g　甘草（炙）5g　清水两盅，加生姜3片，大枣2枚，煎至八分，食前服。

（14）十全大补汤：《太平惠民和剂局方》方。主治气血不足，虚劳咳嗽，食少遗精，腰膝无力，疮疡不敛，妇女崩漏等。

人参　肉桂　茯苓　白芍各8g　川芎　炙甘草各5g　熟地黄　黄芪各15g　白术　当归各10g　水煎服。

痢 疾 第 六

【原文】 湿热[①]伤　赤白痢　王损庵论痢，专主湿热。其症里急后重[②]，腹痛欲便不便，脓血秽浊，或白或赤，或赤白相半。

【注释】 ①湿热：由湿和热两种邪气混杂而成的致病因素。

②里急后重：症状名，出《难经·五十七难》。其表现为腹痛窘迫，时时欲泻，肛门重坠，便出不爽。为痢疾主症之一。

【语译】 王肯堂认为痢疾主要由湿热引发，主要表现为腹痛，里急后重，便下不爽，大便夹杂有脓血秽浊之物，颜色或白或赤，或赤白相间。

【原文】 热胜湿　赤痢[①]渍[②]　胃为多气多血之海。热，阳邪也，热胜于湿，则伤胃之血分而为赤痢。

【注释】 ①赤痢：以泻下物呈血样红色为特征的痢疾，亦称为血痢或热毒血痢。

②渍：浸沤，酿成。

【语译】 胃为多气多血的器官，热为阳邪，湿热侵袭肠胃时，如果热邪胜过湿邪，则损伤胃肠血分，就酿成赤痢。

【原文】 湿胜热　白痢坠[①]　湿，阴邪也。湿胜于热，则伤胃之气分而为白痢。赤白相半，则为气血两伤。

【注释】 ①坠：下落。

【语译】 湿为阴邪，湿热侵袭肠胃时，如果湿邪胜过热邪，则损伤胃肠气分，就发为白痢。如泻下物赤白相间，则为胃肠气血两伤的表现。

【原文】 调行箴①　须切记　　行血，则脓血自愈。调气，则后重
自除。此四句为治初痢之格言，须切记之。

【注释】 ①箴：劝告，劝诫。

【语译】 治疗痢疾的基本原则就是调气行血，行血可消除血液
的凝滞，修复损伤的肠络，则脓血自然可以痊愈；调气即调理肠胃
之气滞，以消除里急后重的症状。这是治疗痢疾初发的格言，一定
要牢牢记住。

【原文】 芍药汤⑴　热盛饵①　　芍药汤调气行血，虽为初痢之
总方，究竟宜于热症。

【注释】 ①饵：食物的总称，这里作服用解。

【语译】 对于热偏盛的痢疾，可以服用芍药汤行气调血来治疗。

【原文】 平胃加　寒湿①试　　寒湿泻痢初起者，以平胃散⑵加
干姜、泽泻、猪苓、木香治之。久而不愈，送下香连丸⑶。

【注释】 ①寒湿：寒和湿两种致病因素。由于这两种因素混杂引起的病证，
则称为寒湿证。平素肠胃虚寒的患者，得了痢疾以后，往往出现寒湿证。

【语译】 对于寒湿痢疾初起，可以用平胃散加干姜温中散寒，
泽泻、猪苓利小便实大便，木香行气消滞来治疗。久而不愈者，用
香连丸化湿、行气、止痢。

【原文】 热不休　死不治　　方书云：痢症发热不休者，不治。

【语译】 痢疾见发热不止的情况时，多属于重症，不易医治。

【原文】痢门方①　皆所忌　凡痢症初起即发热，非肌表有邪，即经络不和，温散而调营卫，外邪一解，痢亦松去。若概以为热，开手即用痢门套方，多有陷入变剧者。

【注释】①痢门方：治疗痢疾的一般常用方剂。

【语译】痢疾初起有发热等症状时，或是肌表有邪，或是经络不和，这时宜应用辛温发散、调和营卫的方法治疗。外邪一解，痢疾也就治愈了。如果一概以为是热证，开始就使用治疗痢疾的常用方剂，往往使病邪不能外出，反而内陷。因此，这时所有治疗痢疾的方剂，都必须忌用。

【原文】桂葛①投　鼓邪出　时医有发汗之戒，以其无外证而妄汗之也。若头痛、发热、恶寒，有汗宜用桂枝汤(4)法，无汗宜用葛根汤(5)法，鼓邪外出，然后治其痢。

【注释】①桂葛：指桂枝汤和葛根汤。

【语译】时下的医生治疗痢疾有发汗的禁忌，认为痢疾没有表证就不宜妄用汗法。若出现头痛、发热、恶寒、有汗的症状，宜用桂枝汤；无汗者宜用葛根汤，鼓动邪气外出，然后再治疗痢疾。

【原文】外疏通　内畅遂①　此二句是解所以发汗之故也。张飞畴②云：当归四逆汤(6)治疗极效。若发热而呕者，小柴胡汤(7)、葛根黄连黄芩甘草汤(8)。口渴下重者，白头翁汤(9)如神。

【注释】①畅遂：畅通无阻。
②张飞畴：即张倬，清代医家，为名医张璐的次子。撰有《伤寒兼证析义》等书。

【语译】"外疏通，内畅遂"是对使用发汗法治疗痢疾的解释。张倬（飞畴）曾说过，当归四逆汤治疗痢疾效果极佳。若见发热、呕吐者，可以用小柴胡汤和解少阳、葛根黄连黄芩甘草汤解表清热。口渴、泻下严重者，用白头翁汤清热解毒，凉血止痢。如此对外疏通，则体内之邪外出畅通无阻。

【原文】 嘉言书　独得秘　喻嘉言《医门法律》中，议论甚见透彻。

【语译】 喻昌（嘉言）所著的《医门法律》，对于痢疾的治疗论述得很透彻。

【原文】 寓意①存　补金匮　喻嘉言《寓意草》中，如麻黄附子细辛汤(10)及人参败毒散(11)等案，却能补《金匮》所未及。

【注释】 ①寓意：指《寓意草》，是喻昌（嘉言）临床经验的记录。书中载有喻昌使用人参败毒散等解表方剂治疗痢疾的经验。

【语译】 在喻昌著的《寓意草》里，记载了治疗痢疾的经验，如麻黄附子细辛汤、人参败毒散等医案，在一定程度上补充了《金匮要略》对痢疾治法的不足。

【按语】
要旨
陈念祖根据下痢的颜色，将痢疾分为湿热痢和寒湿痢，湿热者赤多白少，寒湿者白多赤少。提出治疗痢疾的基本原则为调气行血。湿热者用芍药汤治疗，寒湿者用平胃散治疗。并指出痢疾危候，即见发热不止。此时所有治疗痢疾的方剂，都必须禁用。可以用桂枝汤或葛根汤以鼓动邪气外出，然后再治疗痢疾。

病名
痢疾是常见的肠道传染病之一，因外感时邪疫毒，内伤饮食而致邪蕴肠腑，气血壅滞，传导失司，导致以腹痛腹泻，里急后重，排赤白脓血便为主要临床表现的疾病。西医学的细菌性痢疾、阿米巴痢疾、溃疡性结肠炎均可参照本节治疗。

病因病机

痢疾多发于夏秋季节，主要与外受湿热、疫毒之气，内伤饮食生冷，损伤脾胃与肠腑而成。湿热、疫毒、饮食壅塞肠中，与气血相搏结，使肠道传导失司，肠络受伤，气血凝滞，腐败化为脓血而痢下赤白；气机阻滞，腑气不通而致腹痛，里急后重。如痢疾迁延，正虚邪恋，或治疗不当，收涩太早，关门留寇，则成久痢或时发时止的休息痢；痢久不愈或反复发作，不但损伤脾胃而且影响及肾，导致脾肾亏虚，形成下痢不止。

治疗

痢疾的辨证宜分清寒热虚实，一般急发者多实，久发者多虚。实证又有湿热痢与寒湿痢之分。疫毒痢来势尤其急骤，病情严重，需及早治疗。虚证又有阴虚痢和虚寒痢之分。治疗痢疾的总体原则是，热痢清之，寒痢温之，寒热交错者清温并用。初发多见实证宜通之，久发多见虚证宜补之，虚实夹杂者通补兼施。赤多重用血药，白多重用气药。始终宜明确掌握祛邪与扶正的辩证关系，照顾胃气为本。

湿热痢：症见腹痛，里急后重，痢下赤白脓血，黏稠如胶冻，腥臭，肛门灼热，小便短赤，舌苔黄腻，脉滑数。治宜清热解毒，调气行气。用芍药汤加减。若痢疾初，发热恶寒，头身重痛，见表证者，可用解表法，用活人败毒散[1]治疗；若身热汗出，脉象急促，表邪未解而里热已盛者，则用葛根芩连汤以解表清里；若表证已减，痢犹未止者，可加香连丸以调气清热；若夹食滞，痢下不爽，腹痛拒按，苔腻脉滑者，湿偏重可加用木香槟榔丸[2]，热偏重可加用枳实导滞丸[3]以行气导滞，破积泄热；若痢下赤多白少，或纯下赤冻，肛门灼热，口渴引饮，苔黄脉数者，可用白头翁汤以清热解毒；若血热瘀阻，腹痛较甚者，可加地榆、桃仁、赤芍、丹皮等以凉血化瘀。

疫毒痢：症见发病急骤，痢下鲜紫脓血，腹痛剧烈，里急后重较湿热痢为甚，或壮热口渴，头痛烦躁，甚则神昏痉厥，舌质红绛，苔黄燥，脉滑数。治宜清热凉血解毒，用白头翁汤加减。

寒湿痢：症见痢下赤白黏冻，白多赤少，或纯为白冻，伴有腹痛，里急后重，饮食乏味，胃脘饱闷，头重身困，舌质淡，苔白腻，脉濡缓。治宜温化寒湿，用胃苓汤[4]加减。

阴虚痢：症见痢下赤白脓血，或下鲜血黏稠，脐腹灼痛，虚则努责，食少，心烦口干，舌质红绛少苔，或舌光乏津，脉细数。治宜养阴清肠，用驻车丸[5]加减。

虚寒痢：症见下痢稀薄，带有白冻，甚则滑脱不禁，或腹部隐痛，食少神疲，四肢不温，腰酸怕冷，舌淡苔薄白，脉沉细而弱。治宜温补脾肾，收涩固脱，用桃花汤[(6)]或真人养脏汤[(7)]加减。

休息痢：症见下痢时发时止，日久难愈，饮食减少，倦怠怕冷，嗜卧，腹痛，里急后重，大便夹有黏液或见赤色，舌质淡苔腻，脉濡软或虚数。治宜温中清肠，调气化滞，用连理汤[(8)]加减。

预后

关于痢疾的预后，一般来说，能食者轻，不能食者重；有粪者轻，无粪者重；气短、呕逆、唇如涂朱，发热不休，口糜者重；痢色如鱼脑、猪肝、赤豆汁或下痢纯血，或如屋漏水，均属危重之候。然亦当全面观察，脉证合参，不可一概而论。

康复

饮食的宜忌与治疗的配合，对于痢疾的康复至关重要。患者宜进清淡、易消化的食物，并注意寒温适中，禁食荤腥油腻之品。湿热证可适当进食赤小豆、马齿苋等，寒湿证可进食生姜、干姜、肉豆蔻、高良姜等。痢疾久而不愈或时发时止者，平时可适当服用健脾和胃、补益气血的食品，如山药、白扁豆、茯苓、大枣、薏苡仁、芡实、莲子等，但应注意滋补适宜，过食则易损伤脾胃。

病案举例（白头翁汤）

姜某，男，17岁。入夏以来腹痛下利，一日六七次，后重努责，下利急而又排便不出，再三努挣，仅出少许红色黏液。口渴思饮，舌苔黄腻，六脉弦滑而数。此为厥阴下利，湿热内蕴，肝不疏泄，下伤于肠。唐容川所谓"金木相渗，湿热相煎"也。处方：白头翁12g，黄连9g，黄柏9g，秦皮9g，滑石15g，白芍12g，枳壳6g，桔梗6g。服两剂，大便次数减少，又服两剂，红色黏液不见，病愈。（陈明，刘燕华，李方.刘渡舟验案精选.北京：学苑出版社，2007：104‑105.）

【附方】

原书附方

（1）芍药汤：《素问病机气宜保命集》方，是治疗痢疾初起的总方。有行血调气的功效。主治痢疾，便脓血，腹痛，里急后重。

白芍30g 当归 黄连各15g 黄芩3g 肉桂5g 槟榔 木香 甘草各

6g　大黄9g　厚朴6g（炙）　枳壳6g　青皮3g　水2杯，煎八分，温服。

小便不利加滑石、泽泻；大便滞涩难出，身体虚弱者，当归和白芍用量加倍；身体壮实者，大黄用量加倍；红痢加川芎、桃仁。

（2）平胃散：《太平惠民和剂局方》方。有燥湿运脾，行气导滞之功。治疗湿滞脾胃而致的不思饮食，腹部胀痛，恶心，呕吐，嗳气吞酸，身体倦怠，大便溏泄，舌苔白腻者。

厚朴900g　陈皮900g　甘草900g　苍术2500g　研细作散剂，每次服6g，日服3次，温水或姜汤送服。

本方加入干姜、泽泻、猪苓、木香，可治寒湿性痢疾的初起症状。

（3）香连丸：《太平惠民和剂局方》方。有清热，化湿，行气止痢之功。主治湿热痢疾，胸膈痞闷，赤白痢下，腹痛里急。

黄连60g　木香130g　醋糊为丸，梧桐子大，每服20丸，饭饮吞下。

（4）桂枝汤：《伤寒论》方。有解肌发表，调和营卫的作用。主治外感风寒表虚证，症见发热头痛，汗出恶风，鼻鸣干呕，口不渴，苔薄白，脉浮缓。

桂枝　白芍各9g　炙甘草6g　生姜3片　大枣4枚　水2杯，煎八分，温服。

（5）葛根汤：《伤寒论》方。有发汗解表，疏通经脉之功。主治外感风寒，头痛身痛，项背强痛，发热无汗；或太阳病，无汗而小便反少，气逆胸满，口噤，欲作刚痉者。

葛根12g　麻黄6g　生姜3片　桂枝6g　芍药9g　甘草6g　大枣10枚　水煎三分，分3次温服，取微汗。

（6）当归四逆汤：《伤寒论》方。有温经散寒，养血通脉之效。主治血虚受寒，手足厥寒，舌淡苔白，脉沉细或沉细欲绝者，并治寒入经络，以致腰、股、腿、足疼痛或麻木。

当归9g　桂枝9g　芍药9g　细辛9g　炙甘草6g　通草6g　大枣二十五个　水煎服。

（7）小柴胡汤（见咳嗽附方）

（8）葛根黄连黄芩甘草汤：《伤寒论》方，又名葛根芩连汤。有解表清热的作用。主治外感表证未解，热邪入里所致的身热，下利臭秽，肛门有灼热感，胸脘烦热，口干作渴，喘而汗出，苔黄脉数。

葛根15g　甘草6g　黄芩9g　黄连9g　水煎服。

（9）白头翁汤：《伤寒论》方。有清热解毒，凉血止痢的作用。主治热痢，症见腹痛，里急后重，肛门灼热，泻下脓血，赤多白少，渴欲饮水，舌红苔黄，脉弦数。

白头翁15g　黄柏12g　黄连6g　秦皮12g　水煎服。

（10）麻黄附子细辛汤：《伤寒论》方。有助阳解表之效。治少阴病，始得之，反发热，脉沉者。

麻黄6g　附子一枚　细辛6g　水煎服。

（11）人参败毒散：《小儿药证直诀》方。有益气解表，散风祛湿的作用。主治正气不足，外感风寒湿邪，症见恶寒发热无汗，头项强痛，肢体烦痛，胸膈痞闷，鼻塞身重，咳嗽有痰，舌苔白腻，脉浮，以及痢疾初起而兼有表证者。

羌活　独活　前胡　柴胡　川芎　枳壳　茯苓　桔梗　人参各10g　甘草6g　水2杯，加生姜3片、薄荷少许，煎七分服。又陈仓米、黄连、黄芩，都可以随症加入。

增补新方

（1）活人败毒散：《南阳活人书》方。治伤寒瘟疫，风湿风眩，拘蜷风痰，头疼目眩，四肢痛，憎寒壮热，项强睛疼等。

人参　羌活　独活　前胡　柴胡　川芎　枳壳　桔梗　茯苓各30g　炙甘草15g　水煎服。

（2）木香槟榔丸：《丹溪心法》引张子和方。有行气导滞，攻积泄热之效。主治积滞内停，湿蕴生热，症见脘腹痞满，赤白痢疾，里急后重，或大便秘结，舌苔黄腻，脉沉实。

木香　槟榔　青皮　陈皮　莪术　枳壳　黄连　黄柏各30g　大黄15g　香附子　牵牛各60g　为细末，水泛小丸，每次服3～6g，温开水送下，每日2次。

（3）枳实导滞丸：《内外伤辨惑论》方。有消导化积，清热祛湿之效。主治湿热食积，内阻肠胃所致的脘腹胀痛，下痢泄泻，或大便秘结，小便短赤，舌苔黄腻，脉沉有力。

大黄30g　枳实15g　神曲15g　茯苓9g　黄芩9g　黄连9g　白术9g　泽泻6g　水泛小丸，每次服6～9g，温开水送下，每日2次。

（4）胃苓汤：《丹溪心法》方。有祛湿和胃的作用。主治夏秋之间，脾胃伤冷所致的水谷不分，泄泻不止，以及水肿，腹胀，小便不利。

五苓散3g　平胃散3g　水煎服。

五苓散见虚痨附方，平胃散见原书附方（2）。

（5）**驻车丸**：《备急千金要方》方。有滋阴清热之效。治阴虚发热，肠滑下痢脓血，日夜无节，腹痛难忍者。

黄连六两　阿胶三两　当归三两　干姜二两　为细末，以醋烊阿胶为丸，大豆大，每服三十丸，米饮送下，日三次。

（6）**桃花汤**：《伤寒论》方。有温中涩肠的作用。主治久痢不愈，便脓血，色黯不鲜，小便不利，腹痛喜温喜按。

赤石脂30g　干姜9g　粳米30g　水煎服。

（7）**真人养脏汤**：《太平惠民和剂局方》方。有涩肠固脱，温补脾肾的作用。主治久泻久痢，脾肾虚寒，大便滑脱不禁，腹痛喜按喜温，或下痢赤白，或便脓血，日夜无度，里急后重，倦怠乏力。

诃子12g　罂粟壳20g　肉豆蔻12g　白术12g　人参6g　木香9g　肉桂3g　炙甘草6g　当归9g　白芍15g　水煎服。

（8）**连理汤**：《证治要诀类方》方。有温中化湿和胃之效。治外受暑邪，内伤生冷，泄泻次数甚多，心烦口渴，肛门灼热，小便赤涩；外感寒邪，发热，呕吐酸水，脉弦迟者。

人参　白术　干姜　甘草　黄连　茯苓各等分　为末，每服6g，沸汤点服。

心腹痛胸痹第七

【原文】**心胃疼　有九种**[①]　**真心痛**[②]**不治。**今所云心痛者，皆心包络及胃脘痛也。共有九种，宜细辨之。

【注释】①九种：是指九种心胃痛，即虫痛、注痛、气痛、血痛、悸痛、食痛、饮痛、冷痛、热痛。

②真心痛：病名，指心痛极其危重者。《灵枢·厥病》记载："真心痛，手足清至节，心痛甚，旦发夕死，夕发旦死。"

【语译】心口胃脘部所发生的疼痛一般分为9种，其中真心痛比较难治。这9种疼痛一定要仔细分辨。

【原文】辨虚实　明轻重　虚者喜按，得食则止，脉无力。实者拒按，得食愈痛，脉有力。二症各有轻重。

【语译】　对于心腹痛必须详细辨别虚实，明确轻重。虚证主要表现为疼痛喜按，饮食后疼痛缓解或停止，脉虚无力。实证表现为疼痛拒按，饮食后疼痛加剧，脉实有力。虚证和实证又各有轻重的不同。

【原文】痛不通　气血壅①　痛则不通，气血壅滞也。

【注释】①壅：壅滞、堵塞。

【语译】　疼痛是由于人体气血壅滞不通所引起的，即所谓的"痛则不通"。

【原文】通不痛　调和奉①　通则不痛，气血调和也。高士宗云：通之之法，各有不同。调气以和血，调血以和气，通也。上逆者使之下行，中结者使之旁达，亦通也。虚者助之使通，寒者温之使通，无非通之之法也。若必以下泄为通，则妄矣。

【注释】①奉：遵循，遵守。

【语译】　气血通畅了就不痛，即所谓的"通则不痛"。要达到这个目的，就应该遵循调和气血的法则。高世栻（士宗）说通的方法有多种，各不相同。调气和血、调血和气是通的方法。使上逆者下行，使中结者旁达，也是通的方法。补益法对于虚证是通法，温通散寒法对于寒证是通法。以上这些治法也都是通的具体方法，如果只认为泻下的方法是通法就不合理了。

【原文】一虫痛　乌梅圆　虫痛：时痛时止，唇舌上有白花点，得食愈痛。虫为厥阴风木之化，宜乌梅丸⁽¹⁾。

【语译】 第一种是虫痛，是感染寄生虫所致，症状是时痛时止，唇舌上有小白花点，进食后疼痛加重。因认为虫为风化，即虫为厥阴肝木所化生，故用乌梅丸安蛔止痛来治疗。

【原文】 **二注痛　苏合研**　入山林古庙及见非常之物，脉乍大乍小，两手若出两人，宜苏合丸⁽²⁾研而灌之。

【语译】 第二种是注痛，认为是由于进入山林或古庙后看到异乎寻常的东西，秽浊之气注入体内所致，症见脉搏不整，一会儿大一会儿小，神志恍惚，两手若出两人。用苏合香丸芳香开窍，行气止痛，研服治疗。

【原文】 **三气痛　香苏专**　因大怒及七情之气作痛，宜香苏饮⁽³⁾加元胡索二钱，七气汤⁽⁴⁾亦妙。又方，用百合一两、乌药三钱，水煎服。

【语译】 第三种是气痛，由于大怒等七情失调而引起。可以用香苏饮加延胡索二钱行气止痛，七气汤的效果也很奇妙。也可以用百合一两、乌药三钱，水煎服。

【原文】 **四血痛　失笑先**　瘀血作痛：痛如刀割，或有积块，脉涩，大便黑，宜桃仁承气汤⁽⁵⁾、失笑散⁽⁶⁾。

【语译】 第四种是瘀血作痛，表现为痛如刀割，或有积块，脉涩，大便色黑，可选用桃核承气汤、失笑散活血化瘀止痛来治疗。

【原文】 **五悸痛　妙香诠**①　悸痛，即虚痛也。痛有作止，喜按，得食稍止，脉虚弱，宜妙香散⁽⁷⁾或理中汤⁽⁸⁾加肉桂、木香主之。

【注释】 ①诠：事物的道理，这里作合理解。

【语译】 第五种是悸痛，是一种虚性疼痛。表现为时痛时止，痛时喜按，进食后疼痛可以缓解或停止，脉搏虚软无力。可以用妙香散补益气血、安神定惊，或用理中汤加肉桂、木香治疗。

【原文】 六食痛　平胃散⁽⁹⁾ 食积而痛：嗳腐吞酸，其痛有一条扛起者，宜平胃散加山楂、谷芽主之。伤酒，再加葛根三钱、砂仁一钱。然新伤吐之、久伤下之为正法。

【语译】 第六种是食痛，多因饮食积滞所致。表现为嗳腐吞酸，痛时胃部有物扛起，可用平胃散加山楂、谷芽消食导滞，和胃化湿来治疗。因饮酒过度所致的疼痛，再加葛根三钱、砂仁一钱。治疗食痛初起时可酌用涌吐药，将食滞吐出；病久者则用泻下药，排除宿食积滞。

【原文】 七饮痛　二陈咽 停饮作痛：时吐清水，或胁下有水声，宜二陈汤⁽¹⁰⁾加白术、泽泻主之。甚者，十枣汤⁽¹¹⁾之类亦可暂服。

【语译】 第七种是饮痛，多因水饮内停所致。表现为呕吐清水，或胁下有水声。用二陈汤加白术、泽泻健脾化湿、行气利水来治疗。严重者，可以暂时使用十枣汤等攻逐水饮之类的处方。

【原文】 八冷痛　理中全 冷痛：身凉、脉细、口中和，宜理中汤⁽⁸⁾加附子、肉桂主之。兼呕者，吴茱萸汤⁽¹²⁾主之。

【语译】 第八种是冷痛，表现为身凉，脉细，口不渴，用理中汤加附子、肉桂温中散寒止痛。兼呕吐者，用吴茱萸汤温中补虚，降逆止呕。

【原文】 九热痛　金铃痊 热痛：身热、脉数、口中热，宜金铃子、元胡索各二两，研末，黄酒送下二钱。名金铃子散⁽¹³⁾，甚效。如热甚者，用黄连、栀子之类，入生姜汁治之。

【语译】 第九种是热痛，表现为身热，脉数，口中热。用金铃子散治疗，即金铃子、延胡索各二两，研末，黄酒送下二钱，效果很好。发热严重者，用黄连、栀子之类，加生姜汁治疗。

【原文】腹中痛　照诸篇　脐上属太阴，中脐属少阴，脐下属厥阴，两胁属少阳、厥阴之交界地面，宜分治之。然其大意，与上相同。

【语译】 腹部分属于不同的脏腑和经络，如脐上属太阴，脐中属少阴，脐下属厥阴，两胁属少阳、厥阴之交界。若见腹部疼痛，应该按照张仲景有关治疗腹痛的各篇方论分别处理，但大体上和上面所讲的差不多。

【原文】金匮法　可回天①　《金匮要略》中诸议论，皆死症求生之法。

【注释】 ①回天：挽回生命。

【语译】《金匮要略》里有许多治疗腹痛的方法，效果非常突出，可起到挽回生命的作用。

【原文】诸方论①　要拳拳②　《中庸》云：得一善则拳拳服膺，而弗失之矣。腹满痛而下利者，虚也。吐泻而痛，太阴证也，宜理中汤(8)；雷鸣、切痛、呕吐者，寒气也，宜附子粳米汤(14)。此以下利而知其虚也。胸满痛而大便闭者，实也。闭痛而不发热者，宜厚朴三物汤(15)专攻其里；闭痛而兼发热者，宜厚朴七物汤(16)兼通表里；闭痛、发热、痛连胁下、脉紧弦者，宜大黄附子汤(17)温下并行，此以便闭而知其实也。若绕脐疼痛名寒疝，乌头煎(18)之峻，不敢遽用，而当归生姜羊肉汤(19)之妙，更不可不讲也。

【注释】 ①诸方论：指《金匮要略》中"腹满寒疝宿食病脉证治"所记载的理论和处方。
②拳拳：遵守不渝的意思。

【语译】 我们对于上面这些论述和方药都应该好好地学习，随症遵守使用。腹部满痛，下利者，属于虚证。呕吐泄泻，腹痛，属于太阴证，可以用理中汤治疗；腹中雷鸣，疼痛剧烈，呕吐者，属于体内有寒，宜附子粳米汤治疗。上述病证是根据其表现为下利的症状而诊断其为虚证。若见胸部胀满疼痛，大便不通者，属于实证。不发热者，可以用厚朴三物汤行气通便，专攻其里；发热者，宜厚朴七物汤解表通里；发热，痛连胁下，脉紧弦者，宜大黄附子汤温里与泻下并用。上述病证是根据其表现为大便不通的症状而诊断其为实证。如果绕脐疼痛，称为寒疝，乌头煎因其散寒止痛作用强烈，不宜仓促使用，而当归生姜羊肉汤温中补虚，效果奇妙。

【原文】 又胸痹　非偶然　　胸膺之上，人身之太空也。宗气积于此，非偶然也。

【语译】 胸部是人体宗气所积聚的地方，胸痹的发生，不是偶然的。

【原文】 薤白酒　妙转旋　　栝蒌薤白白酒汤[20]或加半夏或加枳实、薤白桂枝汤[21]之类，皆转旋妙用。

【语译】 瓜蒌薤白白酒汤或加半夏或加枳实、薤白桂枝汤之类温阳益气，豁痰宣痹，对胸痹有扭转病情的妙用。

【原文】 虚寒者　建中填　　心胸大寒，痛呕不能饮食，寒气上冲，有头足，不可触近，宜大建中汤[22]主之。上中二焦，为寒邪所痹，故以参姜启上焦之阳，合饴糖以建立中气，而又加椒性之下行，降逆上之气，复下焦之阳，为补药主方。

【语译】 虚寒性的胸痹，表现为胸中剧烈疼痛，呕吐不能饮食，寒气上冲，皮肤鼓起，出现头足的形状，疼痛不可接触，应用温阳补虚、散寒止痛的方法来治疗，宜选用大建中汤。因寒邪痹阻上焦与中焦，故方中用人参、干姜开启上焦的阳气，饴糖健运中焦阳气，蜀椒下气散寒，使上逆之气下降，助下焦命门阳气。

【按语】

要旨

陈念祖首先认为气血壅滞、不通则痛为9种心腹痛的基本病机，按虚实辨证治疗，总的治疗原则是调和气血。然后根据具体的致病原因分别讲述了9种心腹痛的症状特点和处方用药，并推崇张仲景《金匮要略》中的治则治法。最后又论述了胸痹心痛的治法和方药，主张用温中散寒、通阳散结的治疗方法。

病名

胃痛是由外感邪气、内伤饮食、情志失调等导致气机郁滞，胃失所养，以上腹胃脘部疼痛为主症的病证。西医的胃炎、消化性溃疡、胃神经症等疾病可参考本节论治。

腹痛是临床常见症状，是指胃脘以下、耻骨毛际以上的部位发生疼痛的病证。内、外、妇、儿各科都可见以腹痛为主要表现的疾病，内科腹痛可见于西医的多种疾病，如急慢性胰腺炎、胃肠痉挛、肠梗阻、腹膜炎、肠道激惹综合征、消化不良性腹痛等。

胸痹是指胸部闷痛，甚则胸痛彻背，短气，喘息不得卧为主症的一种疾病，轻者仅感短暂轻微的胸部闷痛或隐痛，呼吸不畅；重者则疼痛剧烈，或呈压榨样绞痛，严重者心痛彻背，背痛彻心。常伴有心悸，气短，甚则喘促，惊恐不安，面色苍白，出冷汗等。多因劳累、饱餐、情绪激动、寒冷等因素诱发，也有的无明显诱因或安静时发病。西医的冠心病心绞痛及其他疾病以胸、腹部疼痛为主症时也可参照本节论治。

病因病机

胃痛的发生主要与寒邪客胃，气机凝滞，胃气不和；饮食不节，损伤脾胃，胃失和降；情志不遂，肝失疏泄，肝气犯胃，胃失和降；素体不足，脾胃虚弱，胃失濡养有关，最终均可导致胃痛发生。

腹痛的发生主要与寒、热、虚、实、气、血有关，如外感寒邪，内传于里；饮食不节，肠胃受损；情志失调，气滞血瘀；脾阳虚衰，脏腑失养等均可导致腹痛。

胸痹的发生多与寒邪内侵，饮食不当，情志失调，年老体虚等因素有关。其病机有虚实两方面：实为寒凝、气滞、血瘀、痰阻，痹遏胸阳，阻滞心脉；虚为气虚、阳虚、阴虚、血虚，脉络失养。在本病的形成和发展过程中，大多先实而后致虚，亦有先虚而后致实者。但临床表现，多虚实夹杂，或以实证为主，或以虚证为主。

治疗

胃痛

胃痛的辨证要点主要应分清缓急、寒热、虚实、气血、脏腑的不同，理气和胃止痛为治疗胃痛的基本原则。

寒邪客胃： 症见胃痛暴作，恶寒喜暖，脘腹得温则痛减，遇寒则痛增，口和不渴或喜热饮，苔薄白，脉弦紧。治宜散寒止痛，用良附丸[1]加减。寒甚者，可加吴茱萸、陈皮等散寒理气。或内服生姜、胡椒汤散寒止痛。

饮食停滞： 症见胃痛，脘腹胀满，嗳腐吞酸，或吐不消化食物，吐食或矢气后痛减，大便不爽，苔厚腻，脉滑。治宜消食导滞，用保和丸[2]加减。若脘腹气多胀甚者，加枳实、砂仁、槟榔行气消滞。

肝气犯胃： 症见胃脘胀闷，攻撑作痛，脘痛连胁，嗳气频繁，大便不畅，每因情志因素而疼痛发作，苔多薄白，脉沉弦。治宜疏肝理气，用柴胡疏肝散[3]加减。疼痛较甚者，加川楝子、延胡索加强理气止痛之效。嗳气频繁者，加沉香、旋覆花顺气降逆。

肝胃郁热： 症见胃脘灼痛，痛势急迫，烦躁易怒，泛酸嘈杂，口干口苦，舌红苔黄，脉弦或数。治宜疏肝泄热和胃，用化肝煎[4]加减。

瘀血停滞： 症见胃脘疼痛，痛有定处而拒按，或痛有针刺感，食后痛甚，或见吐血便黑，舌质紫黯，脉涩。治宜活血化瘀，用失笑散和丹参饮[5]加减。出血不止者，可加三七、白及化瘀止血。

胃阴亏虚： 症见胃痛隐隐，口燥咽干，大便干结，舌红少津，脉细数。治宜养阴益胃，用一贯煎[6]合芍药甘草汤[7]加减。可加香橼、佛手、绿萼梅等。

脾胃虚寒： 症见胃痛隐隐，喜温喜按，空腹痛甚，得食痛减，泛吐清水，纳差，神疲乏力，甚则手足不温，大便溏薄，舌淡苔白，脉虚弱或迟缓。治宜温中健脾，用黄芪建中汤[8]加减。泛酸者，可加吴茱萸、瓦楞子。泛吐清水较多者，加干姜、陈皮、半夏、茯苓等温胃化饮。

腹痛

腹痛的治疗，应辨别疼痛的性质、缓急和部位。根据辨证的虚实寒热，在气在血，确立治则治法。

寒邪内阻： 症见腹痛急起，剧烈拘急，得温痛减，遇寒尤甚，恶寒身蜷，手足不温，口淡不渴，小便清长，大便尚可，苔白腻，脉沉紧。治宜温里散寒，理气止痛。用良附丸[(1)]加减。如腹中痛不可忍，喜按喜温，手足厥逆，脉微欲绝者，为肾阳不足，寒邪内侵，宜通脉四逆汤[(9)]以温通肾阳；如少腹拘急冷痛，苔白，脉沉紧，为下焦受寒，厥阴之气失于疏泄，宜暖肝煎[(10)]以暖肝散寒；如腹中冷痛，手足逆冷而又身体疼痛，为内外皆寒，宜乌头桂枝汤[(11)]以散内外之寒；如腹中雷鸣切痛，胸胁逆满，呕吐，为寒邪上逆，宜附子粳米汤以温中降逆。

湿热壅滞：症见腹部胀痛，痞满拒按，胸闷不舒，烦渴引饮，大便秘结，或溏滞不爽，身热自汗，小便短赤，苔黄燥或黄腻，脉滑数。治宜通腑泄热。用大承气汤[(12)]加减。如燥结不甚而湿热重者，可去芒硝加黄芩、栀子；如腹痛引及两胁者，可加柴胡、郁金。

中虚脏寒：症见腹痛绵绵，时作时止，喜热恶冷，痛时喜按，饥饿劳累后加重，得食、休息后减轻，神疲乏力，气短懒言，形寒肢冷，胃纳不佳，面色无华，大便溏薄，舌质淡，苔薄白，脉沉细。治宜温中补虚，缓急止痛。用小建中汤[(13)]加减。如见神倦少气或大便虽软而艰难者，为气虚无力，可加黄芪以补气；若虚寒腹痛症较重，呕吐，肢冷脉微者，用大建中汤以温中散寒；若腹痛自利，肢冷，脉沉迟者，则属脾肾阳虚，用附子理中汤[(14)]以温补脾肾。

饮食停滞：症见脘腹胀满，疼痛拒按，嗳腐吞酸，厌食，痛而欲泻，泻后痛减，粪便奇臭，或大便秘结，舌苔厚腻，脉滑。治宜消食导滞。用枳实导滞丸[(15)]加减。

气机郁滞：症见脘腹疼痛，胀满不舒，攻窜两胁，痛引少腹，时聚时散，得嗳气、矢气则舒，遇忧思恼怒则剧，苔薄白，脉弦。治宜疏肝解郁，理气止痛。用柴胡疏肝散[(3)]加减。

瘀血阻滞：症见少腹疼痛，痛势较剧，痛如针刺，甚则尿血有块，经久不愈，舌质紫黯，脉细涩。治宜活血化瘀。用少腹逐瘀汤[(16)]加减。如属腹部手术后作痛者，可加泽兰、红花以散瘀破血；如属跌仆创伤后作痛者，可加落得打、王不留行或另吞三七粉、云南白药等以行血破瘀。

胸痹

胸痹的治疗，应辨别疼痛发生的部位、性质、程度及发作次数。

胸痹的基本病机为本虚标实，故本病的治疗原则应先治其标，后顾其本。先从祛邪入手，然后再予扶正；必要时可根据标本虚实的主次，兼顾同治。祛邪治标常用活血化瘀、辛温通阳、泻浊豁痰为主，扶正固本常用温阳补气、益气养阴、滋阴益肾为主。

心血瘀阻：症见胸部刺痛，固定不移，夜晚加重，或伴心悸，舌质紫黯，脉沉涩。治宜活血化瘀，通络止痛，用血府逐瘀汤[17]加减。若血瘀轻者，可用丹参饮[18]治疗。

痰浊闭阻：症见胸闷如窒而痛，或痛引肩背，气短喘促，肢体沉重，形体肥胖，痰多，口黏，纳呆便溏，苔浊腻，脉滑。治宜通阳泻浊，豁痰开结。用瓜蒌薤白半夏汤[19]加减。若痰黏稠，色黄，大便干，苔黄腻，为痰浊郁而化热之象，用黄连温胆汤[20]加郁金清化痰热而理气活血；如痰热兼有郁火，可见心胸灼痛，心烦，口干，大便干结，苔黄腻，脉滑数，可用礞石滚痰丸[21]。若兼阳亢风动，风痰阻络，症见偏瘫，麻木，舌謇，颤抖，当清热化痰息风，用涤痰汤[22]；若因痰浊黏腻，阻于心胸，阻遏阳气，滞涩血运，形成痰瘀交阻，症见胸闷如窒，心胸隐痛或绞痛阵发，苔白腻，舌黯紫或有瘀斑，宜通阳化痰散结，用桃红四物汤[23]；若痰浊闭塞心脉，猝然剧痛，可用苏合香丸；因痰热、痰火、风痰者，用行军散[24]，以取即刻启闭、化浊、止痛之效。

气滞心胸：症见心胸满闷，隐痛阵发，痛无定处，时欲叹息，遇情志不遂时容易发病或加重，伴胸脘胀闷，得嗳气或矢气则缓解，苔薄或薄腻，脉弦细。治宜调畅气机，和血舒脉。用柴胡疏肝散加减。若兼有脘胀，嗳气，纳少等脾胃气滞表现，可用逍遥散[25]疏肝行气，理脾和血；若气郁日久化热，心烦易怒，口干，便秘，舌红苔黄，脉数者，用丹栀逍遥散[26]疏肝清热；便秘严重者，加当归芦荟丸[27]以泻郁火。

阴寒凝滞：症见猝然心痛如绞，或胸痛彻背，气候骤冷或骤遇风寒而发病或加重，胸闷气短，心悸，面色苍白，四肢厥冷，舌苔白，脉沉细。治宜辛温通阳，开痹散寒。用瓜蒌薤白白酒汤加减。若症见心痛彻背，背痛彻心，痛剧而无休止，身寒肢冷，喘息不得卧，脉象沉紧，为阴寒极盛，胸痹之重证，宜用乌头赤石脂丸[28]和苏合香丸以芳香温通而止痛。

心气不足：症见胸痛隐隐，胸闷气短，动则加重，心悸，倦怠乏力，神疲懒言，面色白，容易出汗，舌质淡红，舌体胖或有齿痕，苔薄白，脉虚细缓或结代。治宜补养心气，鼓动心脉。用保元汤[29]合甘麦大枣汤[30]加减。兼见神疲，乏力，纳呆，失眠，多梦等心脾两虚证者，可用养心汤[31]；兼见心悸气短，头昏乏力，胸闷隐痛，口干咽干，心烦失眠，舌红或有齿痕者，为气阴两虚，用生脉散[32]合归脾汤[33]加减。

心阴亏损：症见胸痛时发时止，或灼痛或闷痛，心悸怔忡，口干，盗汗，心烦不寐，腰膝酸软，耳鸣，头晕，舌红少津，脉细数或结代。治宜滋阴清热，活血养心。用天王补心丹[34]加减。若阴不敛阳，虚火内扰心神，心烦不寐，舌尖红少津者，可用酸枣仁汤[35]清热除烦安神；若无效者，再用黄连阿胶汤[36]滋阴清火，宁心安神；若阴虚导致阴阳气血失和，心悸、怔忡症状明显，脉结代者，用炙甘草汤[37]；若心肾阴虚，兼见头晕，耳鸣，口干，烦热，心悸不宁，腰膝酸软，用左归饮[38]补益肾阴，或河车大造丸[39]滋肾养阴清热；若阴虚阳亢，风阳上扰，加珍珠母、灵磁石、石决明等重镇潜阳之品，或用羚角钩藤汤[40]加减；若心肾真阴欲竭，当用大剂西洋参、鲜生地黄、霍山石斛、麦冬、山萸肉等急救其阴，并佐用生牡蛎、乌梅肉、五味子、甘草等酸甘化阴且敛其阴。

气阴两虚：症见胸闷隐痛，时发时止，心悸气短，倦怠懒言，面色少华，头晕目眩，遇劳加重，舌偏红或有齿印，脉细弱无力或结代。治宜益气养阴，活血通络。用生脉散合人参养荣汤[41]加减。若胸闷胸痛，可加丹参、参三七、益母草、郁金、五灵脂等以活血通络。若脉结代为气虚血少，血不养心所致，可合炙甘草汤以益气养血，滋阴复脉。

心阳不振：症见胸闷气短，甚则胸痛彻背，心悸，汗出，畏寒，肢冷，腰酸，乏力，面色苍白，唇甲色淡或青紫，舌淡白，脉沉细或沉微欲绝。治宜益气温阳，活血通络。用参附汤[42]合桂枝甘草汤[43]加减。若心肾阳虚，可合肾气丸[44]治疗；心肾阳虚兼见水饮上凌心肺，症见水肿，喘促，心悸者，用真武汤[45]；心肾阳虚，虚阳欲脱厥逆者，用四逆加人参汤[46]，以温阳益气，回阳救逆；若见大汗淋漓，脉微欲绝等亡阳证，应用参附龙牡汤[47]，并加用大剂山萸肉，以温阳益气固脱；若阳虚寒凝心脉，心痛较剧者，可酌加鹿角片、吴茱萸、高良姜、细辛、川乌、赤石脂；若阳虚寒凝而兼气滞血瘀者，可选用薤白、沉香、降香、檀香、香附、鸡血藤、泽兰、川芎、桃仁、红花、延胡索、乳香、没药等偏于温性的理气活血药物。

预后

胃痛的预后一般较好，实证治疗较易，邪气祛除后则胃气安而康复；虚实夹杂或正虚邪实者，治疗难度较大，且容易反复发作。若影响饮食，则正气日衰，形体消瘦。伴有呕血、便血，量大难止，胃痛剧烈者，要注意及时救治，免得危及生命。

腹痛的预后一般较好，如体质好，病程短，正气充足者，预后良好；而体质较差，病程较长，正气不足者，预后较差；如见腹痛暴发，伴大汗淋漓，四肢厥冷，脉微欲绝者，为虚脱之象，应及时抢救。

胸痹心痛属内科急症、重症，需要及时诊断处理，一般都能控制或缓解病情，预后良好。若临床失治、误治，或患者不遵医嘱，失于调摄，则病情进一步发展，瘀血闭塞心脉，心胸猝然大痛，持续不解，伴有气短喘促，四肢不温或逆冷青紫等真心痛表现，预后不佳，甚至导致死亡。但若能及时、正确抢救，亦可转危为安。苦心阳阻遏，心气不足，鼓动无力，可见心动悸、脉结代，尤其是真心痛伴脉结代，如不及时发现，正确处理，甚至可致晕厥或猝死，必须高度警惕。若心肾阳衰，饮邪内停，水饮凌心射肺，可见浮肿、尿少、心悸、喘促等症，为胸痹心痛的重症合并症，亦应警惕发生猝死。

康复

对胃痛患者要重视饮食与精神双方面的调摄，切忌暴饮暴食或饮食无度，以少食多餐，清淡易消化为原则，并要保持精神愉快，劳逸结合。

心腹痛、胸痹患者应采取相应措施，以预防疾病复发，促进病情好转，延长生命。主要措施如合理饮食、调摄情志、适量活动等。患者饮食宜清淡，多食低盐、低糖、低脂肪、高维生素、高蛋白、高钙食物，以降低高血压、糖尿病、高血脂的发生。可以少量饮酒，但禁止吸烟。本病还需高度重视情志调摄，避免过于激动或喜怒忧思无度，保持心情愉快。发作期患者应卧床休息，缓解期可进行力所能及的日常活动及适量工作。

病案举例1（金铃子散合失笑散）

陈某，男，34岁。素嗜烟酒，患胃及十二指肠溃疡5年余，疼痛经常发作，中西药治疗效果不佳，初诊见脉沉左弦右涩，舌红苔黄根厚，舌背脉络粗大紫黑。其证胃脘痛持续，刺痛时作，痛处不移，拒按，大便色黑，小便黄赤。辨为痛久入络，血分瘀滞，用活血化瘀法治之。处方：金铃子10g，延胡索10g，生蒲黄10g，赤芍药10g，炒五灵脂10g，柴胡6g，香附10g，青陈皮各10g，焦三仙各10g，水煎服，7剂。复诊，药后痛止纳增。依上方加减治疗1个月，疼痛未再发作，遂停药观察，并嘱其戒烟酒及刺激性食物，以防复发。（彭建中，杨连柱.赵绍琴临证验案精选.北京：学苑出版社，1996：95.）

病案举例2（附子粳米汤）

周某，女，65岁。初诊腹中绞痛，气窜胁胀，肠鸣漉漉，恶心呕吐，痛则欲便，泻下急迫，便质清稀。某医院诊断为"肠功能紊乱"，服中、西药，效果不显。病延二十余日，遂请刘老诊治。其人身凉，畏寒喜暖，腹痛时，则冷汗淋漓，心慌气短。舌淡而胖，苔腻而白，脉沉而缓。综观脉证，辨为脾胃阳气虚衰，寒邪内盛。治用《金匮要略》"附子粳米汤"温中，散寒降逆。处方：附子12g，半夏15g，粳米20g，炙甘草10g，大枣12枚。服三剂，痛与呕减轻，大便成形，又服二剂病基本而愈。改投附子理中汤以温中暖寒。调养十余日，即康复如初。（陈明，刘燕华，李方.刘渡舟验案精选.北京：学苑出版社，1996：92 - 93.）

【附方】

原书附方

（1）乌梅丸：《伤寒论》方。功能温脏安蛔。主治蛔厥证，症见腹痛，时发时止，心烦呕吐，食入吐蛔，手足厥冷。

乌梅100g　细辛20g　干姜60g　当归30g　黄连30g　附子30g（炮）蜀椒20g（炒）桂枝　人参　黄柏各20g　共研末，以苦酒浸乌梅一宿，去核，蒸之，入炼蜜，共捣成丸，作如梧桐子大，饭前白开水送服十丸，日三服，渐加至二十丸。

（2）苏合香丸（见中风附方）

（3）香苏饮：《太平惠民和剂局方》方。有发散风寒，行气导滞的作用。主治外感风寒，内有气滞，恶寒发热，头痛无汗，胸脘痞闷，不思饮食等。

香附6g（制研）紫苏叶9g　陈皮　甘草各6g　加生姜5片，水2杯，煎八分服。治疗心痛须加入延胡索6g，酒一小盅。

（4）七气汤：《太平惠民和剂局方》引《易简方》方，又名四七汤。有理气化痰散结之效。主治七情郁结，痰涎凝聚，咽中如有物阻，状如棉絮，或如梅核，咳吐不出，吞咽不下，或中脘痞满，上气喘急，呕逆恶心。

半夏　厚朴　茯苓各9g　紫苏叶6g　加生姜3片，水2杯，煎八分服。

（5）桃核承气汤：《伤寒论》方。有破血下瘀之效。主治下焦蓄血，症见少腹急结，小便自利，谵语烦渴，夜晚发热，甚则其人如狂。

桃仁12g　大黄12g　桂枝6g　甘草6g　芒硝6g　水煎服。

（6）失笑散：《太平惠民和剂局方》方。有活血化瘀，散结止痛之效。主治瘀血内阻，月经不调，产后恶露不行，少腹疼痛。

五灵脂（醋炒）蒲黄各30g　共研末，每服6g，以醋汤送下，日2服。

（7）妙香散：《太平惠民和剂局方》方。有益气宁神之效。主治心气不足，意志不定，惊悸恐怖，悲忧惨戚，虚烦少寐，喜怒无常，夜多盗汗，头目昏眩。

怀山药60g　茯苓　茯神　龙骨　远志　人参各30g　桔梗15g　木香10g　甘草6g　麝香3g　朱砂6g　共为末，每服6g，莲子汤调下。

（8）**理中汤**：《伤寒论》方，又名人参汤。有温中散寒，补益脾胃之效。主治脾胃虚寒，不能运化，呕吐泄泻，不思饮食，四肢逆冷等症。

人参　甘草（炙）　白术　干姜（炮）各90g　共研末，蜜丸如鸡子黄大。研碎用沸汤化服1丸，每天三四服，服后食热粥。或每种药各用10g，水3盅，煎八分，温服，服后吃热粥。

（9）**平胃散**（见痢疾附方）

（10）**二陈汤**（见中风附方）

（11）**十枣汤**：《伤寒论》方。有攻逐水饮之效。主治悬饮，症见咳唾，胸胁引痛，心下痞硬，干呕短气，头痛目眩，或胸背掣痛不得息。

芫花　甘遂　大戟各等分　多为末，或装入胶囊，每次服0.5～1g，每日1次，用大枣10枚煎汤送服，清晨空腹服。

（12）**吴茱萸汤**：《伤寒论》方。有温中补虚，降逆止呕之功。主治胃中虚寒，浊阴上逆所致的胃脘痛，食谷欲吐，厥阴头痛，呕吐涎沫，少阴吐利，手足逆冷。

吴茱萸3g　人参6g　大枣12枚　生姜18g　水煎服。

（13）**金铃子散**：《素问病机气宜保命集》方。有舒肝泄热，理气止痛之功。主治肝气郁滞，气郁化火而致的胃脘胸胁疼痛，以及行经腹痛。

金铃子（即川楝子去核用）　延胡索各60g　研末，每服6g，黄酒送下。

（14）**附子粳米汤**：《金匮要略》方。有温中散寒，降气止逆之效。主治腹中寒气，雷鸣切痛，胸胁逆满，呕吐。

附子一枚（炮）　粳米半升　半夏半升　大枣十枚　甘草30g　水煎服。

（15）**厚朴三物汤**：《伤寒论》方。有行气除满，去积通便之效。主治气滞不行，积滞于内，症见脘腹胀满而痛，大便不通，苔腻而黄，脉沉实。

厚朴20g　大黄10g　枳实12g　水煎服。

（16）**厚朴七物汤**：《金匮要略》方。有解肌发表，行气通便之效。主治外感风邪，表证未解，里已成实，症见腹满时痛，大便不通，发热，脉浮而数者。

厚朴15g　甘草6g　大黄9g　大枣4个　枳实9g　桂枝6g　生姜12g　水煎服。

（17）**大黄附子汤**：《金匮要略》方。有温阳散寒，泻结行滞之功。主治寒积里实，症见腹痛便秘，胁下偏痛，发热，手足厥逆，脉紧弦。

大黄9g　附子9g　细辛3g　水煎服。

（18）**乌头煎**：《金匮要略》方，又名大乌头煎。有散寒止痛之效。治寒疝，绕脐腹痛，恶寒不欲食，发则冷汗出，手足厥冷，脉沉紧。

乌头大者五枚　水煎去滓，入蜂蜜二升，煎至水气尽，强者分三次服，弱者分四次服，日一次。

（19）**当归生姜羊肉汤**：《金匮要略》方。有温中补虚之效。主治血虚致寒的病证，产后腹痛，烦满不得卧。

当归9g　羊肉500g　生姜15g　水煎服。

（20）**栝蒌薤白白酒汤**：《金匮要略》方。有通阳散结，行气祛痰之效。主治胸痹，症见胸部隐痛，胸痛彻背，咳唾气短。

瓜蒌30g（连皮子打）　薤白10g　黄酒适量，煎八分服。（本方或加半夏，或加枳实，不能饮酒者可加桂枝）

（21）**枳实薤白桂枝汤**：《金匮要略》方。有通阳散结，祛痰下气之效。主治胸痹，症见胸满而痛，甚或胸痛彻背，喘息咳唾，短气，气从胁下上抢心，舌苔白腻，脉沉弦或紧。

枳实12g　厚朴12g　薤白9g　桂枝6g　瓜蒌12g　水煎服。

（22）**大建中汤**：《金匮要略》方。有温中补虚，降逆止痛之功。主治心胸中大寒痛，呕吐不能饮食，腹中寒气上冲，腹中有块，痛而不可触近。

川椒10g（微炒出汗）　干姜15g　人参10g　水2盅，煎1盅，去渣，入胶饴30g，煎取八分，温服。

增补新方

（1）**良附丸**：《良方集腋》方。行气疏肝，祛寒止痛。主治肝气或寒邪犯胃，腹痛呕吐，或连胸胁胀痛等。

高良姜　香附子各等分　为细末，作散剂或水丸，每日1～2次，每次6g，开水送下。

（2）**保和丸**：《丹溪心法》方。有消食和胃之效。主治一切食积，症见脘腹痞满胀痛，嗳腐吞酸，恶食呕逆，或大便泄泻，舌苔厚腻，脉滑。

山楂180g　神曲60g　半夏90g　茯苓90g　陈皮30g　连翘30g　萝卜子30g　共为末，水泛为丸，每次服6～9g，温开水送下。或水煎服，用量按原方1/10即可。

（3）**柴胡疏肝散**：《景岳全书》方。有疏肝行气，和血止痛之功。主治胁肋疼痛，寒热往来。

陈皮　柴胡各6g　川芎　香附　枳壳　芍药各4.5g　甘草1.5g　水煎服。

（4）**化肝煎**：《景岳全书》方。治怒气伤肝，气逆动火，胁痛胀满，烦热动血等症。

青皮　陈皮　芍药各6g　牡丹皮　炒栀子　泽泻（血见下部者用甘草）各4.5g　土贝母6~9g　水煎服。

（5）**丹参饮**：《时方歌括》方。有活血祛瘀，行气止痛之效。主治血瘀气滞，心胃诸痛。

丹参30g　檀香砂仁各5g　水煎服。

（6）**一贯煎**：《柳州医话》方。有滋阴疏肝之效。主治肝肾阴虚，血燥气郁，症见胸脘胁痛，吞酸吐苦，咽干口燥，舌红少津，脉细弱或虚弦，疝气瘕聚等。

北沙参10g　麦冬10g　当归身10g　生地黄30g　枸杞子12g　川楝子5g　水煎服。

（7）**芍药甘草汤**：《伤寒论》方。有缓急止痛之效。治腹中疼痛，或腿脚挛急。

芍药　炙甘草各12g　水煎服。

（8）**黄芪建中汤**：《金匮要略》方。有温中补气，和中缓急之效。主治阴阳气血不足，腹中拘急，自汗或盗汗，身重不仁，脉大而虚等。

桂枝　炙甘草　生姜各9g　芍药18g　大枣12枚　饴糖一升　黄芪4.5g　水煎服。

（9）**通脉四逆汤**：《伤寒论》方。功能回阳通脉。主治下利清谷，手足厥逆，脉微欲绝，身反不恶寒，其人面色赤，或腹痛，或干呕，或咽痛，或利止脉不出者。

干姜5g　附子10g　葱白2根　水3杯，煎八分，温服。

（10）**暖肝煎**：《景岳全书》方。有暖肝温肾，行气止痛之效。主治肝肾阴寒，疝气。

当归6~9g　枸杞9g　小茴香6g　肉桂3~6g　乌药6g　沉香3g　茯苓6g　加生姜三五片，水煎服。

（11）**乌头桂枝汤**：《金匮要略》方，又名抵当乌头桂枝汤。有温中散寒止痛之效。治寒疝，腹中痛，逆冷，手足不仁，身疼痛。

乌头，以蜜二斤，煎减半，去滓，以桂枝汤五合解之。得一升后，初服二合；不知，即服三合；又不知，复加至五合；其知者，如醉状；得吐者，为中病。

（12）大承气汤：《伤寒论》方。功能峻下热结。主治阳明腑实证，大便不通，频转矢气，脘腹痞满，腹痛拒按及热结旁流，甚或神昏谵语，狂乱等。

大黄12g　厚朴15g　枳实12g　芒硝9g　先煮枳实、厚朴，后下大黄、芒硝。更上微火一二沸，温服。

（13）小建中汤（见虚痨附方）

（14）附子理中汤（见疟疾附方）

（15）枳实导滞丸（见痢疾附方）

（16）少腹逐瘀汤：《医林改错》方。有活血祛瘀，温经止痛之效。主治少腹瘀血积块疼痛或不痛，或痛而无积块，或少腹胀满，或痛经，或崩漏兼少腹疼痛等。

小茴香1.5g　干姜3g　延胡索3g　当归9g　川芎3g　官桂3g　赤芍6g　蒲黄9g　五灵脂6g　水煎服。

（17）血府逐瘀汤：《医林改错》方。有活血祛瘀，行气止痛之效。主治胸中血瘀，血行不畅。症见胸痛、头痛日久不愈，痛如针刺，痛有定处；或呃逆日久不止，或饮水即呛，干呕；或内热督闷；或心悸怔忡；或夜不能睡；或急躁易怒；或入暮潮热。

桃仁12g　红花9g　当归9g　生地黄9g　川芎5g　赤芍6g　牛膝9g　桔梗5g　柴胡3g　枳壳6g　甘草3g　水煎服。

（18）丹参饮：《时方歌括》方。有活血祛瘀，行气止痛之效。主治血瘀气滞，心胃诸痛。

丹参30g　檀香　砂仁各5g　水煎服。

（19）瓜蒌薤白半夏汤：《金匮要略》方。有通阳散结，祛痰宽胸之效。主治胸痹而痰浊较甚，症见胸中满痛彻背，不能安卧者。

瓜蒌实12g　薤白9g　半夏12g　用白酒适量，加水煎服。

（20）黄连温胆汤：《备急千金要方》方。有清热化湿之效。主治湿热壅滞，气化不利，尿少心烦等。

半夏　陈皮　茯苓　甘草　枳实　竹茹　黄连　大枣　水煎服。

（21）礞石滚痰丸：《景岳全书》方。主治实热老痰，发为癫狂惊悸或怔忡昏迷，大便秘结，舌苔黄腻等。虚人、孕妇均应慎用。

酒大黄　片黄芩各240g　青礞石（煅过，水飞）30g　沉香15g　共为末，水泛为丸绿豆大，每服5～9g，日服1～2次。

（22）涤痰汤（见中风附方）

（23）桃红四物汤：《医宗金鉴》方。有养血，活血，逐瘀之效。主治妇女月经提前，量多，色紫，质黏稠，或有血块，腹痛腹胀者。

桃仁6g　红花4g　熟地黄15g　川芎8g　白芍10g　当归12g　水煎服。

（24）行军散：《霍乱论》方。有开窍，辟秽，解毒之效。主治暑月痧胀，症见吐泻腹痛，烦闷欲绝，头目昏晕，不省人事等。

牛黄　麝香　珍珠　冰片　硼砂各3g　雄黄24g　硝石1.9g　飞金20页　将雄黄、珍珠分别水飞，硝石、硼砂粉碎成细粉，牛黄、麝香、冰片研细，与上述粉末配研，过筛，混匀。口服，每次0.3～0.9g，每日2、3次。

（25）逍遥散：《太平惠民和剂局方》方。有疏肝解郁，健脾和营之功。为调和肝脾名方。主治肝郁血虚，脾失健运所致月经不调，两胁作痛，神疲食少，乳房作胀等症。

柴胡　白术　茯苓　当归　白芍各30g　炙甘草15g　上药粗末，每用6g，加生姜1块，薄荷少许，水煎服。

（26）丹栀逍遥散：《内科摘要》方。有疏肝健脾，和血调经之效。主治肝脾血虚，化火生热，症见烦躁易怒，或自汗盗汗，或头痛目涩，或颊赤口干，或月经不调，少腹疼痛，或小腹胀坠，小便涩痛等。

柴胡　白芍　当归　白术　茯苓各30g　甘草15g　丹皮　栀子各3g　水煎服。

（27）当归芦荟丸：《丹溪心法》方。有清泻肝胆实火的作用。主治肝火上炎，头晕目眩，神志不宁，谵语发狂。

当归30g　龙胆草15g　栀子　黄连　黄芩　黄柏各30g　芦荟　大黄各15g　木香5g　麝香1g　上药为末，炼蜜为丸。

（28）乌头赤石脂丸：《金匮要略》方，又名赤石脂丸。有温中散寒止痛之效。治阴寒固结，心痛彻背，背痛彻心者。

蜀椒（一作0.6g）　干姜（一作0.3g）　赤石脂（一作0.6g）各30g　炮乌头0.3g　炮附子（一作0.3g）15g　为末，炼蜜为丸，梧桐子大，每服一丸，食前服，不知稍加服，日三次。

（29）保元汤（见虚痨附方）

（30）甘麦大枣汤：《金匮要略》方。有养心安神，和中缓急，亦补脾气之效。主治脏躁，症见精神恍惚，常悲伤欲哭，不能自主，睡眠不安，甚则言行失常，呵欠频作。

甘草9g　小麦9~15g　大枣5~7枚　水煎服。

（31）养心汤（见虚痨附方）

（32）生脉散（见中风附方）

（33）归脾汤（见虚痨附方）

（34）天王补心丹（见虚痨附方）

（35）酸枣仁汤：《金匮要略》方。有养血安神，清热除烦之效。主治虚痨虚烦不得眠，心悸盗汗，头目眩晕，咽干口燥，脉细弦。

酸枣仁15~18g　甘草3g　知母8~10g　茯苓10g　川芎3~5g　水煎服。

（36）黄连阿胶汤：《伤寒论》方，即黄连阿胶鸡子黄汤。有育阴清热之效。主治少阴病，得之二三日以上，心中烦，不得卧。

黄连12g　黄芩6g　芍药6g　鸡子黄2枚　阿胶9g　水五升，先煮三物，取两升，去滓，入阿胶烊尽，小冷，入鸡子黄，搅令相得，分三次服。

（37）炙甘草汤：《伤寒论》方。有益气滋阴，补血复脉之效。主治气虚血弱，脉结代，心动悸，体羸气短；虚劳肺痿，干咳无痰，或痰中带血，自汗盗汗。

炙甘草12g　生姜9g　人参6g　生地黄30g　桂枝9g　阿胶6g　麦冬10g　麻仁10g　大枣5枚　水煎服。

（38）左归饮（见虚痨附方）

（39）河车大造丸：《景岳全书》方。有滋补肝肾之效。主治肝肾虚损，腰酸腿软，骨蒸潮热，梦遗滑精。

紫河车　麦门冬　天门冬　牛膝各3g　黄柏　杜仲各5g　熟地黄　龟甲各6g　蜜丸，每服9g。

（40）羚角钩藤汤：《通俗伤寒论》方。有凉肝息风，增液舒筋之效。主治肝经热盛，热极动风，症见高热不退，烦闷躁扰，手足抽搐，发为痉厥，甚则神昏，舌质绛而干，或舌焦起刺，脉弦而数。

羚角片4.5g　桑叶6g　川贝12g　鲜生地黄15g　钩藤9g　菊花9g　茯

神术9g　白芍9g　甘草2.4g　淡竹茹15g　水煎服。

（41）人参养荣汤：《太平惠民和剂局方》方。有益气补血，养心安神之效。主治劳积虚损，心虚惊悸，呼吸少气，行动喘息，咽干唇燥等。

白芍90g　当归　陈皮　黄芪　桂心　人参　白术　甘草（炙）各30g　熟地黄20g　五味子20g　茯苓20g　远志15g　上锉散，每次服12g，水一盏半，生姜3片，大枣2枚，水煎服。

（42）参附汤（见中风方）

（43）桂枝甘草汤：《伤寒论》方。有补益心阳之效。用于心阳不足之心悸欲得按者。

桂枝12g　甘草6g　水煎服。

（44）肾气丸（见虚痨附方）

（45）真武汤：《伤寒论》方，又名玄武汤。有温肾助阳，健脾利水之功。主治脾肾阳虚，水气内停，症见小便不利，四肢沉重，腹痛下利，或肢体浮肿，以及外感风寒，发汗后，汗出不解，仍发热恶寒，心下悸，头眩，身动，振振欲擗地者。是壮肾阳、镇水逆、定痰喘的有效方剂。

茯苓　芍药　生姜各15g　白术10g　附子5g（炮）　水煎，分3次服。

（46）四逆加人参汤：《伤寒论》方。有回阳复阴之效。治阳气衰微，阴液内竭，四肢厥逆，恶寒脉微，下利而利忽自止。

炙甘草6g　生附子1枚　干姜4.5g　人参3g　水煎，分二次服。

（47）参附龙牡汤：《中医方剂临床手册》方。有回阳益气，敛汗固脱之效。主治阳气暴脱，汗出肢冷，面色浮红，脉虚数，或浮大无根。

人参　附子　龙骨　牡蛎　水煎服。

隔食反胃第八

【原文】隔食病[①]　**津液干**　方书名膈者，以病在膈上是也。又名隔者，以食物不下而阻隔也。津液干枯为隔食病源。

【注释】①隔食病：又名噎膈，首载《内经》，是食物不能下入胃肠道的一种疾病。症状是流质的水饮可以下行，而固体的食物则咽下困难。虽知饥饿，但不能入胃，食物多阻塞在咽喉胸膈之间，或一到胃口，即连同痰涎吐出。

【语译】 隔食病是由于胃中津液干枯所致。方书中所说的"膈"，是指病位在膈上。又有说"隔"的，则是指食物被阻隔在膈上，不能下行的症状表现。

【原文】 胃脘^①闭　谷食难　胃脘干枯闭小，水饮可行，食物难下。

【注释】 ①胃脘：指胃的内腔。《灵枢·四时气》："饮食不下，膈塞不通，邪在胃脘。"上口贲门部为上脘，中部为中脘，下口幽门部为下脘。

【语译】 胃脘津液干枯，闭塞变小，虽然水饮可下行，但是食物下咽困难。

【原文】 时贤^①法　左归餐　赵养葵用大剂六味汤⁽¹⁾主之。高鼓峰仿赵养葵之法以六味加生地、当归主之。杨乘六^②用左归饮⁽²⁾去茯苓加当归、生地。以左归饮中有甘草引入阳明，开展胃阴。去茯苓者，恐其旁流入坎^③，不如专顾阳明之速效也。

【注释】 ①时贤：指当时的名医。
②杨乘六：清代医家。
③坎：八卦之一，象征水，此处系指肾。

【语译】 近代名医治疗隔食病所采用的方法，是让患者服用左归饮加减的方剂。赵献可主要用大剂量的六味地黄汤治疗此病。高斗魁（鼓峰）模仿赵献可（养葵）的方法用六味地黄汤加生地黄、当归治疗。杨乘六用左归饮去茯苓加当归、生地黄治疗。因为左归饮中有甘草，可以引药入足阳明胃经，滋养胃阴。杨乘六使用左归饮去掉茯苓，是因为防止茯苓利水渗湿，使阴液流失，影响药效。

【原文】 胃阴^①展　贲门宽　如膏如脂，叠积胃底，即胃阴也。久隔之人，则胃阴亡矣。高鼓峰云：治隔一阳明尽之。阳明者胃也。但使胃阴充拓，在上之贲门②宽展，则食物入；在下之幽门③、阑门④滋润，则二便不闭，而隔症愈矣。

【注释】 ①胃阴：胃中津液。

②贲门：胃的上口。

③幽门：胃的下口。

④阑门：大小肠交界部位，形容此处如门户间的门阑，故称为阑门。

【语译】 胃中的津液如膏如脂，叠积胃底。久患隔食病的人，则胃阴已经严重亏耗。高斗魁（鼓峰）说，治疗隔食病，应该专治足阳明胃经。只有使胃中津液充实，胃的上口贲门部位展开，食物即容易通下；胃的下口幽门、阑门得到滋养濡润，则大小便通畅，这样就可以治愈隔食病。

【原文】启膈饮(3) **理一般** 启膈饮亦是和胃养阴之意。但此方泄肺气之郁，彼方救肾水之枯，一阴一阳，宜择用之。

【语译】 启膈饮有滋阴润燥的功效，也是治疗隔食病的常用方法。但是启膈饮长于开散肺气的郁结，而左归饮功专滋补肾阴的亏虚，两个方子分别从阴阳的不同角度来调理，可以根据具体病情选择使用。

【原文】推至理 冲脉①**干**② 张石顽云：膈咽之间，交通之气不得降者，皆冲脉上行，逆气所作也。

【注释】 ①冲脉：奇经八脉之一。《内经》说：冲脉者，起于气冲并少阴（肾）之经，使其上行至胸中而散。因此，凡见自下上冲的症状，就称为冲脉上逆病。而隔食病是饮食下咽困难，并有吐食现象，故可认为也是冲脉上逆为病。

②干：侵犯，干扰。

【语译】 进一步探讨隔食病产生的机制可以知道，隔食病与冲脉之气上逆有关。正如张璐（石顽）所言，冲脉之气上逆，可导致咽喉与胸膈之间的气不能下降。

【原文】大半夏^{（4）} **加蜜安** 冲脉不治，取之阳明。仲景以半夏降冲脉之逆，即以白蜜润阳明之燥，加人参以生既亡之津液，用甘澜水以降逆上之水液。古圣之经方，惟仲景知用之。

【语译】 张仲景用大半夏汤加白蜜来治疗隔食病，目的就在于用半夏抑制冲脉上逆之气，用白蜜滋润胃脘的枯燥，再加人参以益气生津，用甘澜水潜降上逆的水液。

【原文】金匮秘 仔细看 《金匮》明明用半夏，后人诸书，皆以半夏为戒。毁圣之说，倡自何人？君子恶之！

【语译】《金匮要略》中治疗隔食病的秘诀，我们应该仔细地研究。《金匮要略》里治疗隔食病明明是用半夏，可是后人所写的很多书籍，却认为不能用半夏治疗隔食病，这种说法毁坏了圣人的学说。

【原文】若反胃^① **实可叹** 食得入而良久反出，名为反胃。

【注释】 ①反胃：病名。见《景岳全书》。亦称胃反、翻胃。《医贯》记载："翻胃者，饮食倍常，尽入于胃矣，但朝食暮吐，暮食朝吐，或一两时而吐，或积至一日一夜，腹中胀闷不可忍而复吐，原物酸臭不化，此已入胃而反出，故曰反胃。"多因脾胃虚冷，命门火衰，不能运化水谷所致。

【语译】 若是得了反胃病，这实在是令人叹息的。反胃就是指饮食入胃，经过很久时间，由胃反出的病。

【原文】朝暮吐 分别看 朝食暮吐，暮食朝吐，与隔食症宜分别而药之。

【语译】 反胃有朝食暮吐、暮食朝吐等症状，应该与隔食病分别看待，而采用不同的治疗方法。

【原文】 **乏火化　属虚寒**　王太仆云：食不得入，是有火也。食入反出，是无火也。此症属中焦、下焦火衰无疑。

【语译】 王冰（太仆）说，饮食不能入胃，是因为胃中有火。而反胃的原因是胃中火气衰弱，不能消化食物，属于虚寒性的病证。

【原文】 **吴萸饮**⁽⁵⁾　**独附丸**⁽⁶⁾　妙在吴萸镇厥阴逆气，配入甘温，令震①坤②合德，土木不害。生附子以百沸汤俟温，浸去盐，日换汤三次。三日外去皮，放地上，四面以砖围，外以炭火烧一时，则附子尽裂，乘热投以姜汁，又如法制之。大抵一斤附子配一斤姜汁，以姜汁干为度，研末蜜丸。以粟米稀粥，送下二钱。

【注释】 ①震：八卦之一，代表雷。在人体代表肝。故道教医学把治疗与肝有关的方药归属于震卦范畴。
②坤：八卦之一，代表地。在人体代表脾、胃、肌肉，故道教医药把治疗脾胃疾病的方药，皆归于坤卦范畴。

【语译】 吴茱萸汤、独附丸之类的处方可以治疗反胃。吴茱萸汤可以降厥阴肝经的逆气而止呕吐，使肝脾调和。独附丸即用百沸汤将生附子浸去盐，一天换三次汤。三日后去除附子的外皮，放在地上，四面用砖围上，外面用火烧一个时辰，使附子裂开，乘热往里面加入姜汁，大概一斤附子加一斤姜汁，姜汁干后，研末制成蜜丸。用粟米稀粥，送服二钱。

【原文】 **六君类　俱神丹**　六君子汤⁽⁷⁾加姜附及附子理中汤⁽⁸⁾之类。

【语译】 六君子汤，或加干姜、附子，以及附子理中汤等也都是治疗隔食病的有效方剂。

【按语】

要旨

隔食与反胃均属于饮食消化类疾病，故陈念祖将这两个疾病一起论述。他认为隔食因胃中津液干枯，冲脉上逆而致，应采用左归饮之类的方剂以滋养胃阴，用大半夏汤以降逆气。认为反胃是由于中焦虚寒所致，用吴茱萸饮、独附丸、六君子汤等治疗。可见陈念祖对隔食病的论述，只强调胃阴虚，但忽略了因痰、因瘀导致的隔食病偏实证的论治。

病名

隔食又称噎膈，是由于食管狭窄、食管干涩而造成的以吞咽食物梗塞不顺，甚则食物不能下咽到胃，食入即吐为主要表现的一类病证。本病发病年龄段较高，中老年人如出现原因不明的吞咽障碍时，应及早就诊，进行有关方面的检查，以明确诊断，早期治疗。西医学中的食管癌、贲门癌以及贲门痉挛、食管憩室、食管炎、弥漫性食管痉挛等疾病，出现吞咽困难等表现时可参照本病治疗。

反胃是指饮食入胃，宿谷不化，停留胃中，经过良久，由胃反出的病证。西医学中的幽门痉挛、梗阻可参照本病治疗。

病因病机

噎膈多因饮食不节、情志失调形成气滞、痰阻、血瘀，导致食管阻滞、狭窄，使饮食难下。也可进一步造成津伤、血耗等，使食管失于滑润，饮食难下。其病理性质为本虚标实，其病变脏腑关键在胃，与肝、脾、肾有密切关系。

反胃多因饮食不当，饥饱不常或嗜食生冷，损及脾阳，或忧愁思虑，伤及脾胃，以致中焦虚寒，不能消化水谷，饮食停留，终至呕吐而出。如反胃日久，可导致肾阳亏虚，即所谓下焦火衰，釜底无薪，不能腐熟水谷，则病情更为严重。

治疗

噎膈： 在治疗方面首先应察其虚实。实者系指气、血、痰三者互结于食管，虚者系属津血日渐亏虚。由于病程较长，故往往由实转虚，由气及血，而治疗方法也应适当加以调整。初期以标实为主，根据气结、痰阻、血瘀的不同，分别进行治疗，但均需加入滋阴养血润燥之品；后期以本虚为主，应根据津血亏虚及阴阳衰弱的程度给予不同治疗。

痰气交阻： 症见吞咽梗阻，胸膈痞闷，情志舒畅时可稍减轻，口干咽燥，舌质偏红，苔薄腻，脉弦滑。治宜开郁、化痰、润燥，用启膈散加减。

津亏热结：症见吞咽梗涩而痛，固体食物难入，汤水可下，形体逐渐消瘦，口干咽燥，大便干结，五心烦热，舌质红干，或带裂纹，脉弦细数。治宜滋养津液、泄热散结，用沙参麦冬汤[1]加减。如肠中燥结，大便不通，可酌用大黄甘草汤[2]，但宜中病即止以免重伤津液。

瘀血内结：症见胸膈疼痛，食不得下而复吐出，甚至水饮难下，大便坚如羊屎，或吐出物如赤豆汁，面色晦滞，形体更为消瘦，肌肤枯燥，舌红少津，或带青紫，脉细涩。治宜滋阴养血，破结化瘀，用通幽汤[3]加减。如服药即吐，难于下咽，可先服玉枢丹[4]，或用烟斗盛药，点燃吸入，以开膈降逆，随后再服煎药。

气虚阳微：症见长期饮食不下，面色苍白，精神疲惫，形寒气短，泛吐清涎，面部浮肿，足肿，腹胀，舌淡苔白，脉细弱。治宜温补脾肾，用补气运脾汤[5]和右归丸[6]加减。

反胃：主要表现为食后脘腹胀满，朝食暮吐，暮食朝吐，吐出宿谷不化，吐后稍觉舒适，神疲乏力，面色少华，舌淡苔薄，脉象细缓无力。治宜温中健脾，降气和胃，用丁沉透膈散[7]加减。若见面色白，四肢清冷，舌淡白，脉沉细者，为久吐累及肾阳亦虚。治宜益火之源，以温运脾阳，用附子理中丸[8]加减。若见唇干口燥，大便不行，舌红脉细者，是因久吐伤津，胃液不足，气阴并虚之象。治宜益气生津，降逆止吐，可用大半夏汤加减。

预后

噎膈病如果只出现噎的表现，多病情较轻而偏实证，预后良好。若由实转虚，由噎至膈，则病情较重，预后不良，甚则脾肾衰败，转为关格（即小便不通与呕吐并见的病证），而危及生命。

康复

噎膈是食不得入，反胃是食入反出，二者都属于难愈的疾病，并且病程较长，患者必须要保持精神愉快，养成良好的饮食习惯。如进食不可太快，宜细嚼慢咽，不吃过烫、辛辣、变质食物，忌烈性酒；多吃新鲜蔬菜、水果。进食营养丰富的食物，如牛奶、羊奶、肉汁、蜂蜜、藕汁、梨汁等，以扶养胃气，巩固疗效。树立战胜疾病的信心。不宜做超体力的活动。

病案举例（大半夏汤）

储某，女，58岁。近半年来，每三五天偶发进食时发噎，每噎则不能再进食。先后服药数十剂，均无效验，逐渐加重，继觉吞咽有梗阻感，咽物时胸骨有轻微疼痛，有时发噎必吐出所食之物，并夹有泡沫黏液，形体消瘦，舌质淡白，少苔。处方：法半夏10g，生晒参8g，蜂蜜50g。日服2~3次，连服15天。据述服药5天后，进食顺利，未曾发噎，服药半月后，食欲渐旺，面色红润。而后以前方隔三五日进服，持续年余，体重增加，康复如初，现一切正常。（王业龙.噎嗝治验话经方.中医药临床杂志，2004，16（2）：169.）

【附方】

原书附方

（1）六味汤：应为六味地黄汤，见虚痨附方。

（2）左归饮（见虚痨附方）

（3）启膈饮：《医学心悟》方。有滋阴润燥，启膈进食之效。主治隔食证，咽食噎哽不顺，时发噫气或疼痛，或食入反出等。

川贝母5g　沙参6g　川郁金3g　干荷蒂10g　砂仁壳3g　杵头糠6g　茯苓6g　石菖蒲3g　水2杯，煎八分服。

（4）大半夏汤：《金匮要略》方。有益气健脾，降逆止呕之效。主治反胃，朝食暮吐或暮食朝吐。

人参6g　半夏12g　加蜂蜜适量，水煎服。

（5）吴萸饮（即吴茱萸汤，见心腹痛胸痹附方）

（6）独附丸：治寒证呕吐。

附子500g（炮，乘热用）　姜汁500g　拌干研细末，为蜜丸。每次服3~6g，用粟米稀粥送下。

（7）六君子汤：《妇人大全良方》方。有益气化痰之效。主治脾胃气虚而兼有痰湿，症见脘腹胀满，不思饮食，咳嗽痰多，色白质稀者。

人参　白术　茯苓　半夏各10g　陈皮　炙甘草各6g　加生姜5片、大枣2枚，水2杯，煎八分服。治反胃，宜加附子6g，丁香、藿香、砂仁各3g。

（8）附子理中汤（见疟疾附方）

增补新方

（1）沙参麦冬汤（见虚痨附方）

（2）大黄甘草汤：《金匮要略》方。治食已即吐。

大黄15g　甘草3g　水煎服。

（3）**通幽汤**：《脾胃论》方。有润燥通塞之效。主治幽门不通，上冲，吸门不开，噎塞，气不得上下，大便难。

桃仁　红花各0.3g　生地黄　熟地黄各1.5g　当归　炙甘草　升麻各3g　为粗末，水煎服。

（4）**玉枢丹**：《片玉心书》方，又名紫金锭。有化痰开窍，辟秽解毒，消肿止痛之效。主治感受秽恶痰浊之邪，症见脘腹胀闷疼痛，呕吐泄泻，小儿痰厥等。

山慈菇90g　红大戟45g　千金子霜30g　五倍子90g　麝香9g　雄黄30g　朱砂30g　雄黄、朱砂分别水飞或粉碎成细粉，山慈菇、五倍子、红大戟粉碎成细粉，将麝香研细，与上述粉末及千金子霜配研，过筛，混匀，另取糯米粉加水做成团，蒸熟后与粉末调匀，压制成锭，阴干。口服，每次0.6~1.5g，每日2次。

（5）**补气运脾汤**：《证治准绳》方。治中气不运之噎塞。

人参6g　白术6g　橘红　茯苓各4.5g　黄芪（蜜炙）3g　砂仁2.4g　甘草1.2g　加生姜一片、大枣一枚，水煎。

（6）**右归丸**（见虚痨附方）

（7）**丁沉透膈散**：《太平惠民和剂局方》方，又名十八味丁沉透膈汤。主治脾胃不和，中寒上气，胁肋胀满，心腹疼痛，痰逆恶心，或时呕吐，饮食减少，十隔五噎，痞塞不通，嗳气吞酸，口苦失味等症。

白术90g　炒香附　人参　砂仁各30g　炙丁香　麦芽　煨肉豆蔻　白豆蔻　木香　青皮各15g　炙甘草45g　沉香　陈皮　藿香　厚朴（姜炒）各22.5g　炒神曲　半夏（汤泡七次）　草果各7.5g　为粗末，每服12g，加生姜三片、大枣一枚，水煎服。

（8）**附子理中丸**（见虚痨附方）

气　喘　第　九

【原文】喘促症　　治分门　　气急而上奔，宜分别而治之。

【语译】喘促是呼吸急促，气往上奔的病证，首先应辨明病因，分门别类，然后给予不同的治疗。

【原文】鲁莽辈　只贞元　贞元饮⁽¹⁾是治血虚而气无所附，以此饮济之、缓之。方中熟地、当归之润，所以济之。甘草之甘，所以缓之。常服调养之剂，非急救之剂也。今医遇元气欲脱上奔之症，每用此饮以速其危，良可浩叹！

【语译】但一些鲁莽的医生们，只知道用贞元饮一个方子治疗气喘。贞元饮本是治疗血虚气无所依附的处方，具有补益和缓急的作用。方中熟地黄、当归甘润滋补，甘草味甘可以缓急。贞元饮为调养的方子，可以常服用，但不属于急救的处方。如果遇到元气欲脱，气急上逆的病证，再用本方，则将导致病情更加危险。

【原文】阴霾^①盛　龙雷^②奔　喘症多属饮病。饮为阴邪，非离照当空，群阴焉能退避。若地黄之类，附和其阴，则阴霾冲逆肆空，饮邪滔天莫救，而龙雷之火，愈因以奔腾矣。

【注释】①阴霾（mái）：天空昏暗，刮大风，落沙土。这里比喻人体内水气充塞，阴寒之气太盛。

②龙雷：指肾脏里的虚火。因虚火浮越于外，善行于上，而见潮热、面赤，故又称为龙雷之火。

【语译】喘症多属于饮病，而饮为阴邪，只有阳光普照大地，才能使阴云消散。若治疗本病用地黄之类阴寒滋腻的药物，则可促使体内阴寒水气更盛，肾中虚火上浮，元气有散脱的危险。

【原文】实喘者　痰饮^①援^②　喘症之实者，风寒不解，有痰饮而为之援，则咳嗽甚而喘症作矣。

【注释】①痰饮：凡平素痰多，胸胁及胃肠内停留水液，总称为痰饮。稠浊的称痰，清稀的称饮。

②援：引起，招来。

【语译】 实证的气喘，多由外感风寒不解，体内素有痰饮而引发。

【原文】 **葶苈饮　十枣汤**　肺气实而气路闭塞为喘者，以葶苈大枣泻肺汤[2]主之。咳嗽气喘、心下停饮、两胁满痛者，以十枣汤[3]主之。

【语译】 治实喘可用葶苈大枣泻肺汤以泻肺行水，下气平喘。若见咳嗽气喘、心下停饮、两胁满痛，属水饮壅盛者，可以用十枣汤攻逐水饮来治疗。

【原文】 **青龙[4]辈　撤其藩①**　此方解表，兼能利水，治内外合邪以两撤之。

【注释】 ①藩（fán）：篱笆或屏障。

【语译】 小青龙汤既可以解表又可以利水，就能把困于体表的风寒和体内的水饮一齐撤掉，如同撤掉藩篱一般。

【原文】 **虚喘①者　补而温②**　虚喘气促，不能接续，脉虚细无力，温补二字宜串看。有以温为补者，有以补为温者，切不可走于贞元一路，留滞痰涎也。

【注释】 ①虚喘：病证名，见《医林绳墨》。指气喘由于正气虚者。多因禀赋不足，或大病之后，真元耗损，致脏气虚衰，肺气失主，肾不纳气。一般起病较缓，病程较长，以呼吸短促、语声低微、动则气喘为主要症状。
②补而温：补益肺肾，温化痰饮之法。

【语译】 虚证的气喘，主要表现为喘而气促，不能接续，脉虚细无力，应该用补益肺肾和温化痰饮的方法治疗。而不应该采用贞元饮之类的处方，以免使痰涎留滞。

【原文】 桂苓类　肾气论　仲景云：气短有微饮者，宜从小便去之，桂苓术甘汤[5]主之，肾气丸[6]亦主之。

【语译】 张仲景说：呼吸气短，微弱无力，属于水饮内停，可以采用利小便的方法使水饮排出，用苓桂术甘汤、肾气丸温化痰饮来治疗。

【原文】 平冲逆[①]　泄[②]奔豚[③]　冲气上逆，宜小半夏加茯苓汤[7]以降之。奔豚症初起，脐下动气，久则上逆冲心，宜茯苓桂枝甘草大枣汤[8]以安之。

【注释】 ①冲逆：指冲脉之气上逆的现象。
②泄：指行水利小便的治法。
③奔豚（tún）：古病名，出《灵枢·邪气脏腑病形》。名奔豚、奔豚气。《难经》将此列为肾之积，称为奔豚，属五积六聚之一。表现为气从少腹上冲于心，或冲咽喉，像小猪一样向上奔突，并有喘逆、少气等症。

【语译】 水饮上逆的病证要用温降之法，宜小半夏加茯苓汤；奔豚病初起，感到脐下有动气，病久则气上冲于心，用温散寒邪、平降冲逆的方法治疗，宜茯苓桂枝甘草大枣汤。

【原文】 真武剂　治其源　经云：其标在肺，其本在肾。真武汤[9]为治喘之源也。

【语译】 《内经》云：治疗喘证，治标在肺，治本应治肾，真武汤则是治疗气喘的治本方剂。

【原文】 金水母[①]　主诸坤　肺属金而主上，肾属水而主下，虚喘为天水不交之危候，治病当求其本。须知天水一气，而位乎天水之中者，坤土也。况乎土为金母，金为水母，危笃之症，必以脾胃为主。

【注释】 ①金水母：在中医的五行学说中，以金代表肺，以水代表肾，以土代表脾，以木代表肝，以火代表心。按照五行相生理论：木生火、火生土、土生金、金生水、水生木，所以说金为水母，也就是说肺为肾之母。

【语译】 肺属金，主水之上源；肾属水，主水之下源。虚喘为肺肾不交的危险证候，治病应治本。而坤土居于天水的中间。更何况脾土是肺金之母，肺金又是肾水之母；所以对于虚喘的危险证候，还应兼以调补脾胃为主，这才是治本的方法。

【原文】 六君子　妙难言　　六君子汤 (10) 加五味、干姜、北细辛，为治喘神剂。面肿加杏仁，面热如醉加大黄。此法时师闻之，莫不惊骇，能读《金匮》者，始知予言之不谬也。

【语译】 用补脾益气的六君子汤加五味子、干姜、细辛来治疗虚喘，有难以形容的妙处。面部浮肿者，可以加杏仁；面部发热、色红如醉者，可以加大黄。当下的医生听到这种治法，都非常惊异，但是读过《金匮要略》的人，都知道我说的这种治疗方法是对的。

【原文】 他标剂①　忘本根　　唯黑锡丹 (11) 镇纳元气，为喘症必用之剂。此外如苏子降气汤 (12)、定喘汤 (13) 及沉香黑锡丹 (14)，皆是害人之剂。

【注释】 ①标剂：仅治疗疾病的症状而不能从病因入手治疗疾病的方剂。

【语译】 黑锡丹具有镇纳元气的作用，可以镇摄浮阳，降气平喘，为治疗喘证必用的方剂。至于其他方剂，如苏子降气汤、定喘汤及沉香黑锡丹，陈念祖认为都是治标的处方，是害人的。

【按语】
要旨
　　陈念祖对内伤所致喘证比较重视，将喘证分为虚实论述，认为实喘多夹痰饮，多用泻肺、利水、平喘的治疗方法；虚喘多与肺、肾有关，常用温补的方法。陈念祖认为苏子降气汤、定喘汤及沉香黑锡丹，只是一些治标方剂，是害人的，见解有些偏颇。

病名

喘证是内科的常见病、多发病。以呼吸困难，甚至张口抬肩，鼻翼扇动，不能平卧为特征。严重者可致喘脱。见于多种急、慢性疾病的过程中。西医的喘息型支气管炎、肺部感染、肺炎、肺气肿、心源性哮喘、肺结核、矽肺等疾病中，出现喘证的临床表现时，可参照本病治疗。

病因病机

喘证的病因分为外感与内伤两类。外感为六淫乘袭，内伤可由饮食不当、情志不调或劳累、久病所致。喘证主要与肺、肾、脾三脏关系密切。病理性质有虚实两方面，实者多因外邪、痰浊、肝郁气逆，壅于肺中，宣降不利；虚者多因肺不主气，肾失摄纳所致。

治疗

治疗喘证，辨证首应审其虚实。实喘呼吸深长有余，呼出为快，气粗声高，伴有痰鸣咳嗽，脉数有力。虚喘呼吸短促难续，深吸为快，气怯声低，少有痰鸣咳嗽，脉象微弱或浮大中空，病势徐缓，时轻时重，遇劳则加重。实喘的治疗主要在肺，区别寒、热、痰的不同，采用温宣、清肃、化痰等法；虚喘治在肺、肾而尤以肾为主，可采用补肺、纳肾、益气、养阴等法。

实喘

风寒袭肺：症见喘咳气急，胸部胀闷，痰多稀薄，色白，兼有头痛，恶寒，或伴发热，口不渴，无汗，苔薄白而滑，脉浮紧。治宜宣肺散寒，用麻黄汤[1]加减。若寒痰阻肺，痰气不利者，可加半夏、橘红、紫苏子、紫菀、白前等；若得汗而喘不平，可用桂枝加厚朴杏仁汤[2]和营卫，宣肺气；若属支饮复感外寒而喘咳，痰液清稀多泡沫，可用小青龙汤发表温里。

表寒里热：症见喘逆上气，胸胀或痛，息粗，鼻扇，咳而不爽，痰吐稠黏，伴有形寒，身热，烦闷，身痛，有汗或无汗，口渴，苔薄白或黄，质红，脉浮数（滑）。治宜宣肺泄热，用麻杏石甘汤[3]加减。痰多者，可加葶苈子、射干。

痰热郁肺：症见喘咳气涌，胸部胀痛，痰多黏稠色黄，或夹血色，伴有胸中烦热，身热，有汗，渴喜冷饮，面红，咽干，尿赤，大便或秘，苔黄或腻，脉滑数。治宜清泻痰热，用桑白皮汤[4]加减。身热甚者加石膏、知母；痰多黏稠者，加海蛤粉；口渴咽干者，加天花粉；喘不能卧，痰涌便秘者，酌加葶苈子、大黄、风化硝；痰有腥味者，加鱼腥草、冬瓜仁、薏苡仁、芦根。

痰浊阻肺：症见喘而胸满闷窒，甚则胸盈仰息，咳嗽痰多，黏腻色白，咳吐不利，兼有呕恶，纳呆，口黏不渴，苔薄腻，色白，脉滑。治宜化痰降气，用二陈汤[5]合三子养亲汤[6]加减。可加苍术、厚朴等燥湿行气之品。

肝气乘肺：多因情志刺激而诱发，发时突然呼吸短促，但喉中痰声不显著，气憋，胸闷胸痛，咽中如窒，或失眠，心悸，苔薄，脉弦。治宜开郁降气平喘，用五磨饮子[7]加减。兼有心悸、失眠者，加百合、合欢花、酸枣仁、远志等宁心安神。同时劝慰患者保持心情开朗，配合治疗。

水凌心肺：症见喘咳气逆，倚息难以平卧，咳痰稀白，心悸，面目肢体浮肿，小便量少，怯寒肢冷，面唇青紫，舌胖淡，苔白滑，脉沉细。治宜温阳利水，泻肺平喘，用真武汤合葶苈大枣泻肺汤。

虚喘

肺虚：症见喘促短气，气怯声低，喉有鼾声，痰吐稀薄，自汗畏风，或咳呛痰少质黏，烦热口干，咽喉不利，面色潮红，舌质淡红或舌红苔剥，脉软弱或细数。治宜补肺益气养阴，用生脉散[8]合补肺汤[9]加减。若寒痰内盛，可加钟乳石、紫苏子、款冬花温肺化痰定喘；若肺阴虚甚者，加沙参、玉竹、百合等。肺虚作喘，病情严重时常与肾虚并见，可配合补肾纳气之紫石英、胡桃肉等。

肾虚：症见喘促日久，动则喘甚，呼多吸少，气不得续，形瘦神疲，浮肿，汗出肢冷，面青唇紫，舌苔淡白或黑润，脉微细或沉弱。治宜补肾纳气，用金匮肾气丸合参蛤散[10]加减。肾阴虚可用七味都气丸[11]合生脉散[12]以滋阴纳气；兼戴阳证者，加龙骨、牡蛎以潜阳，善后调理可常服紫河车粉、紫衣胡桃肉；兼标实，痰浊壅肺，喘咳痰多，气急，胸闷，苔腻者，为上实下虚之证，治宜化痰降逆，温肾纳气，用苏子降气汤；若阳虚饮停，上凌心肺，而喘咳心悸，或水邪泛溢而肢体浮肿，尿少，舌质淡胖，脉沉细者，可用真武汤加桂枝、黄芪、防己、葶苈子、万年青根温肾益气行水；痰饮凌心，心阳不振，血脉瘀阻，面、唇、爪甲、舌质青紫者，酌加丹参、红花、桃仁、川芎活血化瘀；若喘逆剧甚，张口抬肩，鼻扇气促，端坐不能平卧，或有痰鸣，心慌动悸，烦躁不安，面青唇紫，汗出如珠，肢冷，脉浮大无根或见歇止，或模糊不清者，为肺气欲绝、心肾阳衰的喘脱危象，急宜扶阳固脱，镇摄肾气，可用参附汤[13]加蛤蚧粉；若伴有躁烦内热，口干颧红，汗出黏手，为气阴俱竭，可去附子，加麦冬、西洋参、五味子等益气养阴；汗多气逆，加龙骨、牡蛎敛汗固脱。

预后

喘证是内科的常见难治病证之一。一般来说，实喘者邪祛后，预后较好；虚喘者多为气失摄纳，根本不固，采用补益肺肾的方法，不一定会立即见效，且容易感受外邪而致反复发作，致使病情迁延难愈。

康复

喘证患者平时应注意调畅情志，多食清淡食物，如新鲜的蔬菜、水果。忌食辛辣刺激、味甜黏腻之品。忌食过冷、过酸、过咸的食物以及容易引起过敏的鱼虾等海产品。戒烟戒酒。不要吸入花粉、灰尘、煤气、油漆等异味。此外，还要加强体育锻炼，提高机体的抗病能力，重视预防感冒。

病案举例（定喘汤）

王某，男，8岁，学生。其母代诉，患儿体胖，从1岁即发喘咳，每年必发数次，医院诊为哮喘。数日前因感风寒而致喘咳，痰多色白夹黄，质黏难出。经治烧退而喘咳未得控制。刻下又见喉中痰鸣，胸闷憋气，头晕，纳可，二便正常，扁桃体肥大，舌质红，苔薄白腻，脉滑数。证属风寒外束，痰热内蕴。治以宣肺平喘，化痰止咳。处方：炙麻黄3g，射干6g，杏仁10g（打碎），苏子6g（打碎），清半夏10g，陈皮6g，茯苓15g，生甘草3g，白果8g（打碎），款冬花10g，紫菀10g，黄芩6g。4剂，水煎服。忌食辛辣油腻，慎避风寒。二诊，药后喘咳吐痰减，余无不适，原方加减连进20余剂，喘咳平息。三个月后又发一次，原方再投数剂而诸症又平。半年后其母转告至今未发。（常章富.颜正华临证验案精选.北京：学苑出版社，1996：23-24.）

【附方】

原书附方

（1）贞元饮：《景岳全书》方。有滋补肝肾之效。主治肝肾亏损，气短似虚，呼吸急促，气道噎塞，势剧垂危者。亦治血虚气喘（妇女多有此证）。

熟地黄15g　当归10g　甘草6g（炙）　水煎，分3次服。

（2）葶苈大枣泻肺汤：《金匮要略》方。有泻肺行水，下气平喘的功效。治痰涎壅盛，咳喘胸满，不得平卧，以及面目浮肿，胸胁支饮等。

葶苈子9g（隔纸炒研如泥）　水1杯半，大枣12枚，煎七分，加入葶苈泥服之。

（3）十枣汤（见心腹痛胸痹附方）

（4）小青龙汤（见咳嗽附方）

（5）桂苓术甘汤：即苓桂术甘汤，《伤寒论》方。有健脾渗湿，温化痰饮的功效。主治痰饮病，胸胁胀满，眩晕心悸，短气而咳。

茯苓12g　白术　桂枝各6g　炙甘草5g　水2杯，煎八分服。

（6）肾气丸（见虚痨附方）

（7）小半夏加茯苓汤：《金匮要略》方。有燥湿化痰，降逆止呕之功。主治膈间有水，呕吐，痞满，眩悸。

半夏12g　生姜20g　茯苓20g　水2杯，煎八分温服。

（8）茯苓桂枝甘草大枣汤：《伤寒论》方。有温阳利水，平降冲逆之功。主治心阳不足，水气妄动，气喘脐下动气，欲作奔豚。

茯苓20g　桂枝　炙甘草各10g　大枣4枚　水煎温服。

（9）真武汤（见心腹痛胸痹附方）

（10）六君子汤（见隔食反胃附方）

（11）黑锡丹：《太平惠民和剂局方》方。有温壮下元，镇纳浮阳的作用。主治真阳不足，肾不纳气，浊阴上泛，上实下虚，痰壅胸中，上气喘促；奔豚，气从小腹上冲胸中等。

沉香90g　附子（炮）90g　胡芦巴90g　肉桂15g　小茴香90g　补骨脂90g　肉豆蔻90g　木香90g　金铃子90g　阳起石90g　黑锡60g　硫黄60g　每服3～9g，温开水送下。

（12）苏子降气汤：《太平惠民和剂局方》方。有降气平喘，祛痰止咳之效。主治上实下虚所致的喘咳，症见痰涎壅盛，喘咳短气，胸膈满闷，或腰疼脚软，或肢体浮肿，舌苔白滑或白腻，脉弦滑。

紫苏子9g　半夏9g　当归6g　甘草6g　前胡6g　厚朴6g　肉桂3g　加生姜2片、大枣1个、紫苏叶5片，水煎服。

（13）定喘汤：《摄生众妙方》方。有宣肺降气，清热化痰之效。主治哮喘，症见咳嗽痰多气急，痰稠色黄，微恶风寒，舌苔黄腻，脉滑数。

白果9g　麻黄9g　紫苏子6g　甘草3g　款冬花9g　杏仁9g　桑白皮6g　黄芩6g　半夏9g　水煎服。

（14）沉香黑锡丹（原方不详）

增补新方

（1）麻黄汤：《伤寒论》方。有发汗解表，宣肺平喘的功效。主治外感风寒，恶寒发热，头痛身痛，无汗而喘，舌苔薄白，脉浮紧。

麻黄6g　桂枝4g　杏仁9g　甘草3g　水煎服。

（2）桂枝加厚朴杏仁汤：《伤寒论》方。有解肌发表，下气平喘之效。主治宿有喘病，又感风寒而见桂枝汤证者（头痛发热，汗出恶风，鼻鸣干呕）；或风寒表证误用下法后，表证未解而微喘者。

桂枝9g　白芍9g　甘草6g　生姜9g　大枣12枚　厚朴6g　杏仁6g　水煎服。

（3）麻杏石甘汤：《伤寒论》方。有辛凉宣泄，清肺平喘的作用。主治外感风邪，身热不解，咳逆气急鼻痛，口渴，有汗或无汗，舌红苔黄，脉滑数。

麻黄5g　杏仁9g　甘草6g　石膏18g　水煎服。

（4）桑白皮汤：《古今医统大全》方。有泻肺清热，祛痰止咳的功效。主治肺气不降，痰火作喘。

桑白皮　半夏　苏子　杏仁　贝母　栀子　黄芩　黄连各2.4g　生姜三片　水煎服。

（5）二陈汤（见中风附方）

（6）三子养亲汤（见咳嗽附方）

（7）五磨饮子：《医便》方。有行气降逆的功效。主治大怒暴厥，或七情郁结等，心腹胀痛，或走注攻痛。

木香6g　沉香6g　槟榔9g　枳实9g　乌药9g　水煎服。

（8）生脉散（见中风附方）

（9）补肺汤（见虚痨附方）

（10）参蛤散：《普济方》方。

人参　蛤蚧

（11）七味都气丸（见虚痨附方）

（12）生脉散（见中风附方）

（13）参附汤（见中风附方）

血 症 第 十

【原文】血之道　化中焦① 　经曰：中焦受气取汁，变化而赤，是谓血。

【注释】 ①中焦：指脾胃而言，具有消化吸收作用，能吸收饮食中的养分化成为血。

【语译】 血液的生成，是中焦吸取水谷精气，变化为红色而成。

【原文】 本冲任① 中溉浇 血之流溢，半随冲任而行于经络。

【注释】 ①冲任：指冲脉和任脉，都属于奇经八脉。中医学认为冲脉和任脉都与人体血液运行有密切关系。

【语译】 血的功能一方面是指随着冲脉和任脉流行于经络，在人体内部起到灌溉营养的作用。

【原文】 温肌腠① 外逍遥② 血之流溢，半散于脉外而充肌腠皮毛。

【注释】 ①肌腠："肌"指肌肉，"腠"即腠理。
②逍遥：自由自在，无拘无束。这里指没有疾病侵袭。

【语译】 血的功能另一方面是指随着血的流溢，散行于人体外表，使肌肉和皮肤得到滋养，抵御病邪侵袭。

【原文】 六淫①逼 经道②摇 六淫者，风、寒、暑、湿、燥、火也。经，常也。道，路也。言血所常行之路也，外邪伤之则摇动。

【注释】 ①六淫：风、寒、暑、湿、燥、火六种外来的邪气。
②经道：人体气血循行的道路。

【语译】 六种外邪（风、寒、暑、湿、燥、火）侵袭人体，则可扰乱血液正常运行的道路。

【原文】 宜表散 麻芎条 外伤宜表散。东垣治一人内蕴虚热，外感大寒而吐血。法仲景麻黄汤加补剂，名麻黄人参芍药汤⁽¹⁾，一服而愈。

【语译】 这时应该使用发汗解表的方法。李杲（东垣）效仿张仲景用麻黄汤加补剂而组成麻黄人参芍药汤，治疗内有虚热、外感大寒而致吐血的患者，服用一次就痊愈了。

【原文】 七情病　溢如潮　七情者，喜、怒、哀、惧、爱、恶、欲也。七情之动，出于五志。医书恒谓五脏各有火，五志激之则火动，火动则血随火而溢。然五志受伤既久，则火为虚火，宜以甘温之法治之。

【语译】 七情内伤所致的血证，多因五志过激，郁而化火，血随火动而外溢，引起大量的失血，像潮水一样涌出来。然而如果五志受损日久，则易耗气伤阴而成虚火，应用甘温除热的方法治疗。

【原文】 引导^①法　草姜调　甘草干姜汤⁽²⁾，如神，或加五味子二钱。火盛者，加干桑皮三钱、小麦一两。时医因归脾汤有引血归脾之说，谓引血归脾即是归经。试问脾有多大，能容离经之血成斗成盆，尽返而归于内而不裂破乎？市医固无论矣，而以名医自负者，亦蹈此弊，实可痛恨！

【注释】 ①引导：引导血流，使回到正常运行的道路中去。

【语译】 采用引血归经的治疗方法，可以用甘草干姜汤，或加五味子二钱。火盛者，加干桑皮三钱、小麦一两。当下的医生因为听说归脾汤有引血归脾的说法，就把引血归脾认为是引血归经。请问脾有多大，能够容下大量的离经之血，而不至于破裂？一般的医生有这种认识也就算了，而那些自负的名医也这样认为，实在是有些让人痛恨！

【原文】 温摄^①法　理中超　理中汤⁽³⁾加木香、当归煎服。凡吐血服凉药及滋润益甚，外有寒冷之象者，是阳虚阴走也，必用此方。血得暖则循行经络矣。此法出《仁斋直指》。

【注释】 ①温摄：用温补药物使达到收摄止血的目的。

【语译】 采用温补固摄的治疗方法，以理中汤为最好。可以用理中汤加木香、当归煎服。只要是吐血的患者，服用凉药及滋润药物后，病情更严重，并伴有寒冷表现的，是属于阳虚，一定要用此方治疗。因为血得温暖则可在经络中正常循行而不会溢出经络。这种治疗方法出自《仁斋直指方论》。

【原文】 凉泻①法 令瘀销② 火势盛，脉洪有力，寒凉之剂原不可废。但今人于血症每用藕节、黑栀、白及、旧墨之类以止涩之，致留瘀不散，以为咳嗽虚痨之基。《金匮》泻心汤⁽⁴⁾大黄倍于芩连，为寒以行瘀法。柏叶汤⁽⁵⁾治吐不止，为温以行瘀法。二方为一温一寒之对子。

【注释】 ①凉泻：用寒凉性药物来泻热消瘀。
②销：去掉。

【语译】 火势盛，症见脉洪有力者，需要用寒凉止血的方剂。而现在有些医家常用藕节、黑栀、白及、旧墨等收敛止血，则容易致瘀血内留，使血证发展成为咳嗽、虚痨。《金匮要略》的泻心汤中，大黄的用量大于黄芩、黄连，即用清热凉血、活血化瘀的方法以止血，可以使瘀血消散而不致积瘀成痨。而柏叶汤治疗吐血不止，是采用温经化瘀的方法以止血。这两个方法一个通过凉血以化瘀，一个通过温经以化瘀。

【原文】 赤豆散 下血标 粪前下血为近血①，《金匮》用当归赤小豆散⁽⁶⁾。

【注释】 ①近血：指表现为在排便之前出血的便血。

【语译】 在大便之前出血的病证称为近血，《金匮要略》的当归赤小豆散是一个治疗近血的标准方子。

【原文】 若黄土 实翘翘^① 粪后下血为远血^②,《金匮》用黄土汤⁽⁷⁾。

【注释】 ①翘(qiào)翘:了不起,非常好。
②远血:指表现为先排便后出血的便血。

【语译】《金匮要略》的黄土汤是一个治疗远血的非常好的处方。

【原文】 一切血 此方饶^① 黄土汤,不独粪后下血方也。凡吐血、衄血、大便血、小便血、妇人血崩及血痢久不止,可以统治之。以此方暖中宫土脏,又以寒热之品互佐之,步步合法也。五脏有血,六腑无血。观剖诸兽腹心下夹脊,包络中多血,肝内多血,心、脾、肺、肾中各有血,六腑无血。近时以吐血多者谓为吐胃血,皆耳食昔医之误,凡吐五脏血必死。若吐血、衄血、下血,皆是经络散行之血也。

【注释】 ①饶:多的意思,这里是指黄土汤的用途广泛。

【语译】 黄土汤不仅是治疗远血的处方,凡吐血、衄血、大便出血、小便出血、妇人血崩、血痢久而不止等一切失血证,都可以使用。黄土汤方中药物寒温并用,标本兼治,可以温阳健脾,养血止血。陈念祖认为五脏存血,六腑无血。他解剖兽类观察发现,心包络中多血,肝内多血,心、脾、肺、肾中各有血,而六腑无血。当时的医生以吐血量多的称为吐胃血,都是承袭了以往的错误见解,认为五脏吐血则必死。而吐血、衄血、下血,都是经络散行,流溢脉外的血液。

【按语】
要旨
血证的范围相当广泛,是涉及多个脏腑组织的一类病证。它既可以单独出现,又常伴见于其他病证的过程中。陈念祖在本节开篇首先论述血的生成和血的作用,然后论述六淫、七情、虚寒、热瘀可导致出血病证。以吐血、便血为例讲述血证的具体治疗方法。

病名

凡血液不循常道，或上溢于口鼻诸窍，或下泄于前后二阴，或渗出于肌肤所形成的病证统称为血证。血证的范围相当广泛，凡以出血为主要表现的病证均属本证的范围。这里主要讨论内科常见的鼻衄、齿衄、咳血、吐血、便血、尿血、紫斑等血证。西医学中多种急、慢性疾病所引起的出血，包括某些系统的疾病（如呼吸、消化、泌尿系统疾病）有出血症状者以及造血系统病变所引起的出血性疾病，均可参照本节治疗。

病因病机

感受外邪、情志过极、嗜食醇酒厚味、劳倦过度或久病、热病之后，都可导致脉络损伤，血液妄行或瘀阻脉络，引起血液溢出脉外而形成血证。其主要病机有火热熏灼，迫血妄行；气虚不摄，血溢脉外；或瘀血阻络，血不归经。

治疗

鼻衄：鼻腔出血，称为鼻衄。它是血证中最常见的一种。多由火热迫血妄行所致，其中以肺热、胃热、肝火为常见。也可由正气亏虚，血失统摄引起。

热邪犯肺：症见鼻燥衄血，口干咽燥，或兼有身热，咳嗽痰少等症，舌质红，苔薄，脉数。治宜清泻肺热，凉血止血，用桑菊饮[1]加减。可加牡丹皮、茅根、墨旱莲、侧柏叶凉血止血。肺热盛而无表证者，去薄荷、桔梗加黄芩、栀子清泻肺热；阴伤较甚，口、鼻、咽干燥显著者，加玄参、麦冬、生地黄养阴润肺。

胃热炽盛：症见鼻衄，或兼齿衄，血色鲜红，口渴欲饮，鼻干，口干臭秽，烦躁，便秘，舌红，苔黄，脉数。治宜清胃泻火，凉血止血，用玉女煎[2]加减。可加茅根、大蓟、小蓟、藕节之类凉血止血。热势甚者，加栀子、牡丹皮、黄芩清热泻火；大便秘结者，加生大黄通腑泻热；阴伤较甚，口渴，舌红苔少，脉细数者，加天花粉、石斛、玉竹养胃生津。

肝火上炎：症见鼻衄，头痛，目眩，耳鸣，烦躁易怒，两目红赤，口苦，舌红，脉弦数。治宜清肝泻火，凉血止血，用龙胆泻肝汤[3]加减。可酌加白茅根、蒲黄、大蓟、小蓟、藕节等凉血止血。若阴液亏耗，口鼻干燥，舌红少津，脉细者，可去车前子、泽泻、当归，酌加玄参、麦冬、女贞子、墨旱莲养阴清热。

气血亏虚：症见鼻衄，或兼齿衄、肌衄，神疲乏力，面色白，头晕，耳鸣，心悸，夜寐不宁，舌质淡，脉细无力。治宜补气摄血，用归脾汤[4]加减。

对以上各种证候的鼻衄，除内服汤药治疗外，应结合局部用药治疗以期及时止血，可选用云南白药局部使用，或用棉花蘸青黛粉塞入鼻腔止血。

齿衄： 齿龈出血称为齿衄，又称为牙衄、牙宣。因为阳明经脉入于齿龈，齿为骨之余，故齿衄主要与胃肠及肾的病变有关。

胃火炽盛： 症见齿衄血色鲜红，齿龈红肿疼痛，头痛，口臭，舌红，苔黄，脉洪数。治宜清胃泻火，凉血止血，用加味清胃散[5]合泻心汤。可酌加白茅根、大蓟、藕节以凉血止血。

阴虚火旺： 症见齿衄血色淡红，起病较缓，常因受热及烦劳而诱发，齿摇不坚，舌质红，苔少，脉细数。治宜滋阴降火，凉血止血，用六味地黄丸[6]合茜根散[7]。

咳血： 血由肺及气管外溢，经口而咳出，表现为痰中带血，或痰血相兼，或纯血鲜红，间夹泡沫，均称为咳血，亦称为嗽血或咯血。

燥热伤肺： 症见喉痒咳嗽，痰中带血，口干鼻燥，或有身热，舌质红，少津，苔薄黄，脉数。治宜清热润肺，宁络止血，用桑杏汤[8]加减。可加白茅根、藕节、茜草、侧柏叶凉血止血。兼有发热，头痛，咳嗽，咽痛，脉浮数等外感风热表证时，可酌加金银花、连翘、牛蒡子辛凉解表，清热利咽；津伤较甚者，可加麦冬、玄参、天花粉养阴润燥。

肝火犯肺： 症见咳嗽阵作，痰中带血或纯血鲜红，胸胁胀痛，烦躁易怒，口苦，舌质红，苔薄黄，脉弦数。治宜清肝泻肺，凉血止血，用泻白散[9]合黛蛤散[10]。可酌加生地黄、墨旱莲、茅根、大小蓟等凉血止血。肝火较甚，头晕目眩，烦躁易怒者，加牡丹皮、栀子、黄芩清肝泻火。

阴虚肺热： 症见咳嗽痰少，痰中带血或反复咳血，血色鲜红，口干咽燥，颧红，潮热盗汗，舌质红，脉细数。治宜滋阴润肺，宁络止血，用百合固金汤[11]加减。可加白及、藕节、白茅根、茜草等止血。反复咳血及咳血量多者，加阿胶、三七养血止血；潮热、颧红可加青蒿、鳖甲、地骨皮、白薇等清退虚热；盗汗加糯稻根、浮小麦、五味子、牡蛎等收敛固涩。

吐血： 血由胃来，经呕吐而出，血色红或紫黯，常夹有食物残渣，称为吐血，亦称为呕血。

胃热壅盛： 症见脘腹胀闷，甚则作痛，吐血色红或紫黯，常夹有食物残渣，口臭，便秘，大便色黑，舌质红，苔黄腻，脉滑数。治宜清胃泻火，化瘀止血，用泻心汤合十灰散[12]。胃气上逆而致恶心呕吐者，加代赭石、竹茹、旋覆花和胃降逆。

肝火犯胃： 症见吐血色红或紫黯，口苦胁痛，心烦易怒，寐少梦多，舌质红绛，脉弦数。治宜泻肝清胃，凉血止血，用龙胆泻肝汤[3]加减。可加白茅根、藕节、墨旱莲、茜草或合用十灰散[12]凉血止血。

气虚血溢：症见吐血缠绵不止，时轻时重，血色黯淡，神疲乏力，心悸气短，面色苍白，舌质淡，脉细弱。治宜健脾养心，益气摄血，用归脾汤[4]加减。若气损及阳，脾胃虚寒，症见肢冷、畏寒、便溏者，可改用柏叶汤合理中丸[13]温经止血；若出血过多，气随血脱，症见面色苍白、四肢厥冷、汗出、脉微者，应急服独参汤[14]益气固脱，并积极抢救。

本病除药物治疗外，应特别注意饮食适宜，严防暴饮暴食，忌食烟酒及辛辣动火之品，并要注意精神及生活起居的调摄。

便血：是由于胃肠脉络受损，出现血液随大便而下，或大便呈柏油样为主要临床表现的病证。

肠道湿热：症见便血色红，大便不畅或稀溏，或有腹痛，口苦，舌质红，苔黄腻，脉濡数。治宜清化湿热，凉血止血，用地榆散[15]或槐角丸[16]加减。

气虚不摄：症见便血色淡红或紫黯，食少，体倦，面色萎黄，心悸，少寐，舌质淡，脉细。治宜益气摄血，用归脾汤[4]加减。

脾胃虚寒：症见便血紫黯，甚则黑色，腹部隐痛，喜热饮，面色不华，神倦懒言，便溏，舌质淡，脉细。治宜健脾温中，养血止血，用黄土汤加减。可加乌贼骨收敛止血，三七、花蕊石活血止血；阳虚较甚，畏寒肢冷者，加鹿角霜、炮姜、艾叶等温阳止血。

尿血：小便中混有血液，甚或伴有血块的病证，称为尿血。随出血量多少的不同，可使小便呈淡红色、鲜红色或茶褐色。

下焦热盛：症见小便黄赤灼热，尿血鲜红，心烦口渴，面赤口疮，夜寐不安，舌质红，脉数。治宜清热泻火，凉血止血，用小蓟饮子[17]加减。

肾虚火旺：症见小便短赤带血，头晕耳鸣，神疲，颧红潮热，腰膝酸软，舌质红，脉细数。治宜滋阴降火，凉血止血，用知柏地黄丸[18]加减。

脾不统血：症见久病尿血，甚或兼见齿衄、肌衄，食少，体倦乏力，气短声低，面色不华，舌质淡，脉细弱。治宜补脾摄血，用归脾汤[4]加减。

肾气不固：症见久病尿血，血色淡红，头晕耳鸣，精神疲惫，腰脊酸痛，舌质淡，脉沉弱。治宜补益肾气，固摄止血，用无比山药丸[19]加减。

紫斑：血液溢出于肌肤之间，皮肤表现青紫斑点或斑块的病症，称为紫斑。

血热妄行：症见皮肤出现青紫斑点或斑块，或伴有鼻衄、齿衄、便血、尿血，或有发热，口渴，便秘，舌红，苔黄，脉弦数。治宜清热解毒，凉血止血，用十灰散[12]加减。热毒炽盛，发热，出血广泛者，加生石膏、龙胆草、紫草；热壅胃肠，气血郁滞，症见腹痛、便血者，加白芍、甘草、木香、地榆、槐花缓急止痛，凉血止血；邪热阻滞经络，兼见关节肿痛者，酌加秦艽、木瓜、桑枝等舒经通络。

阴虚火旺：症见皮肤出现青紫斑点或斑块，时发时止，常伴鼻衄、齿衄或月经过多，颧红、心烦、口渴，手足心热，或有潮热，盗汗，舌质红，苔少，脉细数。治宜滋阴降火，宁络止血，用茜根散[7]加减。

气不摄血：症见反复发生肌衄，久病不愈，神疲乏力，头晕目眩，面色苍白或萎黄，食欲不振，舌质淡，脉细弱。治宜补气摄血，用归脾汤[4]加减。

预后

血证的预后，主要与下述三个因素有关。一是引起血证的原因，一般来说，外感易治，内伤难治，新病易治，久病难治。二是与出血量的多少密切相关，出血量少者病轻，出血量多者病重，甚至容易形成气随血脱的危急重病。三是与兼见症状有关，出血而伴有发热、咳喘、脉数等症者，一般病情较重。

康复

血证的患者，应注意饮食有节，宜进食清淡、易于消化、富有营养的食物，如新鲜蔬菜、水果、瘦肉、蛋类等，忌食辛辣香燥、油腻煎炸之品，戒除烟酒。注意调畅情志，避免情志过极。严密观察病情的发展和变化，病情严重者应卧床休息。若出现头昏、心慌、汗出、面色苍白、四肢湿冷、脉芤或细数等，应及时救治，以防产生厥脱之证。吐血量大或频繁吐血者，应暂予禁食，并应积极治疗引起血证的原发疾病。

病案举例（黄土汤）

王某，女，21岁，农民，五台县人。大便出血已1月余，先便后血，血色不鲜，全身无力，面色㿠白，食欲不佳，大便偏溏，小便正常，月经忽前忽后不调，舌淡苔白，脉象沉弱。此属中焦虚寒，脾不统血，所谓"远血"也。治以健脾温寒，养血止血。处方：当归15g，乌梅3枚，白术15g，生地18g，阿胶10g，黑地榆10g，椿根皮12g，甘草6g，炒黄芩6g，灶心土120g。上方2剂后，大便出血显著好转，偶然见血，量已很少。食欲、睡眠、精神均可，唯大便仍偏溏，脉沉弱。上方当归改为10g，继服两剂，诸证痊愈，再未便血。（赵尚华，张俊卿等.张子琳老中医60年临床经验精华.太原：山西科学技术出版社，2010：159－160.）

【附方】

原书附方

（1）麻黄人参芍药汤：《脾胃论》方。有益气养阴，发散风寒之效。主治气阴两虚，外感风寒，而见吐血、衄血者。

桂枝10g　麻黄　黄芪　炙甘草　白芍　人参　麦冬各6g　五味子3g　当归3g　水煎温服。

（2）甘草干姜汤：《伤寒论》方。有温中回阳之效。主治伤寒误汗亡阳，四肢厥逆，咽干，烦躁，吐逆，以及肺痿，唾涎沫，遗尿等。

炙甘草12g　干姜10g（炮）　水2杯，煎八分服。

（3）理中汤（见心腹痛胸痹附方）

（4）泻心汤：《金匮要略》方。有泻火解毒之功。主治热盛迫血妄行的吐血、衄血，或三焦热盛，高热烦躁，目赤，口腔肿痛，湿热黄疸等。

大黄6g　黄连3g　黄芩3g　水煎服。

（5）柏叶汤：《金匮要略》方。治吐血不止。

柏叶　干姜各9g　艾叶3把　加马通汁一升，水煎服。

（6）当归赤小豆散：《金匮要略》方，又名赤小豆当归散。有清热利湿，和营解毒之效。主治湿热下注，大便下血，先血后便者。

赤小豆30g　当归10g　共研细末，每服6g，浆水（即洗米水，3日后有酸味者）送下。

（7）黄土汤：《金匮要略》方。有温阳健脾，养血止血之功。主治脾阳不足引起的大便下血，以及吐血、衄血、崩漏下血，血色黯淡，四肢不温等。

灶心黄土30g　生地黄　黄芩　甘草　阿胶　白术　炮附子各6g　水3杯，煎八分服。

增补新方

（1）桑菊饮（见咳嗽附方）

（2）玉女煎：《景岳全书》方。有清胃滋阴的功效。主治胃热阴虚，症见烦热干渴，头痛，牙痛，牙龈出血，舌红苔黄且干等。

石膏15～30g　熟地黄9～30g　麦冬6g　知母4.5g　牛膝4.5g　水煎服。

（3）龙胆泻肝汤：《医方集解》方。有泻肝胆实火，清下焦湿热的功效。主治肝胆实火上扰，症见头痛目赤，胁痛口苦，耳聋，耳肿；或湿热下注，症见阴肿，阴痒，小便淋浊，妇女湿热带下等。

龙胆草6g　黄芩9g　栀子9g　泽泻12g　木通9g　车前子9g　当归3g　生地黄9g　柴胡6g　生甘草6g　水煎服，或制成丸剂，每次服6~9g。

（4）**归脾汤**（见虚痨附方）

（5）**加味清胃散**：《校注妇人大全良方》方。主治脾胃有热，口舌生疮，齿龈腐烂疼痛，或吐血。

黄连4.5g　生地黄　牡丹皮　当归各3g　升麻6g　犀角（水牛角代）　连翘　甘草（后三味药原书无剂量）　水煎服。

（6）**六味地黄丸**（见虚痨附方）

（7）**茜根散**：《重订严氏济生方》方。有凉血止血之效，主治鼻衄终日不止，心神烦闷。

茜根　黄芩　阿胶（蛤粉炒）　侧柏叶　生地黄30g　炙甘草15g　加生姜3片，水煎服。

（8）**桑杏汤**（见咳嗽附方）

（9）**泻白散**：《小儿药证直诀》方。有泻肺清热，止咳平喘之效。主治肺热咳嗽，症见咳嗽，甚则气急欲喘，皮肤蒸热，日晡尤甚，舌红苔黄，脉细数。

地骨皮30g　桑白皮30g　甘草3g　入粳米一撮，水煎服。

（10）**黛蛤散**（见咳嗽附方）

（11）**百合固金汤**：《医方集解》引赵蕺庵方。有养阴润肺，化痰止咳之功。主治肺肾阴虚，症见咳痰带血，咽喉燥痛，手足心热，骨蒸盗汗，舌红少苔，脉细数。

生地黄6g　熟地黄9g　麦冬5g　百合3g　白芍3g　当归3g　贝母3g　生甘草3g　玄参3g　桔梗3g　水煎服。

（12）**十灰散**：《十药神书》方。有凉血止血之效。主治血热妄行导致的呕血、吐血、咳血、嗽血。

大蓟　小蓟　荷叶　侧柏叶　白茅根　茜根　山栀子　大黄　牡丹皮　棕榈皮各等分　水煎服。

（13）**理中丸**：《伤寒论》方。有温中祛寒，补气健脾之功。主治中焦虚寒，自利不渴，呕吐腹痛，不欲饮食，以及霍乱等；阳虚失血；小儿慢惊，病后喜吐涎沫，以及胸痹等由中焦虚寒所致者。

人参6g　干姜5g　甘草（炙）6g　白术9g　为蜜丸，每日服用2~3次，每次服9g，开水送下；或按原方比例酌定用量作煎剂，水煎服。

（14）**独参汤**（见疟疾附方）

（15）**地榆散**：《仁斋直指方论》方。治肠风证下血。

地榆　黄连　茜草根　黄芩　茯神各15g　栀子0.3g　为粗末，每服9g，加薤白五寸，水煎服。

（16）**槐角丸**：《太平惠民和剂局方》方。有清肠止血，疏风利气之效。主治肠风下血，痔疮，脱肛等属于风邪热毒或湿热者。

槐角500g　防风250g　当归250g　黄芩250g　枳壳250g　研末为丸，每次服9g，或按原方比例水煎服。

（17）**小蓟饮子**：《济生方》方。有凉血止血，利水通淋之效。主治下焦瘀热所致的尿血，或血淋，尿中带血，小便频数，赤涩热痛，舌红脉数等。

生地黄30g　小蓟15g　滑石15g　木通9g　蒲黄9g　藕节9g　淡竹叶9g　当归6g　栀子9g　炙甘草6g　水煎服。

（18）**知柏地黄丸**：《医宗金鉴》方。有滋阴降火之效。主治阴虚火旺所致的骨蒸劳热，虚烦盗汗，腰脊酸痛，遗精等。

熟地黄24g　山茱萸12g　山药12g　泽泻9g　茯苓9g　牡丹皮9g　知母60g　黄柏60g　配为蜜丸或水煎服。

（19）**无比山药丸**：《太平惠民和剂局方》方。有补脾益胃，培元滋肾之效。主治虚劳损伤，肌体消瘦，腰酸膝软，目暗耳鸣，饮食无味等症。

山药60g　炒杜仲　菟丝子各三两　五味子180g　肉苁蓉（酒浸）120g　茯神　巴戟天　牛膝　山茱萸　干地黄　泽泻　赤石脂各30g　为末，炼蜜为丸，梧桐子大，每服二十至三十丸，食前酒送下，日二次。

水肿第十一

【原文】**水肿病　有阴阳**　肿，皮肤肿大。初起目下有形如卧蚕，后渐及于一身，按之即起为水肿，按之陷而不起为气肿。景岳以即起为气，不起为水，究之气行水即行，水滞气亦滞，可以分可以不必分也。只以阴水、阳水为分别。

【语译】 水肿病是指皮肤肿大，初起时眼下浮肿，好像有蚕卧在那里，以后渐肿到全身。凡用手按之，立即恢复原状的叫做水肿；按之下陷而不起复的，叫做气肿。张介宾（景岳）常分为气肿和水肿。而气行水亦行，气滞水亦滞，二者常相伴而生，因此水肿和气肿可以分开，也可以不作区分。可以只把水肿病分为阴证和阳证。

【原文】 便清利　阴水殃　　小便自利、口不渴属寒，名为阴水。

【语译】 若小便畅利，口不渴，属于寒证，称为阴水。

【原文】 便短缩　阳水伤　　小便短缩、口渴属热，名为阳水。

【语译】 若小便短少，口渴，属于热证，称为阳水。

【原文】 五皮饮(1)　元化①方　　以皮治皮，不伤中气。方出华元化《中藏经》。

【注释】 ①元化：即华佗，汉代名医。

【语译】 五皮饮是华佗《中藏经》所载的处方，用药材的外皮治疗皮肤疾病，不易损伤中气。

【原文】 阳水盛　加通防　　五皮饮加木通、防己、赤小豆之类。

【语译】 治疗阳水，可用五皮饮加木通、防己、赤小豆之类以利水消肿。

【原文】 阴水盛　加桂姜　　五皮饮加干姜、肉桂、附子之类。

【语译】 治疗阴水，可用五皮饮加干姜、肉桂、附子温阳化气，行水消肿。

【原文】 知实肿　萝枳商　知者，真知其病情，而无两可之见。壮年肿病骤起脉实者，加萝卜子、枳实之类。

【语译】 如果诊断为实性的水肿，即患者多为年轻体壮之人，发病急骤，脉搏有力的，多由水湿壅盛所致。可以在五皮饮中加入萝卜子、枳实之类以行气利水消肿。

【原文】 知虚肿　参术良　老弱病久，肿渐成，脉虚者，加人参、白术之类。

【语译】 如果诊断为虚性的水肿，即患者多为年老体弱之人，发病缓慢，病程缠绵日久，脉搏虚软无力的，多由脾肾阳虚所致。可加入人参、白术之类，以益气健脾消肿。

【原文】 兼喘促　真武汤(2)　肿甚、小便不利、气喘、尺脉虚者，宜真武汤暖土行水。间用桂苓甘术汤(3)化太阳之气，守服十余剂。继用导水茯苓汤(4)二剂愈。今人只重加味肾气丸(5)，而不知其补助阴气，反益水邪，不可轻服也。

【语译】 倘若水肿严重，小便不利，兼见气喘，尺脉虚弱的症状，则须用真武汤温阳利水。其间也可以用桂苓甘术汤温化水饮，连续服用十多剂。接着再服导水茯苓汤二剂就可痊愈。而对于加味肾气丸，容易补助阴气，反而加重水邪积聚，不能轻易服用。

【原文】 从俗好　别低昂　以上诸法，皆从俗也。然从俗中而不逾先民之矩矱，亦可以救人。

【语译】 以上都是通行的治法，虽然只是治疗水肿病的一般法则，但也是可以治病救人的。然而与《金匮要略》里所讲的理论和方剂比较一下，就能分别出高低来了。

【原文】 五水辨　金匮详　病有从外感而成者名风水①。病从外感而成，其邪已渗入于皮，不在表而在里者名皮水②。病有不因于风，由三阴结而成水者名正水③。病有阴邪多而沉于下者名石水④。病有因风因水伤心郁热名黄汗⑤。《金匮》最详，熟读全书，自得其旨，否则鲁莽误事耳。药方中精义颇详，宜细玩之。

【注释】　①风水：病名，水肿病之一，《金匮要略·水气病脉证并治》记载："风水，脉浮身重，汗出恶风者，防己黄芪汤主之。"

②皮水：病名，水肿病之一，《金匮要略·水气病脉证并治》记载："皮水为病，四肢肿，水气在皮肤中，四肢聂聂动者，防己茯苓汤主之。"

③正水：病名，水肿病之一，《金匮要略·水气病脉证并治》记载："正水，其脉沉迟，外证自喘。"

④石水：病名，水肿病之一，《金匮要略·水气病脉证并治》记载："石水，其脉自沉，外证腹满不喘。"

⑤黄汗：病名。《金匮要略·水气病脉证并治》记载："黄汗之为病，身体肿，发热，汗出而渴，状如风水，汗沾衣，色正黄如柏汁，脉自沉……"

【语译】《金匮要略》把水肿病分为五种详细论述，即风水、皮水、正水、石水、黄汗。其中因外感风邪而成的水肿称风水。水气入里渗于四肢皮肤，不在肌表的称为皮水。肺、脾、肾三脏气化失常导致的水肿称正水。阴寒水气凝结下沉导致的水肿称为石水。因感受风邪，加之水湿内郁，壅遏营卫，或脾胃湿热郁伏所引起的病称黄汗。因此应熟读《金匮要略》全书，领会其中的要领，不然就会容易鲁莽误事。

【原文】补天手①　十二方　越婢汤⑹、防己茯苓汤⑺、越婢加白术汤⑻、甘草麻黄汤⑼、麻黄附子汤⑽、杏子汤⑾、蒲灰散⑿、芪芍桂酒汤⒀、桂枝加黄芪汤⒁、桂甘姜枣麻辛附子汤⒂、枳术汤⒃、附方《外台》防己黄芪汤⒄。

【注释】　①补天手：古代传说女娲炼五色石以补天，这里用来比喻《金匮要略》中所列的处方具有极好的疗效。

【语译】 有12首具有很好疗效的治疗水肿的处方，即《金匮要略·水气病脉证并治》中所载的12首方子：越婢汤、防己茯苓汤、越婢加术汤、甘草麻黄汤、麻黄附子汤、杏子汤、蒲灰散、芪芍桂酒汤、桂枝加黄芪汤、桂枝去芍药加麻黄细辛附子汤、枳术汤，以及附方《外台秘要》的防己黄芪汤。

【原文】肩斯道①　勿炎凉② 群言淆乱衷于圣，以斯道为己任，勿与世为浮沉，余有厚望焉。

【注释】 ①肩斯道："肩"是担负；"斯道"在这里指医疗学术。
②炎凉：指热和冷，在这里比喻一个人没有正确的见解，只是跟着他人跑。

【语译】 凡是肩负救死扶伤责任的医生们，不要听信世俗的医理，而扰乱了医圣仲景的主张，只知用一般通用的治标方剂，而把《金匮要略》中记载的这些经验良方给忽视了。

【按语】

要旨

陈念祖将水肿按临床表现分为阴水与阳水，并指出相应的治疗方剂。此外，对于水肿还强调根据虚实的不同，采用不同的治疗方法，如实证以枳实之类行气利水消肿为主，虚证以白术之类益气健脾消肿为主。同时指出兼喘促的水肿重用真武汤治疗，以温阳利水。并指出《金匮要略》将水肿分为5种，详细列出了《金匮要略》中治疗水肿的12首常用处方。在本篇，陈念祖虽然区分了阴水、阳水，但没有分别对其做进一步的分型论治。

病名

水肿是指体内水液潴留，泛溢肌肤，引起眼睑、头面、四肢、腹背甚至全身浮肿，严重者还可伴有胸水、腹水等。西医学的急性肾小球肾炎、慢性肾小球肾炎、肾病综合征、充血性心力衰竭、内分泌失调以及营养障碍等疾病所引起的水肿，可参照本病治疗。

病因病机

本病的发生与肺、脾、肾三脏关系密切。凡风邪外袭、饮食劳倦、湿毒浸淫、湿热内盛、房劳过度、内伤肾元，均可导致肺不通调，脾失转输，肾失开阖，膀胱气化无权，三焦水道失畅，水液停聚，泛溢肌肤而发为水肿。

治疗

水肿的治疗仍以阴阳为纲，凡感受风邪、水气、湿毒、湿热诸邪，见表、热、实证者，多按阳水论治。凡饮食劳倦，房劳过度，损伤正气，见里、虚、寒证者，多从阴水论治。但阴水、阳水并非一成不变，而是可以相互转化的。如阳水迁延不退，致正气日衰，水邪日盛，可转为阴水；若阴水复感外邪，水肿增剧，又当急则治标，从阳水论治。

阳水

风水泛溢：症见眼睑浮肿，继则四肢及全身皆肿，来势迅速，多有恶寒发热，肢节酸楚，小便不利等症。偏于风热者，伴咽喉红肿疼痛，舌质红，脉浮滑数。偏于风寒者，兼恶寒，咳喘，舌苔薄白，脉浮滑或紧。如水肿较重亦可见沉脉。治宜散风清热，宣肺行水，用越婢加术汤加减。可酌加浮萍、泽泻、茯苓以助宣肺利水消肿。若咽喉肿痛，可加板蓝根、桔梗、连翘以清咽散结解毒；若热重尿少，可加鲜茅根清热利尿；若属风寒偏盛，去石膏，加紫苏叶、防风、桂枝以助麻黄辛温解表之力；若见咳喘较甚者，可加前胡、杏仁降气止咳；若见汗出恶风，卫阳已虚者，用防己黄芪汤加减，以助卫行水。若表证渐解，身重而水肿不退者，按水湿浸渍型治疗。

湿毒浸淫：症见眼睑浮肿，延及全身，小便不利，身发疮痍，甚者溃烂，恶风发热，舌质红，苔薄黄，脉浮数或滑数。治宜宣肺解毒，利湿消肿，用麻黄连翘赤小豆汤[1]合五味消毒饮[2]。若脓毒甚者，当重用蒲公英、紫花地丁；若湿盛而糜烂者，加苦参、土茯苓；若风盛而瘙痒者，加白鲜皮、地肤子；若血热而红肿，加牡丹皮、赤芍；若大便不通，加大黄、芒硝。

水湿浸渍：症见全身水肿，按之没指，小便短少，身体困重，胸闷，纳呆，泛恶，苔白腻，脉沉缓，起病缓慢，病程较长。治宜健脾化湿，通阳利水，用五皮散合胃苓汤[3]。若肿甚而喘者，加麻黄、杏仁、葶苈子宣肺泻水平喘。

湿热壅盛：症见遍体浮肿，皮肤绷急光亮，胸脘痞闷，烦热口渴，小便短赤，或大便干结，苔黄腻，脉沉数或濡数。治宜分利水湿，用疏凿饮子[4]加减。若腹满不减，大便不通者，配合己椒苈黄丸[5]以助攻泻之力，使水从大便而泄。若肿势严重，兼见气粗喘满，倚息不得卧，脉弦有力者，为水在胸中，上迫于肺，肺气不降，宜泻肺行水，用五苓散[6]合葶苈大枣泻肺汤[7]以泻胸中之水。若湿热之邪，下注膀胱，伤及血络，见尿痛、尿血者，酌加凉血止血药，如大小蓟、白茅根等。

阴水

脾阳虚衰：症见身肿，腰以下为甚，按之凹陷不易恢复，脘腹胀闷，纳少，便溏，面色萎黄，神倦肢冷，小便短少，舌质淡，苔白腻或白滑，脉沉缓或沉弱。治宜温运脾阳，利水化湿，用实脾散[8]加减。若由于长期的饮食失调，脾胃虚弱，精微不化而见面色萎黄，遍体浮肿，晨起头面甚，动则下肢肿胀，能食而疲乏无力，大便如常或溏，小便反多，苔薄腻，脉软弱者，由脾气虚弱，气失舒展，不能运化水湿所致。宜健脾化湿，可用参苓白术散[9]加减。或加桂枝、黄芪益气通阳，或加补骨脂、附子温阳以加强气化。并适当注意营养，可用黄豆、花生佐餐，作为辅助治疗。

肾气衰微：症见面浮身肿，腰以下尤甚，按之凹陷不起，心悸，气促，腰部冷痛酸重，尿量减少或增多，四肢厥冷，怯寒神疲，面色灰滞或白，舌质淡胖，苔白，脉沉细或沉迟无力。治宜温肾助阳，化气行水，用济生肾气丸合真武汤。如病势缠绵，反复不愈，正气日衰，复感外邪，症见发热恶寒，肿势增剧，小便短少，当以风水论治，但应顾及正气虚衰不可过用表药，以越婢汤为主，加党参、菟丝子等补气温肾之药，扶正与祛邪并用。病至后期，因肾阳久衰，阳损及阴，可导致肾阴亏虚，又可出现肾阴虚为主的病证，症见水肿反复发作，精神疲惫，腰酸遗精，口咽干燥，五心烦热，舌红，脉细弱等，宜滋补肾阴为主，兼利水湿，但滋阴不宜过于凉腻，以防匡助水邪，伤害阳气，用左归丸[10]加泽泻、茯苓、冬葵子等。尚有肾阴久亏，水不涵木，肝肾阴虚，肝阳上亢，上盛下虚的复杂病情，症见面色潮红，头晕头痛，心悸失眠，腰酸遗精，步履飘浮无力，或肢体微颤等，宜育阴潜阳，可用左归丸[10]加介类重镇潜阳之品，如珍珠母、龙骨、牡蛎、鳖甲、桑寄生等。若肾气虚极，中阳衰败，浊阴不降而见神倦欲睡，泛恶，甚至口有尿味，病情严重，宜附子合制大黄、黄连、半夏以解毒降浊。

预后

凡病起不久，或由于营养障碍引起的浮肿，只要及时治疗，预后较好。若病起日久，反复发作，正虚邪恋，则缠绵难愈。如肿势较甚，见唇黑、缺盆平、脐突、足下平、背平或见心悸、唇绀、气急喘促、不能平卧、甚至尿闭、下血，均属病情危重。如久病，正气衰竭，浊邪上泛，肝风内动，预后多不良，应密切观察病情变化。

康复

水肿初起应吃无盐饮食。肿势渐退后，逐步改为低盐饮食，最后恢复普通饮食。忌食辛辣、烟酒等刺激性物品。若因营养障碍者，饮食稍淡即可，不必过于强调忌盐。此外，尚需注意起居有时，预防感冒，不宜过度疲劳，尤应节制房事，以防损伤真元。

病案举例（防己黄芪汤加茯苓）

王某，女，41 岁，营业员。常年久立，双下肢水肿，尤以左腿为重，按凹陷不起，两腿酸沉无力，小便频数量少。查尿常规（－）。伴有自汗、短气、疲乏、带下量多。患者㿠白虚浮，神色萎靡。舌胖大，苔白润，脉浮无力。诊为气虚夹湿，水湿客于肌腠。当益气固表，利水消肿，治用防己黄芪汤加茯苓。处方：黄芪30g，防己15g，白术20g，茯苓30g，炙甘草10g，生姜3片，大枣4枚。服药十四剂，下肢水肿明显消退，气力有增。拟上方加党参10g，又进七剂，水肿全消，亦不乏力。舌脉如常，病愈。（陈明，刘燕华，李方.刘渡舟验案精选.北京：学苑出版社，2007：110－111.）

【附方】
原书附方
（1）五皮饮：《太平惠民和剂局方》方。有健脾化湿，理气消肿之功。主治头面肢体浮肿，腹部胀满，上气喘急，小便不利等。

大腹皮（酒洗）　桑白皮（生）各12g　茯苓皮10g　陈皮9g　生姜皮3g　水煎服。

（2）真武汤（见心腹痛胸痹附方）

（3）桂苓甘术汤：即苓桂术甘汤，见气喘附方。

（4）导水茯苓汤：《普济方》引《德生堂方》。治水肿，头面、手足、遍身肿如烂瓜之状，按而塌陷。胸腹喘满，不能转侧安睡，饮食不下。小便秘涩，溺出如割，或如黑豆汁而绝少。服喘嗽气逆诸药不效者，用此即渐利而愈。

泽泻　赤茯苓　麦门冬　白术各60g　桑白皮　紫苏　槟榔　木瓜各30g　大腹皮　陈皮　砂仁　木香各22.5g　每服30～60g，水二杯，灯草三十根，煎八分，食远服。如病重者可用药60g，又加麦冬及灯草15g，以水一斗，于砂锅内熬至一大碗。再下小锅内，煎至一盏。五更空心服。

（5）加味肾气丸：《济生方》方，又名济生肾气丸、资生肾气丸。有补肾温阳，利水退肿之效。治肾虚腰重，脚肿，小便不利。

炮附子二个　茯苓　泽泻　山茱萸　炒山药　车前子（酒蒸）　牡丹皮各30g　官桂　川牛膝（酒浸）　熟地黄各15g　为细末，炼蜜为丸，梧桐子大，每服七十丸，空腹米饮送下。

（6）越婢汤：《金匮要略》方。有宣肺清热，疏散水湿之效。主治风水恶风，一身面目悉肿，微热汗出，脉浮。

麻黄6g　石膏30g　甘草6g　生姜3片　大枣5枚　水煎服。恶风者，加附子3g；风水，加白术6g。

（7）防己茯苓汤：《金匮要略》方。有益气通阳利水之功。主治皮水，症见四肢浮肿，按之没指，腹胀如鼓，小便不利，不恶风，脉浮者。

防己9g　桂枝9g　黄芪9g　茯苓18g　炙甘草3g　水煎服。

（8）越婢加白术汤：《金匮要略》方。治里水，一身面目黄肿，小便不利，脉沉。

处方组成即越婢汤加白术12g。

（9）甘草麻黄汤：《金匮要略》方。治里水，面目黄肿，小便不利，脉沉。

甘草12g　麻黄6g　水2杯，先煮麻黄至1.5杯，去沫，入甘草，煮七分服。

（10）麻黄附子汤：《金匮要略》方。治少阴虚寒，身面浮肿，小便不利，脉沉小者。

麻黄9g　炙甘草6g　附子3g　水煎服。

（11）杏子汤：《金匮要略》方。原文指出方未见，疑是麻黄杏仁甘草石膏汤。

（12）蒲灰散：《金匮要略》方。治下焦湿热小便不利；或因下焦湿热，水湿外盛，阻遏阳气而致皮水肢厥。

蒲灰250g　滑石500g　为末，饮服6g，日3服。

（13）芪芍桂酒汤：《金匮要略》方。有调和营卫，祛散水湿之效。治黄汗，身体肿，发热汗出而渴，状如风水，汗出沾衣色正黄，如黄柏汁，脉沉。

黄芪15g　芍药　桂枝各9g　苦酒1.5杯　水煎服。

（14）桂枝加黄芪汤：《金匮要略》方。有调和营卫，益气利水的作用。主治黄汗，两胫自冷，腰以上有汗，腰髋弛痛，如有物在皮状，甚则不能食，身疼重，烦躁，小便不利，及黄疸脉浮有表虚症状者。

桂枝　芍药　生姜各9g　甘草（炙）　黄芪各6g　大枣4枚　水煎服。

（15）**桂甘姜枣麻辛附子汤**：即桂枝去芍药加麻黄细辛附子汤，《金匮要略》方。有助阳化气行水之效。治心下坚大如盘，边如旋杯，水饮所作。

桂枝　生姜各9g　甘草　麻黄　细辛各6g　大枣4枚　附子3g　水煎服。

（16）**枳术汤**：《金匮要略》方。有行气导滞，燥湿健脾之功。主治水饮停滞于胃，症见心下坚，大如盘，按之外坚内虚。

枳实6g　白术12g　水煎服。

（17）**防己黄芪汤**：《金匮要略》方。有益气健脾，利水消肿之效。主治风水，症见汗出恶风，身重浮肿，小便不利，脉浮，及湿痹肢体重着麻木者。

防己6g　炙甘草5g　白术6g　黄芪9g　生姜4片　大枣1枚　水煎服。

增补新方

（1）**麻黄连翘赤小豆汤**：《伤寒论》方。有解表、清热、利湿之效。主治伤寒瘀热在里，小便不利，身发黄者。

麻黄6g　连翘6g　杏仁40个　赤小豆一升　大枣12枚　生梓白皮一升　生姜6g　炙甘草6g　水煎服。

（2）**五味消毒饮**：《医宗金鉴》方。有清热解毒，消散疔疮之效。主治火毒结聚的痈疮疔肿。

金银花20g　野菊花15g　蒲公英15g　紫花地丁15g　紫背天葵子15g　水煎服，加酒一二匙和服。

（3）**胃苓汤**（见痢疾附方）

（4）**疏凿饮子**：《济生方》方。有泻下逐水，疏风发表之效。主治水湿壅盛，症见遍身水肿，喘呼口渴，二便不利。

泽泻12g　赤小豆15g　商陆6g　羌活9g　大腹皮15g　椒目9g　木通12g　秦艽9g　槟榔9g　茯苓皮30g　水煎服。

（5）**己椒苈黄丸**：《金匮要略》方，又称防己椒目葶苈大黄丸。有攻逐水饮，利水通便之效。治水饮停聚，水走肠间，辘辘有声，腹满便秘，小便不利，口舌干燥，脉沉弦。

防己　椒目　葶苈子　大黄各30g　为末，炼蜜为丸，梧桐子大，每天服3次。

（6）**五苓散**（见虚痨附方）

（7）**葶苈大枣泻肺汤**（见气喘附方）

（8）**实脾散**：《重订严氏济生方》方。有温阳健脾，行气利水之效。主治阳虚水肿，症见下半身水肿严重，手足不温，口不渴，胸腹胀满，大便溏薄，舌苔厚腻，脉沉迟等。

厚朴6g　白术6g　木瓜6g　木香6g　草果仁6g　大腹子6g　附子6g　茯苓6g　干姜6g　炙甘草3g　加生姜5片，大枣1枚，水煎服。

（9）**参苓白术散**：《太平惠民和剂局方》方。有益气健脾，渗湿止泻之效。主治脾胃虚弱导致的泄泻，症见食少，便溏，或泄泻，或呕吐，四肢无力，形体消瘦，胸脘闷胀，面色萎黄，舌质淡红，舌苔白，脉细缓或虚缓。

莲子肉500g　薏苡仁500g　砂仁500g　桔梗500g　白扁豆750g　茯苓1000g　人参1000g　甘草1000g　白术1000g　山药1000g　作汤剂煎服，用量按原方比例酌情增减。

（10）**左归丸**（见虚痨附方）

医学三字经卷之二

胀满蛊胀第十二（水肿参看）

【原文】 **胀为病　辨实虚**　胀者，胀之于内也。虚胀误攻则坏，实胀误补则增。

【语译】 治疗胀满，首先应辨别其虚实。治疗虚证胀满如果用攻邪的方法就会坏事，治疗实证胀满如果用补益的方法就会使病情加重。

【原文】 **气骤滞　七气疏**　七气汤[1]能疏通滞气。

【语译】 凡是气机阻滞导致的胀满，可用七气汤来疏通气滞。

【原文】 **满拒按　七物祛**　腹满拒按，宜《金匮》厚朴七物汤[2]，即桂枝汤、小承气汤合用，以两解表里之实邪也。

【语译】 腹部胀满而拒按的，可以用《金匮要略》的厚朴七物汤治疗，即桂枝汤与小承气汤合用，来解除表里的实邪。

【原文】 **胀闭痛　三物锄**　腹满而痛，若大便实者，宜《金匮》厚朴三物汤[3]，行气中兼荡实法，以锄其病根。
以上言实胀之治法。

【语译】 腹部胀满，疼痛，大便闭结的，可以用《金匮要略》的厚朴三物汤以行气兼祛除留在腹内的积滞，以祛除病根。
以上是胀满实证的治法。

【原文】 若虚胀 且踌躇^① 仔细诊视，勿轻下药。

【注释】 ①踌躇：再三考虑。

【语译】 虚性的胀满，要仔细诊治，不可轻易下药。

【原文】 中央^①健 四旁如 喻嘉言云：执中央以运四旁，千古格言。

【注释】 ①中央：指脾胃，土居中央，脾胃属土，因此以中央代表脾胃。

【语译】 使脾胃健运，四旁就能通畅自如。正如喻昌（嘉言）所说的"执中央以运四旁"，这是一句千古格言。

【原文】 参竺典^① 大地舆^②

【注释】 ①竺典：指佛经。佛经是从印度传来的，我国古称印度为天竺，故将佛经称为竺典。
②大地舆（yú）："大地"即土，能生长万物；"舆"是乘载的意思。"大地舆"即大地载乘万物的意思。

【语译】 印度的佛经也认为土为四大元素（水、地、风、火）之一，可载万物。

【原文】 单腹胀 实难除 四肢不肿而腹大如鼓。

【语译】 腹部胀大而四肢不肿的单腹胀，其病根实在难以除去。

【原文】 山风卦^① 指南车^②

【注释】 ①山风卦：《周易》里的一卦，由艮卦与巽卦合成。艮为山，巽为风，故亦名山风卦、蛊卦。陈修园认为，艮代表胃土，巽代表肝木，肝胃本身以及肝胃相互之间关系的不正常，是造成蛊胀的原因。

②指南车：古代用来指示南北方向的工具。这里用来比喻指导方针。

【语译】"山风卦"所代表的意思，在中医学中可以比喻为肝脾不和，因此可按照这个原则，治疗肝脾不和导致的单腹胀（蛊胀）。

【原文】 易^①中旨^②　费居诸^③

【注释】 ①易：指《周易》，为古代典籍之一。

②旨：意义，宗旨，理论。

③费居诸：耗费时间的意思。《诗经》说："日居月诸。"居、诸本来是语助词，后来拿它代表光阴、时间。

【语译】《周易》里有关这方面的理论，我们应该花一些时间来仔细研究。

【按语】

要旨

陈念祖认为对胀满的治疗首先应辨别其虚实，实证行气通滞以祛邪，虚证健运脾胃以扶正。并且认为单腹胀是难治的疾病，可以参照《周易》中山风卦的含义，用调理肝脾的治法来治疗。

病名

臌胀多因肝脾受损，疏泄运化失常，气血交阻而致水气内停，以腹胀大、皮色苍黄、脉络暴露为特征。古医籍中又称单腹胀、臌、蜘蛛蛊等。该病为临床常见的危重病证，历代医家对其防治也十分重视。西医学的肝硬化、腹腔内肿瘤、结核性腹膜炎等形成的腹水可参照本节治疗。

病因病机

酒食不节，嗜酒过度，损伤脾胃，运化失职，酒湿浊气蕴结中焦，阻滞气机，肝失条达，气血郁滞可成臌胀。情志不疏，气机失于调畅，以致肝气郁结，久则气滞血瘀；肝失疏泄，横逆乘脾，运化失常，水湿停留，进而壅塞气机，水湿气血蕴结，日久不化，浸渐及肾，开阖不利，三脏俱病，可成臌胀。此外，血吸虫感染、黄疸、积聚等病迁延日久，也可形成臌胀。总之，臌胀与肝、脾、肾关系密切，最终导致气滞血瘀，水停腹中，水湿不化，虚实夹杂。

治疗

本病的病机为本虚标实，故治疗时应注意攻补兼施。

气滞湿阻：症见腹胀按之不坚，胁下胀满或疼痛，饮食减少，食后作胀，嗳气不适，小便短少，舌苔白腻，脉弦。治宜疏肝理气，行湿散满。如胁下胀满疼痛较明显，胸闷气短，脉弦，属肝气郁滞为主的，可用柴胡疏肝散[1]。如苔腻微黄，口干而苦，脉弦数，属气郁化火者，可加牡丹皮、栀子；如头晕，失眠，舌质红，脉弦细数，属气郁化热伤阴者，可加制首乌、枸杞子、女贞子、白芍等滋阴之品；如胁下刺痛不移，面青舌紫，脉弦涩，属气滞血瘀者，可加延胡索、莪术、丹参等活血化瘀之品；小便短少，可加茯苓、泽泻等利水药物。如食少腹胀甚，小便短少，舌苔腻，质淡体胖，脉弦滑，属脾虚湿阻者，可用胃苓汤[2]。如舌苔黄腻，口苦干而不欲饮，小便短赤，脉弦滑而数，属湿阻化热者，可去桂枝，加栀子、茵陈等以清热燥湿；如精神困倦，大便溏薄，舌苔白腻，质淡体胖，脉缓，属寒湿偏重者，可加干姜、砂仁等以增强温阳化湿之力。

寒湿困脾：症见腹大胀满，按之如囊裹水，甚则颜面微浮，下肢浮肿，脘腹痞胀，得热稍舒，精神困倦，怯寒懒动，小便少，大便溏，舌苔白腻，脉缓。治宜温中健脾，行气利水，用实脾散[3]加减。如水湿过重，可加肉桂、猪苓、泽泻；如气虚息短者，可酌加黄芪、党参以补肺脾之气；如胁腹胀痛，可加郁金、青皮、砂仁等以理气宽中。

湿热蕴结：症见腹大坚满，脘腹撑急，烦热口苦，渴不欲饮，小便赤涩，大便秘结或溏垢，舌边尖红，苔黄腻或兼灰黑，脉象弦数，或见面目皮肤发黄。治宜清热利湿，攻下逐水。可用中满分消丸[4]、茵陈蒿汤[5]、舟车丸[6]等加减治疗。如小便赤涩不利者，可加滑石、蟋蟀粉（另吞服）以行水利窍。如属湿热蒙闭心包，神识昏迷者，也属于危候。若见昏迷前烦躁失眠，狂叫不安，逐渐转入昏迷者，属热入心包，可用安宫牛黄丸[7]或至宝丹[8]以清热开窍。若见昏迷前静卧嗜睡，语无伦次，转入昏迷者，属痰湿蒙闭心包，可用苏合香丸[9]以芳香开窍。

肝脾血瘀：症见腹大坚满，脉络怒张，胁腹刺痛，面色黧黑，面颈胸臂有血痣，呈丝纹状，手掌赤痕，唇色紫褐，口渴，饮水不能下，大便色黑，舌质紫红或有紫斑，脉细涩或芤。治宜活血化瘀，行气利水，用调营饮[10]加减。本方为急则治其标之法。如大便色黑，可加三七、侧柏叶等化瘀止血；如胀满过甚，脉弦数有力，体质尚好者，可暂用舟车丸[6]、十枣汤[11]以攻逐水气，水气减乃治其瘀，但须注意调补脾胃之气，不可攻伐太过。

脾肾阳虚：症见腹大胀满不舒，夜晚尤甚，面色苍黄或呈白，脘闷纳呆，神倦怯寒，肢冷或下肢浮肿，小便短少不利，舌质胖淡紫，脉沉弦无力。治宜温补脾肾，化气行水。用附子理中丸[12]合五苓散[13]加减。

肝肾阴虚：症见腹大胀满，或见青筋暴露，面色晦暗，唇紫，口燥，心烦，失眠，牙宣出血，或衄血，小便短少，舌质红绛少津，脉弦细数。治宜滋养肝肾，凉血化瘀。用六味地黄丸[14]或一贯煎[15]合膈下逐瘀汤[16]加减。如内热口干，舌绛少津，加玄参、石斛、麦冬以清热生津；如腹胀严重者，加莱菔子、大腹皮以行气消胀；如兼有潮热、烦躁、失眠，加银柴胡、地骨皮、栀子、夜交藤；如小便少，加猪苓、滑石、白茅根；如齿鼻出血，加仙鹤草、白茅根之类以凉血止血；如阴虚阳浮，症见耳鸣，面赤颧红，加龟甲、鳖甲、牡蛎等以滋阴潜阳。

预后

本病虽属重症，但如能及早治疗，辨证用药，也可取得较好效果。但由于病机和正邪盛衰之不同，预后亦有差异。一般说气滞湿阻证，病机主要在肝脾二脏，病程多在早期，正气未衰，及时治疗，预后尚好。久则邪盛正衰，若出现腹大如瓮，脉络怒张，脐心突起，便如鸭溏，四肢瘦削者，较为难治，预后多属不良。此外，出现吐血、便血或神识昏迷等危候，病情恶化时，必须注意及时抢救。

康复

本病患者应多卧床休息，腹水较多者可取半卧位。腹水明显而小便少者，宜忌盐。寒湿证应忌生冷，阳虚证可予腹部热敷，适当配合外治法。注意营养，避免饮酒过度。此外，还要注意对病毒性肝炎、黄疸的早期防治；避免与血吸虫、疫水接触，避免精神刺激，避免接触对肝脏有损伤的物质。

病案举例（十枣汤）

文某之妻，40岁。已连生7胎，此次产后全身水肿已半年，多方医治无效。诊见腹大如鼓，并现青筋，全身水肿，形体消瘦，舌淡神疲，食欲不振，口唾痰涎，溺少便溏，舌苔薄白，脉软绵无力。治以扶脾化滞、温阳行水之剂。药后腹胀稍减，渐思饮食，但病终不除。二诊：某夜，患者闻家人夜宵声，闻其腊味甚香，食之，并连进稀粥两大碗，食后不能运化，至黎明时延余急诊。视之腹胀难忍，坐卧不宁，欲吐不得，欲便不能，喘息抬肩，呼吸困难，痛苦万般。其脉滑数，苔白腻。此乃水饮内停，复因暴饮暴食，损伤脾胃所致。非急下得水不可解，乃投以十枣汤。处方：大戟、甘遂、芫花各等份，醋炒研细末，以大枣10枚煎汤冲服1.5g。予2包，每包1.5g，嘱其先服1包，如不泻，半日后再服1包。其夫嫌病重药轻，竟2包顿与服之。1时许泻下如注，不能自约，家人惊恐万状，急复求治。事已至此，余嘱其平卧，置便桶于臀下，慎勿搬动，并以大剂参、芪浓煎频服，泻下污物约一便桶，水肿渐消，以调理脾胃之剂收功。[董建华.中国现代名中医医案精粹（第2集）.北京：人民卫生出版社，2010：621.]

【附方】

原书附方

（1）七气汤（见心腹痛胸痹附方）

（2）厚朴七物汤（见心腹痛胸痹附方）

（3）厚朴三物汤（见心腹痛胸痹附方）

增补新方

（1）柴胡疏肝散（见心腹痛胸痹附方）

（2）胃苓汤（见痢疾附方）

（3）实脾散（见水肿附方）

（4）中满分消丸：《兰室秘藏》方。有清热利湿，行气消胀之效。主治中满热胀，臌胀，气胀，水胀。

白术　人参　炙甘草　猪苓　姜黄各3g　茯苓　干姜　砂仁各6g　泽泻　橘皮各9g　炒知母12g　炒黄芩36g　炒黄连　半夏　炒枳实各15g　姜厚朴30g　为细末，汤浸蒸饼为丸，梧桐子大，每服百丸。

（5）茵陈蒿汤：《伤寒论》方。有清热，利湿，退黄之效。主治湿热黄疸，一身面目俱黄，黄色鲜明如橘。

茵陈30g　栀子15g　大黄15g　水煎服。

（6）舟车丸：《景岳全书》方。有行气逐水之效。主治水热内壅，气机阻滞，症见水肿，口渴，气粗，腹坚，大小便秘，脉沉数有力。

黑丑120g　甘遂　芫花　大戟各30g　大黄60g　青皮　陈皮　木香　槟榔各15g　轻粉3g　研末为丸，每次服3～6g，每日1次，清晨空腹温开水送下。

（7）安宫牛黄丸（见中风附方）

（8）至宝丹（见中风附方）

（9）苏合香丸（见中风附方）

（10）调营饮：《证治准绳》方。

莪术 川芎 当归 延胡索 赤芍 瞿麦 大黄 槟榔 陈皮 大腹皮 葶苈子 赤茯苓 桑白皮 细辛 官桂 炙甘草 姜 枣 白芷

（11）十枣汤（见心腹痛胸痹附方）

（12）附子理中丸（见虚痨附方）

（13）五苓散（见虚痨附方）

（14）六味地黄丸（见虚痨附方）

（15）一贯煎：《柳州医话》方。有滋阴疏肝之效。主治肝肾阴虚，血燥气郁，症见胸脘胁痛，吞酸吐苦，咽干口燥，舌红少津，脉细弱或虚弦，疝气瘕聚等。

北沙参10g 麦冬10g 当归身10g 生地黄30g 枸杞子12g 川楝子5g 水煎服。

（16）膈下逐瘀汤：《医林改错》方。有活血祛瘀，行气止痛之效。主治瘀血在膈下，形成积块，或小儿痞块，或肚腹疼痛，痛处不移；或卧则腹坠似有物等。

五灵脂9g 当归9g 川芎6g 桃仁9g 牡丹皮6g 赤芍6g 乌药6g 延胡索3g 甘草9g 香附3g 红花9g 枳壳5g 水煎服。

暑症第十三

【原文】**伤暑症 动静商** 夏月伤暑分动静者，说本东垣。

【语译】夏天伤于暑气的病证，据李杲（东垣）的说法，有动静之分。

【原文】**动而得 热为殃** 得于长途赤日，身热如焚，面垢体倦口渴，脉洪而弱。

【语译】伤于暑气属于动者，是由于在烈日高温下长途行路而致，表现为身热如焚，面色污垢，疲倦乏力，口渴，脉搏洪大，按之无力。

【原文】 六一散(1) **白虎汤**(2) 六一散治一切暑症。白虎汤加人参者，以大汗不止，暑伤元气也。加苍术者，治身热足冷，以暑必挟湿也。

【语译】 六一散治疗一切暑症。若见大汗不止，属于暑伤元气的，可以用白虎汤加人参以清热益气生津。因感受暑气的同时容易感受湿邪，还可以用白虎汤加苍术以解暑化湿。

【原文】 静而得 起贪凉 处于高厦深室，畏热贪凉，受阴暑之气。

【语译】 伤于暑气属于静者，是由于夏月处在高深的居室中，怕热贪凉，感受阴暑之气而致。

【原文】 恶寒象 热逾常 恶寒与伤寒同，而发热较伤寒倍盛。

【语译】 阴暑症也有恶寒的症状，与伤寒相同，但发热却比伤寒病要严重得多。

【原文】 心烦辨 切莫忘 虽同伤寒，而心烦以别之；且伤寒脉盛，伤暑脉虚。

【语译】 阴暑症还伴有心烦等症状，这是和伤寒不同的。同时伤寒的脉象搏动有力，而伤暑的脉象虚弱无力，这些都应该仔细鉴别，不要忘记。

【原文】 香薷饮(3) **有专长** 香薷发汗利水，为暑症之专药也。有谓夏月不可用香薷，则香薷将用于何时也?

【语译】 香薷饮是治疗暑症的专方。香薷有发汗利水的功能，为治疗夏天暑症的专药，如果夏天不用香薷，则还什么时候用呢?

【原文】 大顺散⁽⁴⁾ 从症方　此治暑天畏热贪凉成病，非治暑也。此舍时从症之方。

【语译】 大顺散常用来治疗畏热贪凉所得的疾病，它不是专用治疗暑病的，这属于对症治疗的处方。

【原文】 生脉散⁽⁵⁾ 久服康　此夏月常服之剂，非治病方也。

【语译】 夏天常服生脉散，对人体健康是有益的，但不是用来治病的。

【原文】 东垣法　防气伤　暑伤元气，药宜从补，东垣清暑益气汤⁽⁶⁾颇超。

【语译】 暑邪容易耗损人体元气，李杲（东垣）治疗暑症常用清暑益气汤来防止元气受损伤。

【原文】 杂说起　道弗彰^①　以上皆诸家之臆说。而先圣之道，反为之晦，若行道人，不可不熟记之，以资顾问。

【注释】 ①弗彰：不被人重视的意思。

【语译】 以上所讲的都是后世各家的学说，而张仲景治疗暑症的方法，反而不被人重视了，对于行医的人来说，这实际上是应该牢固记忆的。

【原文】 若精蕴　祖仲师^①　仲景《伤寒论》、《金匮要略·痉湿暍篇》，字字皆精义奥蕴。

【注释】　①仲师：即医圣张仲景，后世医家尊为仲师。

【语译】　如果想了解治疗暑症精湛的医学理论，就应学习张仲景的《伤寒论》《金匮要略》。

【原文】　**太阳病　旨在兹**①　仲师谓太阳中暍②，太阳二字，大眼目也。因人俱认为热邪，故提出太阳二字以暍醒之，寒暑皆为外邪。中于阳而阳气盛，则寒亦为热；中于阳而阳气虚，则暑亦为寒。若中于阴，无分寒暑，皆为阴症。如酷暑炎热，并无寒邪，反多阴症。总之，邪之中人，随人身之六气③、阴阳、虚实而旋转变化，非必伤寒为阴，中暑为阳也。

【注释】　①兹：这里的意思。
②中暍：病名，出自《金匮要略·痉湿暍病脉证》，即指中暑。
③六气：人体气、血、津、液、精、脉六种基本物质。因其均产生于后天水谷精气，故名。《灵枢·决气》："余闻人有精、气、津、液、血、脉……六气者，各有部主也，其贵贱善恶，可为常主，然五谷与胃为大海也。"

【语译】　《金匮要略·痉湿暍病脉证并治》有治疗暑症的理论与治法。张仲景之所以说"太阳中暍"，是由于人们都认为中暑是感受热邪所致，故用"太阳"这两个字以引起人们的注意。寒邪和暑邪都是外邪。阳气盛者即使感受寒邪，也会出现发热的症状；阳气虚者即使感受热邪，也会出现寒象。如果中于阴经，不论感受寒邪或暑邪，都为阴证。即使是酷暑炎热，虽然没有感受寒邪，也会出现阴证。总之，邪气侵袭人体，寒热的性质完全由人体的六气、阴阳、虚实来决定，伤寒不一定是阴证，中暑不一定是阳证。

【原文】　**经脉辨**①　**标本歧**　师云：太阳中暍发热者，病太阳而得标阳之气也。恶寒者，病太阳而得本寒之气也。身重而疼痛者，病太阳通体之经也。脉弦细芤迟者，病太阳通体之脉也。小便已洒洒然②毛耸、手足逆冷者，病太阳本寒之气不得阳热之化也。小有劳身即热、口开、前板齿燥者，病太阳标阳之化不得阴液之滋也。此太阳中暍，标本经脉皆病。

治当助其标本，益其经脉；若妄施汗下温针，则误矣。

【注释】 ①经脉辨：这就是从症状来辨别经脉病象的途径。即伤暑而见身重疼痛的症状，是病在太阳通体之经；伤暑而见脉搏弦细芤迟，是病在太阳通体之脉。
②洒洒然：恶寒之象。

【语译】 张仲景把暑症发病的经脉、标本的歧义，都分辨得清清楚楚。陈念祖认为张仲景所说的太阳病中暑，发热的原因是感受外在的阳热之气，恶寒的原因是由于自身的阳气不足。身重而疼痛是太阳经通体受邪也。若见弦、细、芤、迟诸脉者，是病邪中于太阳通体之脉的原因。小便后，洒洒然毛耸，手足逆冷，是恶寒肢冷的表现，这是由于太阳病阳气不足，不能气化的原因。稍有劳作即身热，喘乏，齿燥咽干，是由于太阳感受暑热之气，耗伤阴液不能滋润的缘故。这就是太阳病中暑，标本经脉皆病的表现。治疗上应该标本兼治，益其经脉。如果用发汗、泻下、温针等治疗方法，进一步伤津耗液，都是非常错误的。

【原文】 **临症辨　法外思**　愚按：借用麻杏石甘汤⁽⁷⁾治中暑头痛汗出气喘口渴之外症，黄连阿胶鸡子黄汤⁽⁸⁾治心烦不得卧之内症，至柴胡、栀子、承气等汤，俱可取用。师云：渴者与猪苓汤⁽⁹⁾。又云：瘀热在里用麻连轺豆汤⁽¹⁰⁾，育阴利湿，俱从小便而出。此法外之法，神而明之，存乎其人焉。

【语译】 临床治疗中暑，应辨证施治，灵活选用经方，不囿于成法。如用麻杏石甘汤治疗有头痛、汗出、气喘、口渴等表现的暑症；用黄连阿胶鸡子黄汤治疗有心烦不得卧表现的暑热伤阴证。至于小柴胡汤、栀子豉汤、承气汤等，如见是证，也都可以使用其方。张仲景说，口渴者，用猪苓汤。瘀热在里者，用麻连翘豆汤，以育阴利湿，使瘀热从小便而出。这些都是常用治法之外的方法，只有掌握这些方法神奇之处的人，才能出奇制胜，取得良好的治疗效果。

【原文】 方两出　大神奇　暑之中人，随人之阴阳、虚实为旋转变化。如阳脏多火，暑即寓于火之中，为汗出而烦渴，师有白虎加人参(11)之法。如阴脏多湿，暑即伏于湿之内，为身热、疼重、脉微弱，师以夏月伤冷水，水行皮肤所致，指暑病以湿为病，治以一物瓜蒂汤(12)，令水去而湿无所依，而亦解也。

【语译】　暑邪侵袭人体，随着人体的阴阳、虚实而转变。如脏腑属阳多火，暑邪与火热合邪，表现为汗出、烦渴，可以用张仲景的白虎加人参汤治疗。如果脏腑属阴多湿，暑邪伏于湿气之中，表现为身热、疼痛、沉重、脉微弱，张仲景认为这是由于夏天受冷水所伤，水气行于皮肤所致，属于由湿邪引发的暑病，可以用一物瓜蒂汤治疗，使水邪消除，使湿气无所依，就可以治愈疾病。这两个处方，如果应用恰当，会得到神奇的疗效。

【按语】

要旨

陈念祖认为暑症是由于夏天感受暑气而成。根据发病原因及症状表现的不同，将暑症分为属于动者和属于静者，指出六一散、白虎汤为治疗暑症的常用处方。陈念祖在论述暑症时强调应与伤寒相区分。在治疗上认为暑症可以参考《金匮要略》中的"暍病"篇内容。并提出白虎加人参汤及一物瓜蒂汤两个治暑专方。

病名

暑症包括的范围很广泛，多由夏季感受暑热病邪所引起，初起为以阳明胃热证候为主的急性外感热病。暑病发病急骤，初起即见壮热、汗多、烦渴、面赤、脉洪大等阳明气分热盛的证候。本病具有明显的季节性，一般多发生在夏至到立秋。本病病情传变迅速，也可导致危候。西医学的中暑可参照本节治疗。

病因病机

暑症的发生多由于人体正气不足，感受暑热病邪而致病。夏季天气炎热，人若出汗过多，津气耗伤，或因劳倦过度，正气亏乏，机体抗御外邪能力低下，暑热病邪乘虚侵入人体而发病。

治疗

清暑泄热为本病的基本治法。

暑入阳明： 症见壮热汗多，口渴心烦，头痛头晕，面赤气粗，或背微恶寒，苔黄燥，脉洪数或洪大而芤。治宜清泄暑热，津气受伤者兼以益气生津，用白虎汤或白虎加人参汤。

暑伤津气： 症见身热心烦，小便色黄，口渴自汗，气短而促，肢倦神疲，苔黄干燥，脉虚无力。治宜清热涤暑，益气生津，用王氏清暑益气汤[1]。

津气欲脱： 症见身热已退，汗出不止，喘喝欲脱，脉散大。治宜补敛津气，扶正固脱，用生脉散。

暑热蒙心： 症见高热，烦躁，汗出，胸闷，猝然昏倒，不省人事，面赤色垢，舌质红绛，脉洪数。治宜清心开窍醒神，用安宫牛黄丸[2]、至宝丹[3]或紫雪丹[4]。

预后

一般暑病患者如能得到及时的诊断、治疗，处理适当，均可较快恢复正常。出现高热者预后较差，尤其是出现昏迷及昏迷时间较长者，伴有深度黄疸、充血性心力衰竭、弥散性血管内凝血、急性肾衰竭患者的预后更差。

康复

暑症多发于夏季，房屋中应保持通风清洁，起居注意避暑降温，暑症患者的病房应将室温保持在25～30℃。饮食不要过分贪凉饮冷，饮食易清淡，多食清暑之品，如西瓜汁、甘蔗汁、藕汁、绿豆汤等。注意营养及热量的补充。此外，还得着重增强人体的体质，以及对慢性病患者进行早期治疗。

病案举例（香薷饮）

郑某，男，1岁。暑月外感，发热不解已逾旬。自用各种消炎药治疗，烧热持久不退。遂求中医解热。予问其孩受病系何缘由。曰：因暑热盛，置小床于窗下，临风熟睡，翌晨即发病，高热无汗，小便色黄，体温高达39℃。指纹色紫。予曰：此外有表寒，因当风而卧也，内蕴暑热，受盛夏炎热之气也。治之甚易，得汗出，病即解。治宜表里两解，外散表邪，内清里热为治。处方：香薷3g，扁豆6g，川朴3g，川连1.5g，飞滑石3g，甘草1.5g，银花3g，连翘3g，焦栀子1.5g。1剂，水煎，分3次微温服。药后汗出热解。[董建华.中国现代名中医医案精粹（第2集）.北京：人民卫生

出版社，2010：9－10.]

【附方】

原书附方

（1）六一散（见咳嗽附方）

（2）白虎汤（见疟疾附方）

（3）香薷饮：《太平惠民和剂局方》方。能祛暑解表，化湿和中。主治夏月乘凉饮冷，恶寒发热，无汗头痛，头重身倦，胸闷泛恶等。

香薷15g　白扁豆12g　厚朴12g　水煎服。

（4）大顺散：《太平惠民和剂局方》方。主治由贪凉形寒饮冷引起的寒伤脾胃，升降失常，呕吐霍乱，阴暑病。

干姜3g　甘草9g　杏仁9g　肉桂2g　水煎服。

（5）生脉散（见中风附方）

（6）清暑益气汤：《脾胃论》方。治暑伤元气，身热头痛，口渴自汗，四肢困倦，不思饮食，大便溏泄，小便短赤等。

炙黄芪5g　人参　白术　苍术　青皮　陈皮　麦冬　猪苓　黄柏各2g　葛根　泽泻各6g　神曲3g　炙甘草　升麻　五味子各1g　加生姜3片，大枣2枚，水煎服。

（7）麻杏石甘汤（见气喘附方）

（8）黄连阿胶鸡子黄汤（见心腹痛胸痹附方）

（9）猪苓汤：《伤寒论》方。有利水，养阴，清热之效。主治水热互结证，小便不利，发热，口渴欲饮，心烦不寐，或兼有咳嗽，呕恶，下利，以及血淋，小便涩痛，点滴难出，小腹满痛等。

猪苓9g　茯苓9g　泽泻9g　阿胶9g　滑石9g　水煎服，阿胶分2次烊化。

（10）麻连轺豆汤：即麻黄连翘赤小豆汤，见水肿附方。

（11）白虎加人参：即白虎加人参汤，见疟疾附方。

（12）一物瓜蒂汤：《金匮要略》方。主治夏月伤冷水，水行皮中而致的太阳中暍，症见身热疼重，脉弱者。

瓜蒂14个，为粗末，水煎去渣服（瓜蒂毒副作用较大，现今临床很少使用本方治疗暑症）。

增补新方

（1）**王氏清暑益气汤**：《温热经纬》方。有清暑益气，养阴生津之效。主治中暑受热，气津两伤，症见身热汗多，心烦口渴，小便短赤，体倦少气，精神不振，脉虚数。

西洋参5g　石斛15g　麦冬9g　黄连3g　竹叶6g　荷梗15g　知母6g　甘草3g　粳米15g　西瓜翠衣30g　水煎服。

（2）**安宫牛黄丸**（见中风附方）

（3）**至宝丹**（见中风附方）

（4）**紫雪丹**（见疟疾附方）

泄泻第十四

【原文】　湿气胜　五泻①成　《书》云：湿成五泄。

【注释】　①五泻：《难经·五十七难》中，将泄泻根据症状的不同分为胃泄、脾泄、大肠泄、小肠泄、大瘕泄五泄。即"胃泄者，饮食不化，色黄；脾泄者，腹胀满，泄注，食则呕，吐逆；大肠泄者，食已窘迫，大便色白，肠鸣切痛；小肠泄者，溲而便脓血，少腹痛；大瘕泄者，里急后重，数至圊而不能便，茎中痛，此五泄之法也"。

【语译】　湿邪侵入，脾胃受伤，运化失常，就会引起五种泄泻，《难经》说，湿邪是导致泄泻的重要因素。

【原文】　胃苓散　厥①功宏　胃苓散 (1) 暖脾、平胃、利水，为泄泻之要方。

【注释】　①厥：其，他的。

【语译】　胃苓散具有燥湿运脾、祛湿和胃、行气利水的作用，是治疗湿胜泄泻的要方，具有显著的疗效。

【原文】 湿而冷　萸附行　胃苓散加吴茱萸、附子之类，腹痛加木香。

【语译】 寒湿泄泻，可用胃苓散加吴茱萸、附子来增强燥湿散寒的作用。腹痛明显者，加木香以行气止痛。

【原文】 湿而热　连芩程①　胃苓散加黄芩、黄连，热甚去桂枝加葛根。

【注释】 ①程：效法。

【语译】 湿热泄泻，可用胃苓散加黄芩、黄连清热燥湿。热象明显者，去桂枝加葛根以止泻升津。

【原文】 湿挟积　曲楂迎　食积加山楂、神曲，酒积加葛根。

【语译】 湿胜兼饮食内停，阻滞肠胃所致的泄泻，可在胃苓散方内加入神曲、山楂消食化积。因饮酒过多导致的积滞，加葛根以解酒消积。

【原文】 虚兼湿　参附苓　胃苓散加人参、附子之类。

【语译】 若是患者体质虚弱，夹有湿邪导致的泄泻，可用胃苓散加人参、附子补虚健脾，温中散寒。

【原文】 脾肾泻　近天明　五鼓以后泻者，肾虚也。泻有定时者，土主信①，脾虚也。故名脾肾泻。

【注释】 ①信：《易经》将五行中"土"的特性归纳为"土主信，其性重，其情厚"，指人有情义，讲信用。在这里指固定有时的意思。

【语译】 脾肾阳虚，脏腑失于温养，阴寒内盛，而黎明之前阳气未振，阴寒较盛。故脾肾阳虚所致的泄泻，多发于黎明拂晓，时间固定，又称为"五更泻"。表现为腹痛肠鸣，作泻，泻后则安，形寒肢冷。

【原文】 四神服　勿纷更　　四神丸⁽²⁾加白术、人参、干姜、附子、茯苓、罂粟壳之类为丸，久服方效。

【语译】 五更泻应该服用四神丸，或加入白术、人参、干姜、附子、茯苓、罂粟壳之类，温肾健脾，涩肠止泻，这些方剂只有长期服用才能起效，最好不要频繁变更处方。

【原文】 恒法^①外　内经精　　照此法治而不愈者，宜求之《内经》。

【注释】 ①恒法：一般常用的治疗方法。

【语译】 如果用以上一般的法则，而治疗无效时，则应进一步去探求《内经》中治疗泄泻的精华。

【原文】 肠脏说^①　得其情　　肠热脏寒，肠寒脏热。《内经》精义，张石顽颇得其解。

【注释】 ①肠脏说：《内经》云："肠中热，则出黄如糜，脐以下皮寒……肠中寒，则肠鸣飧泄。"

【语译】《内经》中关于泄泻有肠脏寒热的理论，对本病有深刻的分析，张璐（石顽）对此有很深的理解。

【原文】 泻心类^①　特丁宁^②　　诸泻心汤^{(3)～(8)}张石顽俱借来治泻，与《内经》之旨颇合。详载《医学从众录》^③。

【注释】 ①泻心类：指《伤寒论》里记载的各种泻心汤。
②丁宁：叮嘱。

③《医学从众录》：为清代名医陈念祖撰写。该书以内科杂病诊治为主，兼论述了妇科疾病的诊治。每个疾病以病种为纲目，先概述病原、病理及诊治要旨，然后是脉诊，最后是方药。

【语译】 张璐（石顽）特别叮嘱用泻心汤一类的方剂治疗泄泻，这是很合乎《内经》理论的，详细内容可参考我所写的《医学从众录》。

【按语】

要旨

陈念祖在论述泄泻时，强调脾虚湿盛为主要病机，并针对寒湿、湿热、食积、脾肾阳虚的不同病证，采用不同的治法和药物，并推崇《内经》中治疗泄泻的理论和方药。陈念祖对泄泻的诊治与现代中医学对泄泻的认识比较一致。

病名

泄泻是指以排便次数增多，粪便稀薄，甚至泻出如水样为特征的病证。本病一年四季均可发生，但以夏秋两季多见。本病与西医的腹泻表现类似，如急性肠炎、慢性肠炎、肠结核、肠道激惹综合征、吸收不良综合征等，均可参照本病治疗。

病因病机

泄泻的主要病变在脾胃与大小肠。其致病原因，有感受外邪、饮食所伤、情志失调、脾胃虚弱、肾阳虚衰等，但主要在于脾胃功能失常，而脾虚湿盛是导致本病发生的重要因素。外邪中湿邪最为重要，湿邪易困脾土，损伤脾胃，运化失常，水湿清浊不分，混杂而下，而成泄泻；内伤中脾虚最为重要，脾气虚弱，水谷不能化为精微，清气不升，下降化为湿浊，则成泄泻。

治疗

寒湿泄泻：症见泄泻清稀，甚至如水样，腹痛肠鸣，脘闷食少，或伴有恶寒发热、鼻塞头痛，肢体酸痛，苔薄白或白腻，脉濡缓。治宜解表散寒，芳香化湿，用藿香正气散[1]加减。若感受暑湿，或饮食不慎，引起泄泻，可用纯阳正气丸[2]。若表邪较重，可加荆芥、防风以增疏风散寒之力；如湿邪偏重，症见胸闷腹胀，尿少，肢体倦怠，苔白腻者，可用胃苓汤[3]以健脾燥湿，淡渗分利。

湿热泄泻：症见泄泻腹痛，泻下急迫，或泻而不爽，粪色黄褐而臭，肛门灼热，烦热口渴，小便short黄，舌苔黄腻，脉濡数或滑数。治宜清热利湿，用葛根芩连汤[4]加味。若湿邪偏重，症见胸腹满闷，口不渴或渴不欲饮，舌苔微黄厚腻，脉濡缓，可合平胃散[5]燥湿宽中；夹食滞者，加神曲、麦芽、山楂以消食化滞；夏季盛暑之时发生泄泻，症见泄泻如水，自汗面垢，烦渴尿赤，可加藿香、香薷、扁豆衣、荷叶等以清暑化湿。

食滞胃肠：症见腹痛肠鸣，泻下粪便臭如败卵，泻后粪减，伴有不消化食物，脘腹痞满，嗳腐酸臭，不思饮食，舌苔垢浊或厚腻，脉滑。治宜消食导滞，用保和丸[6]加减。若食滞较重化热，脘腹胀满，泻而不爽者，可因势利导，采用"通因通用"之法，用枳实导滞丸[7]以消导积滞，清利湿热。

肝气乘脾：症见平时多有胸胁胀闷，嗳气食少，每因抑郁恼怒或情绪紧张之时，发生腹痛泄泻，舌淡红，脉弦。治宜抑肝扶脾，用痛泻要方[8]加减。

脾胃虚弱：症见大便时溏时泻，水谷不化，稍进油腻之物，则大便次数增多，饮食减少，脘腹胀闷不舒，面色萎黄，肢倦乏力，舌淡苔白，脉细弱。治宜健脾益胃，用参苓白术散[9]加减。若脾阳虚衰，阴寒内盛，腹中冷痛，手足不温，宜用附子理中丸[10]加吴茱萸、肉桂以温中散寒。若久泻不止，中气下陷，而致脱肛者，可用补中益气汤[11]益气升清，健脾止泻。

肾阳虚衰：症见泄泻多在黎明之前，腹部作痛，肠鸣即泻，泻后则安，形寒肢冷，腰膝酸软，舌淡，苔白，脉沉细。治宜温肾健脾，固涩止泻，用四神丸加减。若年老体衰，久泻不止，中气下陷，可加黄芪、党参、白术益气健脾，合桃花汤[12]以固涩止泻。

预后

泄泻是一个常见病证，一般正确治疗，多能获愈，预后良好。但暴泻、久泻的预后不同。暴泻的转归有三：一是治愈；二是暴泻无度，伤阴耗气，很快造成亡阴亡阳之变；三是少数患者初因暴泻，或因失治，或治不对证，迁延日久，由实转虚，变为久泻。久泻的转归也有三：一是久泻患者经过治疗获愈；二是少数患者由于反复泄泻，导致脾虚，甚至可见纳呆、坠胀、消瘦等中气下陷之症；三是久泻脾虚进一步发展，致肾阳虚，而成脾肾俱虚，泄泻无度，此时则病情趋向严重。

康复

对急性泄泻患者嘱其每次大便后用软纸轻轻擦拭肛门，并用温水清洗，以免肛门发生感染，黏膜溃破。对重度泄泻者，应注意防止津液亏损，及时补充体液。泄泻痊愈后还应注意饮食调养、精神调养和体育锻炼，防止复发。平时要养成良好的饮食卫生习惯，不饮生水，不食生冷瓜果；居处冷暖适宜；并可结合食疗健脾益胃。

病案举例（胃苓散）

蔡某，男，28岁。腹泻3年，日行四五次，质淡稀，无脓血，便后有下坠感，肠鸣腹胀，脐周隐痛，服油腻之物更甚；纳谷尚可，口干不渴。舌红，苔有裂纹，脉沉滑。辨以脾肾阳虚之证，治以补益脾肾，淡渗分利。处方：桂枝12g，茯苓50g，猪苓10g，白术10g，泽泻10g，苍术15g，川朴10g，陈皮8g，益智仁12g，党参15g。上方药先后服用26剂，病情虽有缓解，但不能获愈。反复斟酌，此仍利水燥湿之力太弱，药不胜邪，故在上方加椒目、藿香、土炒黄连。服药10剂，病情向愈，改配丸药1料，以资巩固。调理2个月而愈。[董建华.中国现代名中医医案精粹（第2集）.北京：人民卫生出版社，2010：200.]

【附方】

原书附方

（1）胃苓散：《丹溪心法》方。功能健脾和中利湿。主治脘腹胀满，泄泻。

苍术　白术　厚朴　陈皮　泽泻　猪苓各6g　桂枝4g　炙甘草3g　茯苓15g　加生姜5片，水3杯，煎八分服。

（2）四神丸（见虚痨附方）

（3）生姜泻心汤：《伤寒论》方。有和胃消痞，散结除水之效。治水热互结，症见心下痞硬，嗳气食臭，腹中雷鸣，下利等。

半夏9g　黄芩6g　生姜12g　人参6g　甘草6g　黄连3g　大枣4枚　水煎服。

（4）黄连汤：《伤寒论》方。有平调寒热，和胃降逆之效。主治胸中有热，胃中有寒，症见胸中烦闷，欲呕吐，腹中痛，或肠鸣泄泻，舌苔白滑，脉弦。

黄连5g　炙甘草6g　干姜5g　桂枝5g　人参3g　半夏9g　大枣12枚　水煎服。

（5）甘草泻心汤：《伤寒论》方。有益气和胃，消痞止呕之效。主治胃气虚弱，腹中雷鸣下利，水谷不化，心下痞硬而满，干呕，心烦不得安等。

半夏9g　黄芩6g　干姜6g　人参6g　甘草9g　黄连3g　大枣4枚（一方无人参）　水煎服。

（6）**半夏泻心汤**：《伤寒论》方。有和胃降逆，开结除痞之效。主治胃气不和，症见心下痞满不痛，干呕或呕吐，肠鸣下利，舌苔薄黄而腻，脉弦数。

半夏9g　黄芩6g　干姜6g　人参6g　甘草6g　黄连3g　大枣4枚　水煎服。

（7）**干姜黄芩黄连人参汤**：《伤寒论》方。主治伤寒误治，寒热格拒，上热下寒证，症见呕吐，或食入口即吐，下利等。

干姜9g　黄芩9g　黄连9g　人参9g　水煎服。

（8）**厚朴生姜半夏甘草人参汤**：《伤寒论》方。主治脾虚气滞的脘腹胀满。

厚朴9g　生姜9g　半夏9g　甘草6g　人参3g　水煎服。

增补新方

（1）**藿香正气散**：《太平惠民和剂局方》方。有解表化湿，理气和中的功效。主治外感风寒，内伤湿滞，症见霍乱吐泻，发热恶寒，头痛，胸膈满闷，脘腹疼痛，舌苔白腻。

大腹皮　白芷　紫苏　茯苓各30g　半夏曲　白术　陈皮　厚朴　桔梗各60g　藿香90g　炙甘草75g　共为细末，每次服6g，姜、枣煎汤送服，或作汤剂煎服。

（2）**纯阳正气丸**：《北京市中药成方选集》方。有祛暑散寒，定痛止吐泻之效。治中暑受寒，吐泻腹痛，手足厥冷。

藿香　法半夏　青木香　陈皮　公丁香　官桂　炒苍术　白术　茯苓各30g　为细末，花椒15g，煎汤泛为小丸，红灵丹12g为衣，每服3g，温开水或姜汤送下，每日2次。

（3）**胃苓汤**（见痢疾附方）

（4）**葛根芩连汤**：即葛根黄芩黄连汤，又称葛根黄连黄芩甘草汤，见痢疾附方。

（5）**平胃散**（见痢疾附方）

（6）**保和丸**：《丹溪心法》方。有消食和胃之效。主治一切食积，症见脘腹痞满胀痛，嗳腐吞酸，恶食呕逆，或大便泄泻，舌苔厚腻，脉滑。

山楂180g 神曲60g 半夏90g 茯苓90g 陈皮30g 连翘30g 萝卜子30g 共为末，水泛为丸，每次服6～9g，温开水送下。或水煎服，用量按原方1/10即可。

（7）枳实导滞丸（见痢疾附方）

（8）痛泻要方：《景岳全书》引刘草窗方。有补脾泻肝之效。主治土虚木乘所致的泄泻，症见肠鸣腹痛，大便泄泻，泻后痛减，舌苔薄白，脉弦缓。

白术90g 白芍60g 陈皮45g 防风60g 参照原方比例，酌定用量，作汤剂煎服。

（9）参苓白术散（见水肿附方）

（10）附子理中丸（见虚痨附方）

（11）补中益气汤（见中风附方）

（12）桃花汤（见痢疾附方）

眩晕第十五

【原文】眩晕①**症　皆属肝**　《内经》云：诸风掉眩，皆属于肝。

【注释】①眩晕：病名。出《内经》"至真要大论"等篇，又称头眩。

【语译】眩晕即头晕眼花，如坐舟车，都属于肝病的范围。《素问·至真要大论》谓："诸风掉眩，皆属于肝。"

【原文】肝风木①**　相火干**　厥阴②为风木之脏，厥阴风木为少阳③相火所居。

【注释】①肝风木：《素问·五运行大论》云："东方生风，风生木，木生酸，酸生肝。"所以称肝为风木之脏。

②厥阴：指足厥阴肝。

③少阳：指足少阳胆。

【语译】 肝为风木之脏，与少阳胆腑互为表里，内寄相火，容易遭受少阳相火的干扰。

【原文】 风火动　两动抟① 　风与火皆属阳而主动。两动相抟，则为旋转。

【注释】 ①两动抟：《素问玄机原病式》曰："风火皆属阳，多为兼化，阳主乎动，两动相抟，则为之旋转。"抟：把东西揉成球状。这里指肝风、相火，两气相互揉合，风动火炽，发为眩晕。

【语译】 肝风和相火都属阳而主动，这两种邪气相互缠绕，火借风势，风助火威，风火相扇，则造成头晕目眩。

【原文】 头旋转　眼纷繁① 　此二句，写眩晕之象也。

【注释】 ①眼纷繁：指眼花缭乱之象。

【语译】 风火相抟，头晕眼花。

【原文】 虚痰火　各分观① 　仲景主痰饮。丹溪宗河间之说，谓无痰不眩，无火不晕。《内经》云：精虚则眩。又云：肾虚则头重高摇，髓海不足则脑转耳鸣。诸说不同如此。

【注释】 ①各分观：各有不同的观点与见解。

【语译】 历代医家，对眩晕的病因有虚、痰、火等不同学说。张仲景认为病因多以痰饮为先。后世朱震亨（丹溪）推崇刘完素（河间）的学术思想，认为"无痰不作眩"、"无火不晕"。《内经》说肾精虚损则头晕目眩。又说肾虚则头脑昏重、站立不稳，脑髓不足则头晕耳鸣，各种说法不一。

【原文】 究其指　总一般 　究其殊途同归之旨，木动则生风，风生而火发，故河间以风火立论也。风生必挟木势而克土，土病则聚液而成痰，故仲景以痰饮立论、丹溪以痰火立论也。究之肾为肝母，肾主藏精，精虚则脑空，脑空则旋转而耳鸣，故《内经》以精虚及髓海不足立论也。言虚者言其病根，言实者言其病象，其实一以贯之也。

【语译】 研究这些不同的见解，其理论基础总是容易理解的。从五行而论，木生风，风生火，所以刘河间以风火作为眩晕的病因。风木盛必克脾土，脾土虚则水湿不得运化聚而成痰，所以仲景以痰饮作为眩晕的病因，朱震亨（丹溪）以痰火作为眩晕的病因。再进一步说，肾为肝之母，肾主藏精，精虚则脑髓空乏，脑空则旋转耳鸣，所以《内经》认为肾精亏虚及脑髓不足是眩晕的病因。这些不同的见解中，说其虚的是指病的根本，言其实者是说病的表现，他们的实质是一脉相承的。

【原文】 痰火亢　大黄安　寸脉滑，按之益坚者，为上实。丹溪用大黄一味，酒炒三遍为末，茶调下一二钱。

【语译】 如果眩晕是由于痰火亢盛所致，是上实之证，可见寸脉滑，按之益坚。朱震亨（丹溪）用大黄，酒炒三遍，研为细末，茶水送服一二钱来治疗。

【原文】 上虚甚　鹿茸餐　寸脉大，按之即散者，为上虚，宜鹿茸酒。鹿茸生于头，取其以类相从，切入督脉而通于脑。每用半两酒煎去滓，入麝香少许服。或用补中益气汤 [1] 及芪术膏之类。此症如钩藤、天麻、菊花之类，俱可为使。

【语译】 如果眩晕而见寸脉大，按之即散，是为上虚之甚，应该用鹿茸酒来治疗。鹿茸生于头，补精填髓，以上治上，以类相从，而且鹿茸入督脉而通于脑。每次用半两，黄酒煎煮，去渣，入麝香少许服。或用补中益气汤、芪术膏之类治疗。此证亦可配合钩藤、天麻、菊花等平肝潜阳之类使用。

【原文】欲下取^①　求其端^②　端，头也，谓寻到源头也。欲荣
其上，必灌其根，古人有上病下取法。

【注释】　①下取：即上病下取之法。
②端：开始，源头。

【语译】　如果病因是由于下元不足，应该选上病下取之法，寻
求其根源。即欲荣其上，必灌其根，是古人上病取下的治疗方法。

【原文】左归饮^{（2）}　正元丹^{（3）}　左归饮加肉苁蓉、川芎、细
辛甚效，正元丹亦妙。

【语译】　该证可选用左归饮加肉苁蓉、川芎、细辛，甚效，正
元丹也有很好的效果。

【按语】

要旨

"眩晕"，轻者头晕眼花，重者如坐车船，旋转不定，不能站立，或伴
有恶心、呕吐、汗出，甚则昏倒等。陈念祖根据历代医家的不同学术见解，
对本病发生的病因病机及治疗法则，进行了全面的论述。

本病之病因，陈念祖据《内经》"诸风掉眩，皆属于肝"的理论，指明
与肝有密切的关系。又根据张仲景及朱震亨等医家的学说，认为其病因与
痰、火、虚、实都有关系。这些理论从各个不同角度阐发和丰富了眩晕的
病因病机，指导着临床实践。

病名

出《内经》"至真要大论"等篇，又称头眩。眩，眼花；晕，头旋。眩
晕包括真眩晕和常见的头晕眼花。外感六淫，内伤气血脏腑，皆可导致本
症，而以风火、湿痰、正虚者居多。如头晕而感觉自身或景物旋转，站立
不稳，并伴呕恶者，称为真眩晕。西医的高血压、低血压、低血糖、贫血、
梅尼埃病、脑动脉硬化、椎-基底动脉供血不足、神经衰弱等病，以眩晕
为主要症状表现者，可参照本节治疗。

病因病机

本病的发生，属于虚者居多，如肝阴不足，肝阳上亢或肝风内动；或因长期忧郁恼怒，气郁化火，使肝阴暗耗，风阳升动，上扰清空，发为眩晕。久病不愈，耗伤气血，或失血之后，虚而不复，或脾胃虚弱，不能健运水谷以生化气血，以致气血两虚，气虚则清阳不展，血虚则脑失所养，皆能发生眩晕。肾阴不充，或老年肾亏，或久病伤肾，或房劳过度，导致肾精亏耗，不能生髓，髓海不足，上下俱虚，也可导致眩晕。其次由于嗜酒肥甘，饥饱劳倦，伤于脾胃，健运失司，以致水谷不化精微，聚湿生痰，痰湿中阻，则清阳不升，浊阴不降，也可引起眩晕。眩晕的病因虽如上所述，但往往彼此影响，互相转化。如肾精亏虚本属阴虚，若因阴损及阳，可转为阴阳俱虚之证。又如痰湿中阻，初起多为痰湿偏盛，日久可痰郁化火，形成痰火为患。失血过多每使气随血脱，出现气血两亏的眩晕。

治疗

根据发病原因及临床所见，可归纳为如下四个类型，其中以肝阳上亢及气血亏虚较为多见。

肝阳上亢： 症见眩晕耳鸣，头痛且胀，每因烦劳或恼怒而头晕、头痛加剧，面色潮红，急躁易怒，少寐多梦，口苦，舌质红，苔黄，脉弦。可以采用平肝潜阳、滋养肝肾的方法，以天麻钩藤饮[1]加减治疗。本方重在平肝息风，对肝阳上亢所致的眩晕头痛，疗效很好。如肝火过盛，可加龙胆草、菊花、牡丹皮，以增强清肝泄热之力。如眩晕急剧，泛泛欲吐，手足麻木，甚则震颤，筋惕肉瞤，有阳动化风之势者，可再加龙骨、牡蛎、珍珠母等以镇肝息风，必要时可加羚羊角以增强清热息风之力，中年以上并注意是否有中风的可能，宜及时治疗，甚为重要。如兼见腰膝酸软，遗精疲乏，脉弦细数，舌质红，苔薄或无苔，则属肝肾阴虚，肝阳上亢，宜用育阴潜阳法，可用大定风珠[2]。本方适用于肝肾阴分大亏，风阳翕张，眩晕较甚者，药后诸症减轻，平时早晚可服杞菊地黄丸[3]，以滋阴养肝，巩固疗效。

气血亏虚： 症见眩晕动则加剧，劳累即发，面色白，唇甲不华，发色不泽，心悸少寐，神疲懒言，饮食减少，舌质淡，脉细数。可采用补养气血、健运脾胃之法，以归脾汤[4]为主方。本方益气健脾，助气血生化之源，以治本，同时兼有补血养肝、养心安神之功。若食少便溏，脾胃较弱者，当归宜炒，木香宜煨，并酌加茯苓、薏苡仁、泽泻、砂仁等以增强健脾和胃之力。若兼见形寒肢冷，腹中隐痛，可加桂枝、干姜以温中助阳。如血虚甚者，可加熟地黄、阿胶、紫河车粉（另冲服），并重用参芪以补气生血。因失血引起者，分析其出血病因而治之。如中气不足，清阳不升，时时眩晕，面色少神，便溏下坠，脉象无力者，宜补中益气，升清降浊，用补中益气汤加减。

肾精不足：症见眩晕，精神委靡，少寐多梦，健忘，腰膝酸软，遗精，耳鸣。偏于阴虚者，五心烦热，舌质红，脉弦细数。偏于阳虚者，四肢不温，形寒怯冷，舌质淡，脉沉细无力。偏阴虚者，治以补肾滋阴；偏阳虚者，治以补肾助阳。补肾滋阴宜左归丸[(5)]为主方；补肾助阳宜右归丸[(6)]为主方。若眩晕较甚，阴虚阳浮，二方均可加龙骨、牡蛎、珍珠母等以潜浮阳，同时应注意突发中风之可能。

痰浊中阻：症见眩晕，头重如蒙，胸闷恶心，食少多寐，苔白腻，脉濡滑。可用燥湿祛痰、健脾和胃之法，以半夏白术天麻汤[(7)]加减。若眩晕较甚，呕吐频作者，加代赭石、竹茹、生姜以镇逆止呕。若脘闷不食，加白蔻仁、砂仁等芳香和胃。若耳鸣重听，加葱白、郁金、石菖蒲以通阳开窍。若痰阻气机，郁而化火，症见头目胀痛，心烦口苦，渴不欲饮，苔黄腻，脉弦滑者，宜温胆汤[(8)]加黄连、黄芩等苦寒燥湿之品以化痰泄热。

预后

眩晕是临床上常见的病证，病情有轻有重。其发生的病机，虽颇复杂，但归纳起来，不外风、火、痰、虚四个方面。各类眩晕，可单独出现，亦可相互并见。如肝阳上亢兼肝肾阴虚，血虚兼肝阳上亢，肝阳夹痰浊等证。在临床上以虚证或本虚标实证较为多见，须详察病情，辨证治疗。通过以上正确的治疗，均可取得满意效果。

中年以上，肝阳上亢引起的眩晕，病情严重时可猝然晕倒，有发展为中风的可能。故及时防治眩晕，尤为重要。

康复

眩晕是一种慢性疾病。除进行必要的治疗以外，可进行适当的头部保健按摩。若颈椎有病变者，可适当配合相应的治疗。对高血压患者，控制血压升高，实为必要。生活中，平时宜节制肥腻酒食，忌辛辣，戒躁怒，少房事，适当参加体育活动，锻炼身体，亦为重要。

病案举例（补中益气汤）

李某，男，44岁。患者反复发作性眩晕已两年余，眩晕每因劳累诱发，先见左侧耳塞耳鸣，继之则觉天旋地转，目不敢睁，身不敢侧，恶心呕吐，痛苦不堪。每次发作必周身疲乏无力。某医院诊断为"美尼尔氏综合征"。观其舌苔白，脉弦无力。刘老认为此乃中气不足，清阳不能上升所致。治当补益中气，升发清阳，佐以化痰降浊。处方：党参14g，黄芪16g，炙甘草10g，蔓荆子6g，白芍15g，葛根10g，黄柏3g，柴胡3g，升麻3g，陈皮10g，半夏12g，竹茹12g，白术6g，生姜3片，大枣12枚。服药五剂，眩晕大减，体力有增，又嘱服上方十剂，诸症悉除，从此未再复发。（陈明，刘燕华，李方.刘渡舟验案精选.北京：学苑出版社，2007：82-83.）

【附方】

原书附方

一味大黄散、鹿茸酒二方见上三字经小注。

（1）补中益气汤（见中风附方）

（2）加味左归饮：治肾虚头痛如神，并治眩晕目痛。

熟地20g　山茱萸　怀山药　茯苓　枸杞各10g　肉苁蓉（酒洗切片）10g　细辛　炙甘草各3g　川芎6g　水3杯，煎八分温服。

（3）正元丹：《古今医方集成》方。治命门火衰，不能生土。吐利厥冷，时有阴火升冲，则头面赤热，眩晕恶心。浊气逆满则胸胁刺痛，脐腹胀急。

人参90g（用附子3g煮汁收入，去附子）　黄芪45g（用川芎30g酒煮收入，去川芎）　山药30g（用干姜9g煎汁收入，去干姜）　白术60g（用陈皮15g煎汁收入，去陈皮）　茯苓60g（用肉桂18g、酒煎汁收入，晒干，勿见火，去桂）　甘草75g（用乌药30g煎汁收入，去乌药）　上六味，除茯苓，文武火缓缓焙干，勿炒伤药性。杵为散，每服9g，水一盏，姜三片，红枣一枚，入盐一捻，合汁调服。服后，饮热酒一杯，以助药力。

增补新方

（1）天麻钩藤饮（见中风附方）

（2）大定风珠：《温病条辨》方。有滋阴息风之效。主治温热病，热邪久羁，真阴受伤，或因误用汗下，重伤阴液，神倦瘈疭，有时时欲脱之势。

生白芍18g　阿胶9g　生龟甲12g　干地黄18g　麻仁6g　五味子6g　生牡蛎12g　麦冬18g　炙甘草12g　鸡子黄2枚　鳖甲12g

（3）杞菊地黄丸：《医级》方。有滋补肝肾之功。主治肝肾阴虚，视物昏花，或眼睛干涩，迎风流泪。

熟地黄24g　山萸肉12g　怀山药12g　牡丹皮9g　茯苓9g　泽泻9g　枸杞子9g　菊花9g　制蜜丸服。

（4）归脾汤（见虚痨附方）

（5）左归丸（见虚痨附方）

（6）右归丸（见虚痨附方）

（7）半夏白术天麻汤：《医学心悟》方。有燥湿化痰，平肝息风之效。主治风痰上扰，眩晕头痛，胸闷呕恶等。

半夏9g　天麻　茯苓　橘红各6g　白术15g　甘草4g　入生姜1片、大枣2枚，水煎服。

（8）温胆汤：《三因极一病证方论》方。有理气化痰，清胆和胃之效。主治胆胃不和，痰热内扰，虚烦不寐，呕吐呃逆，惊悸不宁，癫痫等。

半夏　竹茹　枳实各6g　陈皮9g　炙甘草3g　茯苓5g　上锉为散，每服12g，水一盏半，入生姜5片、枣1枚，煎七分，去渣，食前服。现结合现代用量，水煎服。

呕哕吐第十六（呃逆附）

【原文】呕吐哕　皆属胃　呕字从沤，沤者水也，口中出水而无食也。吐字从土，土者食也，口中吐食而无水也。呕吐者，水与食并出也。哕者，口中有秽味也，又谓之干呕，口中有秽味，未有不干呕也。呃逆者，气冲有声，声短而频也。其病皆属于胃。

【语译】呕、吐、哕，其病都与胃有关。呕字，从于沤。沤，是指水的意思。口中出水而没有食物的，称之为呕。吐字，从于土，土是指食物的意思。口中吐出食物而没有水的，叫吐。呕吐，是指水与食物并出于口的意思。哕，是指口中有秽浊难闻之气味，又叫干呕。口中有秽浊之味，未有不干呕的。呃逆，是胃中有气上冲而发出的声音，声短而频作。这些疾病都属于胃气上逆所致。

【原文】二陈[1]**加　时医贵**　二陈汤倍生姜，安胃降逆药也。寒加丁香、砂仁；若热，加黄连、鲜竹茹、石斛之类。

【语译】呕吐哕这些病，当时的医生大都选用二陈汤加减治疗。

二陈汤倍用生姜，安胃降逆效果好。胃寒，加丁香、砂仁；胃热，加黄连、鲜竹茹、石斛之类。

【原文】 玉函经① 难仿佛 寒热攻补，一定不移。

【注释】 ①玉函经：即《金匮玉函经》，系张仲景《伤寒论》的古传本之一。其中有"呕吐哕下利病脉证并治"篇。

【语译】《金匮玉函经》对于呕、吐、哕的脉证治疗有比较详细的论述，医理精深，很难仿佛，必须深入研究。其中寒热攻补的各种治疗方法，必须严格遵守，一点也不能随意改动。

【原文】 小柴胡⁽²⁾ 少阳①谓 寒热往来而呕者，属少阳也。

【注释】 ①少阳：即《伤寒论》中少阳病。

【语译】 寒热往来而见呕吐者，是属于少阳证，应该用小柴胡汤治疗。

【原文】 吴茱萸⁽³⁾ 平酸味 吴茱萸汤治阳明①食谷欲呕者，又治少阴②症吐利、手足逆冷③、烦躁欲死者，又治干呕吐涎沫者。此症呕吐，多有酸味。

【注释】 ①阳明：指《伤寒论》之阳明病。
②少阴：指《伤寒论》之少阴病。
③手足逆冷：即手足厥冷。见《金匮要略·腹满寒疝宿食病脉证治》，指手足四肢由下而上冷至肘膝的症状。

【语译】 如果呕吐而有酸味，可用吴茱萸汤治疗。吴茱萸汤可治疗阳明食谷欲吐。又可治疗少阴吐利、手足逆冷、烦躁欲死。还可治疗干呕吐涎沫等疾病。这些呕吐多有酸味。

【原文】 食已吐　胃热沸　　食已即吐，其人胃素有热，食复入，两热相冲，不得停留。

【语译】 食物吃下以后，立即吐出，是因为患者胃热升腾的缘故。其病因，胃以往有热，加之热食入胃，两热相冲，不得停留，故而吐出。

【原文】 黄草汤⁽⁴⁾　下其气　　大黄甘草汤治食已即吐。《金匮》云：欲吐者不可下之。又云：食已即吐者大黄甘草汤下之。何也？曰：病在上而欲吐，宜因而越之。若逆之使下，则必愦乱益甚。若既吐矣，吐而不已，是有升无降，当逆折之。

【语译】 用大黄甘草汤，清泻胃肠，荡涤火热，胃气复归和降，呕吐自可痊愈，故说大黄甘草汤有下胃气之功，治食后即吐。《金匮要略》说，欲吐的疾病，不可以用泻下的方法治疗。又说：食后即吐的，用大黄甘草汤泻下。为什么呢？这是因为，病因在上，应该引而越之，用吐法。如果相反而用下法，则必然导致病情更加混乱。如果使用吐法，而呕吐不愈，是有升无降的原因，这时就应当用与吐法相反的泻下法来治疗。

【原文】 食不入　火堪畏　　王太仆云：食不得入，是有火也。

【语译】 如果患者食不得入，这是由于胃火炽盛的缘故。

【原文】 黄连汤　为经纬　　喻嘉言用进退黄连汤⁽⁵⁾，柯韵伯用干姜黄连黄芩人参汤⁽⁶⁾，推之泻心汤亦可借用，以此数汤为经纬。

【语译】 黄连汤一类的方剂，是治疗胃热食不得入的主要方剂。喻昌（嘉言）用进退黄连汤，柯琴（韵伯）用干姜黄连黄芩人参汤。以此推之，泻心汤也可以应用。

【原文】 若呃逆①　代赭⁽⁷⁾汇　　代赭旋覆汤治噫气②，即治呃逆。若久病呃逆，为胃气将绝，用人参一两，干姜、附子各三钱，丁香、柿蒂各一钱，可救十中之一。

【注释】 ①呃逆：气逆上冲，喉间呃呃，声短而频，不能自制，是由于胃气上逆而致。

②噫气：即呃逆。

【语译】 如果是呃逆，可用代赭旋覆汤治疗。如果久病而见到呃逆，是胃气将绝的表现。用人参一两，干姜、附子各三钱，丁香、柿蒂各一钱，可救十中之一。

【按语】

要旨

呕、哕、吐既是疾病，又是某些疾病的症状，是由于胃失和降、气逆于上所引起的。所以任何病变，有损于胃，皆可发生呕吐。前人以有物有声谓之呕，无物有声谓之干呕。其实呕与吐常同时发生，很难截然分开，故一般并称为呕吐。呕吐与干呕两者虽有区别，但在辨证治疗方面大致相同。

陈念祖在本章节中对呕、吐、哕的病因病机、治疗方法、所用方药作了比较详尽的论述。认为其病在胃，病因有寒热虚实的不同，并列举了相应的方剂。对临床治疗有一定的指导意义。

病名

呕、哕、吐既是疾病，又是一些疾病的症状，是因胃气上逆所致。《素问·举痛论》谓："寒气客于肠胃，厥逆上出，故痛而呕也。"是有关呕吐的最早记载。西医的急性胃炎、贲门痉挛、幽门痉挛、幽门梗阻、肠梗阻、肝炎、胰腺炎、胆囊炎、颅脑疾病以及一些急性传染病等，以呕吐为主要表现时，可参照本节治疗。

病因病机

外感六淫，内伤七情，以及饮食不节，劳倦过度，引起胃气上逆，都可发生呕、吐、哕。如外邪侵袭，导致胃失和降，水谷随气上逆，发生呕吐。饮食不节，伤胃滞脾，而致食停不化，胃气不能下行，上逆而为呕吐。恼怒伤肝，肝失条达，横逆犯胃，胃气上逆；忧思伤脾，脾失健运，食停难化，胃失和降，均可发生呕吐。劳倦太过，耗伤中气，或久病中阳不振，脾虚不能承受水谷，以致寒浊中阻可引起呕吐；或聚而成饮成痰，积于胃中，当饮邪上逆之时，亦可发生呕吐。亦有因胃阴不足，失其润降，引起呕吐者。

治疗

呕吐一证，当详辨虚实，实证多由外邪、饮食所伤，发病较急，病程较短；虚证多为脾胃运化功能减退，发病缓慢，病程较长。《景岳全书》将呕吐分为虚实两类进行辨证论治。实证因邪气犯胃、浊气上逆所致，治以祛邪化浊，和胃降逆；虚证乃中阳不振，或胃阴不足，失其和降而成，治以扶正为主，或温中健胃，或滋养胃阴。

外邪犯胃：症见突然呕吐，可伴发热恶寒，头身疼痛，胸脘满闷，苔白腻，脉濡缓。可用疏邪解表、芳香化浊之法，以藿香正气散[1]为主。如并有宿食、胸闷腹胀者，去白术、甘草、大枣，加神曲、鸡内金以消导积滞。如表邪偏重，恶热无汗，加防风、荆芥之类以祛风解表。夏令感受暑湿，呕吐而并见心烦口渴者，本方去香燥甘温之药，加入黄连、佩兰、荷叶以清暑解热。如感受秽浊之气，忽然呕吐，可先吞服玉枢丹[2]以辟浊止呕。

饮食停滞：症见呕吐酸腐，脘腹胀满，嗳气厌食，得食愈甚，吐后反快，大便秽臭或溏薄或秘结，苔厚腻，脉滑实。可用消食化滞、和胃降逆之法，以保和丸[3]为主方。如积滞较多，腹满便秘，可合用小承气汤[4]以导滞通腑，使浊气下行，则呕吐可止。若由胃中积热上冲，食已即吐，口臭而渴，苔黄脉细数者，宜用竹茹汤[5]以清胃降逆。

痰饮内阻：症见呕吐多为清水痰涎，脘闷不食，头眩心悸，苔白腻，脉滑。可用温化痰饮、和胃降逆之法，以小半夏汤[6]合苓桂术甘汤[7]加减。如吐清水痰涎多者，可加用牵牛子、白芥子各2g，研末装胶囊，每日分3次吞服，可增强化痰蠲饮的作用。如痰郁化热，壅阻于胃，胃失和降，出现眩晕、心烦、少寐、恶心呕吐等，可用温胆汤[8]以清胆和胃，除痰止呕。

肝气犯胃：症见呕吐吞酸，嗳气频繁，胸胁闷痛，舌边红，苔薄腻，脉弦。可用疏肝和胃、降逆止呕之法，以半夏厚朴汤[9]合左金丸[10]加减。如并见口苦嘈杂，大便秘结者，稍加大黄、枳实以通腑泄浊。如热象较甚，可加竹茹、山栀子以清肝降火。

脾胃虚寒：症见饮食稍有不慎，即易呕吐，时作时止，面色白，倦怠乏力，口干而不欲饮，四肢不温，大便溏薄，舌质淡，脉濡弱。可用温中健脾、和胃降逆之法，以理中丸[11]为主方，并可加砂仁、半夏、陈皮之类以理气降逆。如呕吐清水不止，可再加吴茱萸以温中降逆止呕。若呕吐日久，肝肾俱虚，冲气上逆者，可用来复丹[12]镇逆止呕。

胃阴不足：症见呕吐反复发作，时作干呕，口燥咽干，似饥而不欲食，舌红津少，脉多细数。可用滋养胃阴、降逆止呕之法，以麦门冬汤[13]为主方。如津伤过甚，则半夏宜轻用，再加石斛、天花粉、知母、竹茹之类以生津养胃。

预后

呕、吐、哕经过正确的治疗，一般都会痊愈。如果见于食管癌、胃癌、头部肿瘤等疾病，则应对病因进行彻底治疗，方可取得较好疗效。

康复

呕、吐、哕的病机是胃气上逆。然而，胃气上逆与饮食起居关系密切。在日常生活中，应注意保护脾胃，不使之受寒，不吃过于寒凉的东西。调整心态，保持良好心情，戒恼怒，忌忧郁，远离烟酒，亦为非常必要。姜，亦食亦药。中医称之为"呕家圣药"，有健胃止呕功能，在日常生活中不妨时常用之。

病案举例（旋覆代赭汤）

邹某，女性，24岁，工人。患者一月前出现恶心呕吐，饱餐后尤甚并伴嗳气、厌食、脘闷等，单位医务室给予胃复安、酵母片等药口服，症状未能缓解而到合同医院诊治，经纤维胃镜及化验肝功能，结果均正常，诊为"胃神经官能症"，建议中药调治，前来诊治。现症：恶心呕吐，胸脘满闷，嗳气频频，纳差食呆，口干不欲饮，大便溏，日行1~2次，舌质淡苔微腻，脉细。辨为中虚痰结，胃失和降。治以降逆和胃止呕。处方：旋覆花12g（布包），代赭石15g（先入），陈皮12g，半夏10g，党参15g，苏梗12g，藿佩各10g（后下），鸡内金10g，生谷麦芽各15g，生姜6g，砂仁6g（打），木香12g，炒白术12g。二诊，服药3付后，胸脘满闷、嗳气、呕恶症状明显减轻，饮食增加。7付后，上症基本缓解，舌淡苔白，脉细。治予前法，上方去木香，再服3剂，巩固疗效。（范爱平，曲家珍，李琏.李介鸣临证验案精选.北京：学苑出版社，1998：125-126.）

【附方】
原书附方
（1）二陈汤（见中风附方）

（2）小柴胡汤（见咳嗽附方）

（3）吴茱萸汤（见心腹痛胸痹附方）

（4）大黄甘草汤（见隔食反胃附方）

（5）进退黄连汤：《医门法律》方。主治关格。

黄连（姜汁炒）　干姜（炮）　人参（人乳拌蒸）各5g　桂枝3g　半夏（姜制）5g　大枣2枚　进法：用本方七味（实为六味），俱不制，水三杯，煎一杯，温服。退法：不用桂枝，黄连减半，或加肉桂2g。如上逐味制熟，煎服法同。

（6）干姜黄连黄芩人参汤：《伤寒论》方。凡呕家夹热，不利于香、砂、橘、半（木香、砂仁、橘皮、半夏）者，服此如神。

干姜　黄芩　黄连　人参各5g　水煎服。

（7）代赭旋覆汤：即旋覆代赭汤，《伤寒论》方。有降逆化痰，益气和胃之效。主治胃气虚弱，痰浊内阻，症见心下痞硬，噫气不除。

旋覆花9g　人参6g　生姜10g　代赭石9g　炙甘草6g　半夏9g　大枣4枚　水煎服。

增补新方

（1）藿香正气散（见泄泻附方）

（2）玉枢丹（见隔食反胃附方）

（3）保和丸（见心腹痛胸痹附方）

（4）小承气汤：《伤寒论》方。有轻下热结之功。主治阳明腑实证，大便秘结，腹中胀痛。

大黄12g　厚朴6g　枳实9g　水煎服。

（5）竹茹汤：《本事方》方。有清胃止呕之效。主治胃中积热，食入即吐，舌红苔黄。

竹茹6g　半夏6g　干姜6g　甘草3g　生姜3片　大枣2枚　水煎服。

（6）小半夏汤：《金匮要略》方。主治心下支饮，呕吐，口反不渴。

半夏10g　生姜6g　水煎服。

（7）苓桂术甘汤（见气喘附方）

（8）温胆汤（见眩晕附方）

（9）半夏厚朴汤：《金匮要略》方。有行气散结，降逆化痰之功。主治梅核气，症见咽中如有物阻，咳吐不出，胸胁满闷，或咳或呕等。

半夏12g　厚朴9g　茯苓12g　生姜9g　紫苏叶6g　水煎服。

（10）**左金丸**：《丹溪心法》方。有清肝泻火，降逆止呕之功。主治肝火犯胃，症见胁肋胀痛，嘈杂吐酸，呕吐口苦，脘痞嗳气，舌红苔黄，脉弦数。

黄连180g　吴茱萸15～30g　上药为末，水泛为丸。

（11）**理中丸**（见血症附方）

（12）**来复丹**：《太平惠民和剂局方》方。有化湿止呕之效。主治夏季贪食生冷，暑热内伏，霍乱吐泻。

硝石　硫黄　玄精石各30g　五灵脂　青皮　橘皮各60g　醋煮米糊丸，梧桐子大，每服30丸。

（13）**麦门冬汤**：《金匮要略》方。有滋养肺胃，降逆和中之功。主治胃阴不足，症见气逆呕吐，口渴咽干，舌红少苔，脉虚数；肺阴不足，症见咳逆上气，咳痰不爽，或咳吐涎沫，口干咽燥，手足心热，舌红少苔，脉虚数。

麦门冬60g　半夏9g　人参6g　甘草4g　粳米6g　大枣3枚　水煎服。

癫狂痫第十七

【原文】　**重**①**阳狂　　重阴癫**　　《内经》云：重阳者狂，重阴者癫。

【注释】　①重：偏重。

【语译】　癫与狂都是精神失常的疾患。但癫者静，狂者动，癫者沉默痴呆，语无伦次，静而多喜；狂者喧扰不宁，躁妄打骂，动而多怒。且一般狂病的寸脉多见浮滑而长，癫病的尺脉多见沉涩而短，故曰重阳者狂，重阴者癫。

【原文】　**静阴象　　动阳宣**①　　癫者笑哭无时，语言无序，其人常静。狂者詈骂不避亲疏，其人常动。

【注释】　①宣：显示。

【语译】 癫疾，表现为哭笑无常，语言无序，一般处于比较安静的状态；狂者，则表现为打人骂人，登高而歌，弃衣而走，不避亲疏，其人躁动不安。

【原文】 狂多实　痰宜蠲① 　蠲除顽痰，滚痰丸⁽¹⁾加乌梅、朱砂治之，生铁落饮⁽²⁾、当归承气汤⁽³⁾亦妙。

【注释】 ①蠲：除去。

【语译】 狂病多属于实证。多是由于痰浊上扰清窍，蒙蔽心神而致。病起急骤，面红目赤，突然狂乱无知，逾垣上屋，骂詈哭号，或毁物伤人，气力逾常。在治疗上应该蠲除顽痰，用礞石滚痰丸加乌梅、朱砂治疗，生铁落饮、当归承气汤也有很好效果。

【原文】 癫虚发　石补天① 　磁朱丸⁽⁴⁾是炼石补天手法，骆氏②《内经拾遗》用温胆汤⁽⁵⁾。

【注释】 ①石补天：即女娲炼石补天，语意双关。此处借喻金石类重镇药治疗神明被扰的癫证，效果良好。
②骆氏：骆龙吉，宋代医生。著有《内经拾遗方论》8卷。

【语译】 癫病多属于虚证。多由于患者神气虚弱，心神失养或兼气郁痰结，阻蔽神明而致精神抑郁，神志恍惚，表情淡漠，魂梦颠倒或喃喃独语，喜怒无常。治疗方法以补虚镇怯，磁朱丸有重镇安神之效，如炼石补天，对于癫证有良好疗效。骆龙吉的《内经拾遗方论》用温胆汤治疗此病。

【原文】 忽抽搦① 　痫病然 　手足抽掣，猝倒无知，忽作忽止，病有间断，故名曰痫。

【注释】 ①搦：握的意思。

【语译】 若突然仆倒，不省人事，手足抽搐，两目上视，口吐痰涎、白沫，发作时间有长有短，发作间歇有久有暂，这就是痫病。

【原文】 五畜①状　吐痰涎　肺如犬吠，肝如羊嘶，心如马鸣，脾如牛吼，肾如猪叫，每发必口角流涎。

【注释】 ①五畜：狗、羊、马、牛、猪五种牲畜。《古今医鉴》云："痫者有五等，而类五畜，以应五脏。"

【语译】 痫证发病，有的会发出五畜的叫声。这是因为痫证发于不同脏腑的原因。发于肺如犬吠，发于肝如羊嘶，发于心如马鸣，发于脾如牛吼，发于肾如猪叫，每发必口吐痰涎。

【原文】 有生病①　历岁年　由母腹中受惊，积久失调，一触而发。病起于有生之初，非年来之新病也。《内经拾遗》用温胆汤(5)，柯韵伯用磁朱丸(4)。

【注释】 ①有生病：先天的、与生俱来的疾病。

【语译】 这种病是先天的，与生俱来的。由母腹中受惊，积久失调，一触而发。病起于有生之初，并非后天新病。《内经拾遗》用温胆汤治疗，柯琴（韵伯）用磁朱丸治疗。

【原文】 火气亢　芦荟平　火气亢，必以大苦大寒之剂以降之，宜当归芦荟丸(6)。

【语译】 倘因火气亢盛，昏仆抽搐，平素情绪急躁，心烦失眠，口苦便干者，必须以大苦大寒的方剂以泻之，可用当归芦荟丸来治疗。

【原文】 痰积痼①　丹矾(7)穿　丹矾丸能穿入心胞络，导其痰涎从大便而出，然不如磁朱丸⁽⁴⁾之妥当。

【注释】 ①痼：经久难治的病。

【语译】 如果是由于顽痰积痼、蒙闭心神引发者，可用丹矾丸来治疗。丹矾丸能穿入心包络，引导痰涎从大便排出。然而不如磁朱丸用之妥当。

【原文】 三症本　厥阴①愆② 　以上治法，时医习用而不效者，未知其本在于厥阴也。厥阴属风木，与少阳相火同居。厥阴之气逆，则诸气皆逆。气逆则火发，火发则风生，风生则挟木势而害土，土病则聚液而成痰，痰成必归进入心，为以上诸症。

【注释】 ①厥阴：指足厥阴肝经。
②愆：罪过。

【语译】 一般医生常用以上治法仍不收效的原因，是不知狂、癫、痼三证的病因都在于厥阴肝经。厥阴为风木之脏，与少阳胆火同居。厥阴肝气上逆，则诸气随之上逆。气逆则生火，火发则生风。风生则挟肝木之势而克脾土。脾为生痰之源，脾土病则水不运化，聚而成痰。痰成则必然归于心，发为以上诸证。

【原文】 体用①变　标本②迁 　其本阴，其体热。

【注释】 ①体用：体是主体，用是作用，也就是物质与功能的相互关系。可以概括病因与症状的关系，体质与病情的关系，脏器与功能的关系，等等。
②标本：标，末也；本，原也。原义是指树木的根干和枝梢的关系。本处陈念祖所指"本"即先病的厥阴肝，"标"指后病的脾和心。

【语译】 肝藏血，主疏泄，体阴而用阳。随着患者体质强弱和症状缓急的不同，在治法上也就应该有先治本或先治标的区别。

【原文】 伏所主　所因先　伏其所主，先其所因。

【语译】 如果要治疗疾病的主要症状，必须首先明确其发病的原因。

【原文】 收散①互　逆从②连　或收或散，或逆或从，随所利而行之。

【注释】 ①收散：指收和散两种治疗方法。《素问·至真要大论》云："散者收之。"收法是收敛散漫的精气的方法；散法是疏散体内郁结病邪的方法。
②逆从：指逆治法和从治法。《素问·至真要大论》云："寒者热之，热者寒之；微者逆之，甚者从之……逆者正治，从者反治，从少从多，观其事也。"提出了治有从逆。

【语译】 根据其不同的病因，可采用收敛或疏散，从治或逆治的方法。

【原文】 和中气①　妙转旋　调其中气，使之和平。
自伏所主至此，其小注俱《内经》本文。转旋，言心手灵活也。其要旨在调其中气二句。中气者，土气也。治肝不应，当取阳明，制其侮也。

【注释】 ①中气：指中焦脾胃之气。

【语译】 调和中焦脾胃之气，是一种微妙的治疗方法。如果治疗厥阴肝而效果不好，就应该治足阳明胃，增强脾胃的功能，以制肝。

【原文】 悟到此　治立痊　症虽可治，而任之不专，亦无如之何矣。

【语译】 如果能把《内经》里论述的这些治疗原则领悟深透，治疗这些病就会收到良好效果。病证虽可以治疗，而医术不够专精，无论如何也是不可以的。

【按语】

要旨

陈念祖在本章节对癫、痫、狂的病因病机、治疗方法、所用方药进行了全面论述。认为该病的发生与肝有密切的关系。其病因与痰、火最为直接。其治法或祛痰，或重镇，或治肝，或调中，或收敛，或疏散，对该病的临床治疗颇具启迪与指导之功。

病名

癫、狂、痫都是精神意识失常的疾患。癫证以沉默痴呆，语无伦次，静而多喜为特征；狂证以喧扰不宁，躁妄打骂，动而多怒为特征；痫证以突然昏倒，四肢抽搐，口吐白沫为特征。其中癫与狂经常并见，故通常称之为癫狂。而痫证发作时多伴有牛羊叫声，人们多称之为羊痫风或癫痫。西医的抑郁型精神分裂症、抑郁症、躁狂型精神分裂症、癫痫病可参考本节治疗。

病因病机

癫狂证的病因病机，是以阴阳失调，七情内伤，痰火上扰，气血瘀滞为主要因素。阴阳的盛衰是癫狂证的主要因素。情志失调，如恼怒惊恐，损伤肝肾，或喜怒无常，心阴亏耗，肝肾阴液不足，木失濡润，屈而不伸，则默默寡言痴呆，语无伦次；或所欲不遂，思虑过度，损伤心脾，心虚则神耗，脾虚则不能生化气血，心神失养，神无所主。痰气上扰清窍，蒙蔽心神，神志逆乱，狂躁不宁，歌笑骂詈，逾垣上屋而为癫狂。气血凝滞，脑气与脏腑之气不相连接而发狂。此外，癫狂证患者往往有家族史。

痫证主要由先天因素，七情失调，痰浊阻滞，气机逆乱所引发。七情失调主要责之于惊恐。此外，由于出生时难产，产钳用之过力，导致头部外伤，或他时头部外伤，均可引起气血瘀滞，脉络不通，也可引发痫证。

治疗

应根据不同的病因病机进行治疗。

癫证

痰气郁结：症见精神抑郁，表情淡漠，神志痴呆，语无伦次，或喃喃独语，喜怒无常，不思饮食，舌苔腻，脉弦滑。可用理气解郁、化痰开窍之法，以顺气导痰汤[1]加远志、郁金、石菖蒲等。甚者可用控涎丹[2]以除胸膈之痰浊。倘痰浊壅盛，胸膈瞀闷，口多痰涎，脉象滑大有力，形体壮实者，可暂用三圣散[3]取吐，劫夺痰涎。唯药性猛悍，自当慎用。吐后形神俱乏，宜以饮食调养。如深思迷惘，表情呆钝，言语错乱，目瞪不瞬，舌苔白腻，为痰迷心窍，治宜豁痰宣窍，理气散结。先用苏合香丸[4]芳香开窍，继用四七汤[5]加陈胆星、郁金、石菖蒲、远志之类，以化痰行气。如见不寐易惊，躁烦不安，舌红苔黄，脉滑数等症，系痰气郁而化热，痰热交蒸，上扰心神所致，宜清热化痰，可用温胆汤加黄连合白金丸[6]。神昏志乱者，用至宝丹[7]以清心开窍。

心脾两虚：症见神思恍惚，魂梦颠倒，心悸易惊，善悲欲哭，肢体困乏，饮食减少，舌色淡，脉细无力。可用健脾养心、益气安神之法，以养心汤[8]为主方。亦可与甘麦大枣汤[9]合用。

狂证

痰火上扰：症见病起急骤，先有性情急躁，头痛失眠，两目怒视，面红目赤，突然狂乱无知，逾垣上屋，骂詈叫号，不避亲疏，或毁物伤人，气力逾常，不食不眠，舌质红绛，苔多黄腻，脉象弦大滑数。可用镇心涤痰、泻肝清火之法，以生铁落饮为主方。如痰火壅盛而舌苔黄腻甚者，同时用礞石滚痰丸泻火逐痰，再用安宫牛黄丸[10]清心开窍。脉弦实，肝胆火盛者，可用当归龙荟丸泻肝清火。如属阳明热盛，大便秘结，舌苔黄糙，脉实大者，可用加减承气汤[11]以荡涤秽浊，清泻胃肠实火。烦渴引饮，则加石膏、知母以清热。甚者酌用龙虎丸[12]以劫夺痰火。但服本方后，往往吐泻并作，只可暂用，不可多服，以免损伤肠胃。如神志较清，痰热未尽，心烦不寐者，可用温胆汤合朱砂安神丸[13]，以化痰安神。

火盛伤阴：症见狂病日久，其势渐减，且有疲惫之象，多言善惊，时而烦躁，形瘦面红，舌质红，脉细数。可用滋阴降火，安神定志之法，以二阴煎[14]加减。亦可合用定志丸[15]以资调理。

此外癫狂二证常有瘀血内阻，除上述癫狂的相应表现外还可见面色晦滞，舌质紫黯，舌下脉络瘀阻，脉象沉涩。治疗应予活血化瘀法，方用血府逐瘀汤[16]或癫狂梦醒汤[17]加减。

痫证

风痰闭阻：症见发作前常有眩晕、胸闷、乏力等，发则突然昏倒，神志不清，四肢抽搐，口吐白沫，或伴有尖叫，舌苔白腻，脉多弦滑。可用涤痰息风、开窍定痫之法，以定痫丸[18]为主方加减治疗。

痰火内盛：症见发作时昏仆抽搐吐涎，或有叫吼，平日情绪急躁，心烦失眠，咳痰不爽，口苦而干，便秘，舌红，苔黄腻，脉弦滑数。可用清肝泻火、化痰开窍之法，以龙胆泻肝汤⁽¹⁹⁾合涤痰汤⁽²⁰⁾加减。若痰火壅实，大便秘结，可用竹沥达痰丸⁽²¹⁾以祛痰泻火通腑。

心肾亏虚：症见癫痫发作日久，健忘，心悸，头晕目眩，腰膝酸软，神疲乏力，苔薄腻，脉细弱。可用补益心肾、健脾化痰之法，以大补元煎⁽²²⁾、六君子汤⁽²³⁾加减。偏于肾虚为主者，亦可用河车大造丸⁽²⁴⁾调治。

预后

癫、狂、痫证是一种发作性神志异常的疾病，其病因病机多与情志因素、痰火上扰、气血瘀滞有密切关系。通过正确的治疗，基本可以控制发作，有些疾病还能够彻底治疗。但是，曾患有以上疾病者，不可以从事驾驶、高空作业、水上作业及其他危险性工作。

康复

以上疾病除进行必要的治疗外，平时亦应适当服药，控制疾病的发展。日常生活的调理占有重要地位，患者必须避免精神刺激，保持心情舒畅，力求脱离发病之诱因。饮食要清淡，远离肥甘油腻之品，忌烟酒。

病案举例（礞石滚痰丸）

袁某，女，47岁。素有精神失常病，经治已愈数年，近因思虑太过，精神抑郁，遂又发病。由家人陪伴来诊，代诉精神错乱，时语无伦次，骂人，夜不能寐，心中烦热，头痛，常欲出走，大便秘结。舌苔黄厚，脉象沉实，神态呆滞，表情淡漠。曾服西药安眠镇静之剂无效。辨为痰热内结，扰乱心神之证。治以泻热除痰，宁心安神。处方：礞石（捣碎）25g，大黄10g，黄芩15g，沉香15g，生地20g，玄参20g，甘草10g。服上方药6剂，大便下行，初则坚硬黏臭，继则黄褐，日1次；精神转佳，神志清晰，未见语言错乱骂人之状；烦热亦减；不需服西药亦能入寐3～4小时。再拟以癫狂梦醒汤加大黄。二方药交替服之，病已痊愈。[董建华.中国现代名中医医案精粹（第2集）.北京：人民卫生出版社，2010：509.]

【附方】
原书附方
（1）礞石滚痰丸（见心腹痛胸痹附方）
（2）生铁落饮：《医学心悟》方。有镇心除痰，宁神定志之效。主治痰火上扰的癫狂证。

天冬　麦冬　贝母各9g　胆南星　橘红　远志　石菖蒲　连翘　茯苓　茯神各3g　玄参　钩藤　丹参各5g　辰砂1g　生铁落煎熬三炷香，取此水煎药。

（3）当归承气汤：《素问病机气宜保命集》方。治阳狂，奔走骂詈，不避亲疏。

当归　大黄各30g　甘草15g　芒硝27g　为粗末，每次服60g，加生姜五片、大枣十枚，水煎，去渣热服，以大便利为度。

（4）磁朱丸：《备急千金要方》方。有重镇安神之功。主治水不济火，心悸失眠，癫狂等。

磁石60g　朱砂30g　神曲120g　上药为末，炼蜜为丸，如梧桐子大。每服3丸，日服3次。

（5）温胆汤（见眩晕附方）

（6）当归芦荟丸：即当归龙荟丸，见心腹痛胸痹附方。

（7）丹矾丸：主治五种痫证。

黄丹30g　白矾60g　二味入银罐中，煅通红为末，加茶30g，煎汤，和炼蜜为丸如绿豆大，朱砂为衣，每服30丸，茶汤送下。

增补新方

（1）顺气导痰汤：《类证治裁》方。有燥湿化痰，顺气宽胸之效。治痰痞，痰结胸满。

半夏　陈皮　茯苓　甘草　生姜　胆南星　枳实　木香　香附　水煎服。

（2）控涎丹：《三因极一病证方论》方。有祛痰逐饮之效。主治痰涎伏于胸上下，忽然胸背、颈项、腰胯隐痛不可忍，筋骨牵引疼痛，走易不定，或手足冷痹，或令头痛不可忍，或神倦多睡，喉中痰鸣，多流涎唾。

甘遂　大戟　白芥子等分　上药研末，糊丸梧桐子大，食后临卧，淡姜汤下五七至十丸。如痰猛气实，加数丸不妨。

（3）三圣散：《儒门事亲》方。有涌吐风痰之功。主治中风闭证，失声闷乱，口眼㖞邪，不省人事，牙关紧闭，脉滑实者。对于癫痫，痰浊壅塞胸中，上逆时发者，亦可用之。

防风5g　瓜蒂（炒黄）5g　藜芦（去苗心）3g　共为粗末，水煎，徐徐服之。

（4）苏合香丸（见中风附方）

（5）四七汤（见心腹痛胸痹附方）

（6）白金丸：《外科全生集》载马氏经验秘方。有豁痰安神之效。主治痰阻心窍的癫痫痴呆，突然昏倒，口吐涎沫。

白矾90g　郁金220g　糊丸或水丸，每服3～9g。

（7）至宝丹（见中风附方）

（8）养心汤（见虚痨附方）

（9）甘麦大枣汤（见心腹痛胸痹附方）

（10）安宫牛黄丸（见中风附方）

（11）加减承气汤：验方。有泄热镇惊，化痰安神之效。主治阳明热盛，大便秘结，舌苔黄糙，脉实大者。

大黄　风化硝　枳实　礞石　皂角　猪胆汁　醋

（12）龙虎丸：经验方。有清热祛痰之效。主治阳明热结，痰蒙清窍，突发癫狂。

牛黄　巴豆　辰砂　砒石　为丸。原方未注用量，其中砒石剧毒，巴豆大毒。应用时，其用量、用法，特别注意。

（13）朱砂安神丸：《医学发明》方，又名安神丸。有镇心安神，泻火养阴之效。主治心火偏亢，阴血不足，症见心烦神乱，失眠，多梦，怔忡，惊悸，甚则欲吐不果，胸中自觉懊恼，舌红，脉细数。

朱砂15g　黄连18g　炙甘草8g　当归8g　生地黄8g　上药为末，另研朱砂，水飞如尘，浸蒸饼为丸，如粟米大，朱砂为衣，每服15丸。

（14）二阴煎：《景岳全书》方。有滋阴降火，安神定志之效。主治心火亢盛，心阴大伤，症见癫狂日久，神疲乏力，多言善惊，时而烦躁，形瘦面赤。

生地黄6～9g　麦门冬6～9g　酸枣仁6g　甘草3g　玄参5g　黄连3～6g　茯苓5g　木通5g　灯心草20根　水煎服。

（15）定志丸：《杂病源流犀烛》方。有补心益智，镇怯安神之效。主治心怯善怒，夜卧不安。

人参　茯苓　茯神各90g　菖蒲　姜远志各60g　朱砂30g（内半为衣）　蜜丸，每服6g，卧时白滚汤下。

（16）血府逐瘀汤（见心腹痛胸痹附方）

（17）癫狂梦醒汤：《医林改错》方。有活血化瘀，开窍醒神之效。主治瘀血内阻引起的癫狂证。

桃仁24g 柴胡9g 香附6g 木通9g 赤芍9g 半夏6g 大腹皮9g 青皮6g 陈皮9g 桑白皮9g 紫苏子12g 甘草15g 水煎服。

（18）定痫丸：《医学心语》方。有涤痰息风之效。主治痰热内扰，男女小儿痫证，忽然发作，眩仆倒地，甚则瘛疭抽掣，目斜口㖞，痰涎直流，叫喊作声。亦可用于癫狂。

明天麻 川贝母 半夏（姜汁炒） 茯苓（蒸） 茯神（去木蒸）各30g 胆南星（九制者） 石菖蒲（杵碎，取粉） 全蝎（去尾） 甘草（水洗） 僵蚕（甘草水洗，去嘴，炒） 真琥珀（腐煮） 灯草（研）各15g 陈皮（洗，去白） 远志（去心，甘草水泡）各20g 丹参（酒蒸） 麦冬（去心）各60g 辰砂（细研，水飞）9g

（19）龙胆泻肝汤（见血症附方）

（20）涤痰汤（见中风附方）

（21）竹沥达痰丸：《杂病源流犀烛》方。有化痰散结之效。主治痰涎凝聚成积，结在胸膈，咳吐不出，咽喉至胃脘狭窄如线疼痛，目眩头旋；痰热蕴结，神志昏迷，癫狂惊痫。

姜半夏 陈皮 炒白术 酒大黄 茯苓 酒黄芩各60g 炙甘草 人参各45g 青礞石 焰硝各30g（上二药共同火煅成金色） 沉香15g 以竹沥、姜汁为丸，小豆大，每服100丸。

（22）大补元煎（见虚痨附方）

（23）六君子汤（见隔食反胃附方）

（24）河车大造丸（见心腹痛胸痹附方）

五淋癃闭赤白浊遗精第十八

【原文】五淋①病　皆热结　淋者，小便痛涩淋沥，欲去不去，欲止不止是也，皆热气结于膀胱。

【注释】①五淋：即膏淋、石淋、劳淋、气淋、血淋。

【语译】五淋的表现，小便赤涩热痛，点滴难出，欲尿不出，欲止不止。其病因，都是湿热结于膀胱所致。

【原文】 膏石劳　气与血　　石淋下如沙石，膏淋下如膏脂，劳淋从劳力而得，气淋气滞不通、脐下闷痛，血淋瘀血停蓄、茎中割痛。

【语译】 膏淋、石淋、劳淋、气淋、血淋，是五淋的病名。石淋，小便时如见沙石，尿道疼痛，或腰腹绞痛难忍，即"下如沙石"者。膏淋，小便混，色如米泔，置之沉淀如絮状，上有浮油如脂，即"下如膏脂"者。劳淋，小便淋沥不畅，时作时止，遇劳即发，即"从劳力而得"者。气淋，少腹膨满胀气，常有余沥未尽，即"气滞不通，脐下闷胀痛"者。血淋，热邪损伤血络，瘀血停蓄膀胱，尿道疼痛，状如刀割。

【原文】 五淋汤[1]　是秘诀　　石淋以此汤煎送发灰、滑石、石首鱼头内石（研末）。膏淋合萆薢分清饮[2]。气淋加荆芥、香附、生麦芽；不愈，再加升麻或用吐法。劳淋合补中益气汤[3]。血淋加牛膝、郁金、桃仁，入麝香少许，温服。

【语译】 五淋汤是治疗各种淋证的秘诀。石淋，以此汤送服发灰、滑石粉、石首鱼内的石头（研末）。膏淋，用此汤与萆薢分清饮合服。气淋，加荆芥、香附、生麦芽；不愈，再加升麻或用吐法。劳淋，与补中益气汤合用。血淋，以此汤加牛膝、郁金、桃仁水煎，入麝香少许，温服。

【原文】 败精淋①　加味啜　　过服金石药，与老人阳已痿，思色以降其精，以致内败而为淋，宜前汤加萆薢、石菖蒲、菟丝子以导之。

【注释】 ①败精淋：意指精液衰败而致淋。《医学从众录》中陈念祖谓"过服金石热药，败精为淋；与老人阳已痿，而思色以降其精，则精不出而内败，以致小便牵痛如淋。"

【语译】 败精淋，也要用五淋汤加味治疗。由于过服金石药，或老人肾气已衰而色欲过度，以伤肾精，而导致内败为淋，应该用五淋汤加萆薢、石菖蒲、菟丝子来治疗。

【原文】 外冷淋^①　肾气咽　五淋之外，又有冷淋。其症外候恶冷，喜饮热汤，宜加味肾气丸⁽⁴⁾以盐汤咽下。

【注释】 ①冷淋：陈念祖谓"四肢口鼻冷，喜饮热汤，小便不畅，水积膀胱。"

【语译】 五淋之外，又有冷淋。其症状表现为肢寒恶冷，喜饮热汤，小便淋沥不畅。应该用淡盐汤送服加味肾气丸治疗。

【原文】 点滴无　名癃闭　小便点滴不通，与五淋之短缩不同。

【语译】 小便点滴全无，称为癃闭，与五淋的小便短缩不同。

【原文】 气道^①调　江河决　前汤加化气之药，或吞滋肾丸⁽⁵⁾多效。《孟子》云：若决江河，沛然莫之能御也。引来喻小便之多也。

【注释】 ①气道：人体内气的通道。

【语译】 治疗癃闭，应当调理气机。气机调顺，小便自然畅通，就像《孟子》里所说的江河决口一样，一泻而下，不可抵御。可用五淋汤加行气、化气之药，或吞服滋肾丸，多有疗效。

【原文】 上窍^①通　下窍^①泄　如滴水之器，闭其上而倒悬之，点滴不能下也。去其上闭，而水自通。宜服补中益气汤⁽³⁾，再服以手探吐。

【注释】 ①上窍、下窍：这里泛指人体上下气之通道。

【语译】 如果上窍通畅了，下窍也就可以排泄。就像滴水的器具，封闭其上窍而倒悬向下，则水点滴不能漏下。打开上部的封口，则水就会自然流通（这就是气行则水行的道理）。应该服用补中益气汤，或配合以手探吐的方法。

【原文】 外窍①开　水源②凿　　又法：启其外窍，即以开其内窍。麻黄力猛，能通阳气于至阴之地下；肺气主皮毛，配杏仁以降气下达州都，导水必自高原之义也，以前饮加此二味甚效。夏月不敢用麻黄，以苏叶、防风、杏仁等分，水煎服，温覆微汗，水即利矣。虚人以人参、麻黄各一两，水煎服，神效。

【注释】　①外窍：汗孔，又称"鬼门"。《素问·汤液醪醴论》有"开鬼门，洁净府"之句。

②水源：水的发源地。此处指肺、肾。"肺为水之上源"、"肾为水之下源"。

【语译】　毛孔开泄，就能疏凿水源，即宣发肺气，通调水道。又法：开启其外窍（汗孔），即是疏通其内窍（膀胱）。麻黄力猛，能宣发肺气，通调水道。肺主皮毛，配合杏仁以降肺气，下达膀胱，是导水必自上而下之义也。用前饮（五淋汤）加此二味甚效。夏天不敢用麻黄，可以用紫苏叶、防风、杏仁各等分代替，水煎服，稍加衣被，微微取汗，小便就通利了。身体虚弱的人，加人参、麻黄各一两，水煎服，有神效。

【原文】　分利多　医便错　　愈利愈闭矣。

【语译】　只从分利小便着手，效果往往不好，反而愈利愈闭。这样治疗是错误的。

【原文】　浊又殊　窍道别　　淋出溺窍，浊出精窍。

【语译】　浊与淋不同。浊，指小便混浊，色如米泔，排尿不痛，有白浊、赤浊之分。陈念祖谓"浊出精窍，与淋出溺窍者不同"。

【原文】　前饮投　精愈涸　　水愈利而肾愈虚矣。

【语译】　本证如果用治五淋的五淋汤来治疗，会使肾精愈利愈亏，而使因下元失于固摄的白浊证更为严重。

【原文】肾套谈　理脾恪① 治浊只用肾家套药，不效。盖以脾主土，土病湿热下注，则小水浑浊。湿胜于热则为白浊，热胜于湿则为赤浊，湿热去则浊者清矣。

【注释】①恪：恭敬、谨慎。

【语译】 治浊病只知道套用一般治肾的方药，效果当然不会好。应该谨慎地从脾治疗。健脾是治疗湿浊的关键。陈念祖在《医学从众录》中说："方书多责之肾，而余独求之脾。盖以脾主土，土病湿热下注，则为浊病。湿胜于热则为白浊，热胜于湿则为赤浊。治之之法，不外导其湿热，湿热去而浊自清矣。"

【原文】分清饮(2) **佐黄柏** 萆薢分清饮加苍术、白术，再加黄柏苦以燥湿，寒以除热。

【语译】 应该用萆薢分清饮加黄柏、苍术、白术治疗，苦以燥湿，寒以除热。

【原文】心肾方　随补缀 六八味汤丸加龙、牡，肾药也。四君子汤(6)加远志，心药也。心肾之药与前饮间服。

【语译】 六味地黄汤、丸和八味地黄汤、丸，或再加入龙骨、牡蛎，是从肾治疗的方药。四君子汤加远志，是从心治疗的方药。治湿浊，除选用萆薢分清饮之外，间服这些治心肾的方药，随时补充点缀，那治疗方法就更全面、效果更好。歌曰：白浊多因心气虚，不应只作肾虚医。四君子汤加远志，一服之间见效奇。

【原文】若遗精　另有说 与浊病又殊。

【语译】 遗精与浊病又不同，另有其特殊的病因病机和治疗方法。

【原文】 有梦遗　龙胆⁽⁷⁾折　有梦而遗，相火旺也。余每以龙胆泻肝汤送下五倍子丸⁽⁸⁾二钱，多效。张石顽云：肝热则火淫于内，魂不内守，故多淫梦失精。又云：多是阴虚阳扰，其作必在黎明阳气发动之时，可以悟矣。妙香散⁽⁹⁾甚佳。

【语译】 有梦而遗精，是属于相火妄动，可以用龙胆泻肝汤送服五倍子丸二钱（6g），用以泻火，多有效果。张璐（石顽）说：肝热则火淫于内，魂不内守，故多淫梦失精。又说：病因多是阴虚阳扰，其发作必在黎明阳气发动之时，可以理解。用妙香散治疗，效果甚好。

【原文】 无梦遗　十全设　无梦而遗，是气虚不能摄精，宜十全大补汤⁽¹⁰⁾加龙骨、牡蛎、莲须、五味子、黄柏，为丸常服。

【语译】 无梦而遗精，是属气虚不能收摄，宜十全大补汤加龙骨、牡蛎、莲须、五味子、黄柏，制丸常服，补养气血。

【原文】 坎离交①　亦不切　时医遇此症，便云心肾不交，用茯神、远志、莲子、枣仁之类，未中病情，皆不切之套方也。

【注释】 ①坎离交：坎属水，代表肾；离属火，代表心。坎离交，即心肾相交的意思。

【语译】 时医遇到梦遗，一般认为是心肾不交，便采用茯神、远志、莲子、酸枣仁之类的药物，都不能切中病情，是不切实际的套方。

【按语】
要旨
陈念祖首先点出膏淋、石淋、劳淋、气淋、血淋即为五淋。又进一步描述了五淋的临床表现。指出癃闭是指小便点滴难出，甚则闭塞不通的一种疾病，与五淋有所不同。细分之，其中又以病势较缓者为"癃"，病势较急者为"闭"。赤白浊，统称为湿浊或尿浊，是指小便混浊，色如米泔，排尿时并无不适的病证。由于病因不同，临床上又分为"白浊"、"赤浊"两种。遗精，是指不因性生活而精液遗泄的病证。其中有梦而遗的为"梦遗"；无梦而遗，甚至清醒时精液自出的，叫"滑精"。

陈念祖对以上病证的病因病机、临床表现、治疗方法、所用方药进行了详尽的论述。对后世医者颇为有益。

病名

淋之名称，始见于《内经》。《素问·六元正纪大论》称"淋闷"。《金匮要略·消渴小便利淋病脉证并治》对本病的症状作了描述："淋之为病，小便如粟状，小腹弦急，痛引脐中。"说明淋病是以小便不利，尿道刺痛为主症。本章节又据其症状将其分为五淋，即膏淋、石淋、劳淋、气淋、血淋。

癃闭之病名，首见于《素问·宣明五气》"膀胱不利为癃，不约为遗溺"，是指小便不利，点滴难出，甚则不通的疾病。

赤白浊，指小便排尿如常，但尿液混浊的疾病。白浊，指小便色如米泔，凝如膏脂。赤浊，指小便混浊而色赤。

遗精，是指精液自泄的病证。其中，有梦而遗者，叫"梦遗"。无梦而遗，甚至清醒时精液自出者，称"滑精"。

西医学的泌尿系感染、泌尿系结石、泌尿系肿瘤、乳糜尿、前列腺疾病等可参照本节治疗。

病因病机

五淋的病因病机：多食辛热肥甘之品，或嗜酒太多，酿成湿热，下注膀胱；或下阴不洁，秽浊之邪侵入膀胱，酿成湿热，可发为五淋。久淋不愈，湿热耗伤正气，或年老、久病体弱，以及劳累过度，房事不节，导致脾肾亏虚，脾虚则中气下陷，肾虚则下元不固，因而小便淋沥不已。恼怒伤肝，肝郁气滞，气郁化火，或气火郁于下焦，影响膀胱的气化也可导致五淋。

癃闭的病因病机：中焦湿热不解，下注膀胱，或心火下移小肠，肾热移于膀胱，膀胱湿热阻滞，气化不利，可成癃闭。热壅于肺，肺气不能肃降，津液输布失常，水道通调不利，不能下输膀胱，可成癃闭。劳倦伤脾，饮食不节，或久病体弱，脾虚而清气不升，浊阴不降，可成癃闭。老年体弱，或久病体虚，肾阳不足，命门火衰，膀胱气化无权，可成癃闭。七情所伤，肝气郁滞，三焦气化失常，水道不通，可成癃闭。瘀血败精，或肿块结石，阻塞尿路，亦可成癃闭。

赤白浊的发生，多由饮食肥甘，脾失健运，酿湿生热，或病后湿热未清，蕴结下焦，清浊不分而引发。若热盛灼络，络损血溢，或脾虚不能统血，血随尿下，则为赤浊。病延日久，脾肾两伤，脾虚中气下陷，肾虚固涩无权，则精微下流，而成白浊。

遗精的发生，总由肾气不能固摄而致。而肾气不能固摄的原因，多与情志失调、房室过度、手淫所伤、饮食失节、湿热下注等因素有关。如相火妄动，心肾不交，精室被扰，应梦而遗。劳伤心脾，气不摄精；醇酒厚味，损伤脾胃，脾不升清，湿浊内生，流注于下，蕴而生热，热扰精室；肾气不足，精关不固等，均可引发遗精。

治疗

淋证

热淋：症见小便短数，灼热刺痛，尿涩黄赤，少腹拘急胀痛，或有寒热，口苦，舌苔黄腻，脉濡数。可以采用清热利湿通淋之法，以八正散[1]加减治疗。若大便秘结，可重用生大黄，以通腑泄热。若间见寒热，口苦呕恶者，可合小柴胡汤[2]以和解少阳。若湿热伤阴，去大黄，加生地黄、知母、白茅根，以养阴清热。

石淋：症见尿中时夹砂石，小便艰涩，或排尿时突然中断，尿道窘迫疼痛，少腹拘急，或腰腹绞痛难忍，尿中带血，舌红，苔薄黄，脉弦数。可用清热利湿、通淋排石之法，以石韦散[3]为主方。并可加金钱草、海金沙、鸡内金等以加强排石消坚的功能。腰腹绞痛者，可加白芍、甘草，以缓急止痛。如尿中带血者，可加小蓟、生地黄、藕节，以凉血止血。如间有发热，可加蒲公英、黄柏、大黄，以清热泻火。如石淋日久，症见虚实夹杂，当标本兼治，宜二神散[4]合八珍汤[5]；阴液耗伤者，加六味地黄丸[6]。

气淋：若为实证，小便涩痛，淋沥不畅，少腹满痛，苔白，脉弦。可用利气疏导的方法，宜沉香散[7]加味。胸闷胁痛者，可加青皮、乌药、小茴香以疏理肝气。日久气滞血瘀者，可加红花、赤芍、牛膝以活血行瘀。

若为虚证，少腹坠胀，尿有余沥，面色白，舌淡，脉虚弱无力。可用补中益气法，以补中益气汤治疗。若兼血虚肾亏者，可用八珍汤[5]倍茯苓加杜仲、枸杞、怀牛膝，以补气养血，脾肾双补。

血淋：若为实证，小便赤涩热痛，尿色深红，或夹有血块，疼痛急剧，苔黄，脉滑数。宜清热通淋，凉血止血，以小蓟饮子[8]合导赤散[9]加减。若血多痛甚者，可加服三七粉、琥珀粉，以化瘀止血。

若为虚证，尿色淡红，尿痛涩滞不明显，腰酸膝软，神疲乏力，舌淡红，脉细数。可用滋阴清热、补虚止血的方法，用知柏地黄丸[10]以滋阴清热，并可加墨旱莲、阿胶、小蓟，以补血止血。

膏淋： 若为实证，小便混浊，色如米泔，置之沉淀如絮状，上有浮油如脂，尿道热痛，舌红，苔黄，脉数。可用清热利湿、分清泻浊之法，以程氏萆薢分清饮[11]加减。若少腹胀，小便不畅，加乌药、青皮；小便夹血者，加小蓟、藕节、白茅根。

若为虚证，久病不已，反复发作，淋出如脂，涩痛反见减轻，但形体日渐消瘦，头昏无力，腰酸膝软，舌淡，苔腻，脉细软无力。可用补虚固涩之法，以膏淋汤[12]治疗。若脾肾两虚，中气下陷，可用补中益气汤合七味都气丸[13]，益气升陷，滋肾固涩。

劳淋： 症见小便不甚赤涩，但淋沥不已，时作时止，遇劳即发，腰膝酸软，神疲乏力，舌淡，脉虚弱。可用健脾益气之法，以无比山药丸[14]加减。如脾虚气陷，少腹坠胀，小便点滴难出，可配合补中益气汤，益气升陷。如肾阴亏虚，面色潮红，五心烦热，舌红，脉数，可配合知柏地黄丸[10]，滋阴降火。肾阳虚弱者，可配合右归丸[15]，以温补肾阳。

癃闭

膀胱湿热： 症见小便点滴不通，或量极少而短赤灼热，小腹胀满，口苦口黏，苔黄腻，舌红，脉数。可选用清热利湿、通利小便之法。以八正散[1]加减。若舌苔厚腻者，可加苍术、黄柏；若见心烦，口舌生疮，可合导赤散[9]，以清心火，利湿热。若湿热久恋下焦，又可导致肾阴灼伤，而见口干咽燥，潮热盗汗，五心烦热，舌光红而少苔，可改用滋肾通关丸[16]加生地黄、车前子、牛膝等，以滋肾阴，清湿热，助气化。若因湿热壅滞三焦，气化不利，尿量极少，面色晦滞，胸闷烦躁，呕吐恶心，口中尿臭，甚则神昏谵语，宜用黄连温胆汤[17]加车前子、白茅根、木通，以降浊和胃，清热化湿。

肺热壅盛： 症见小便点滴不通，咽干，烦渴欲饮，呼吸短促，或有咳嗽，苔黄，脉数。可用清肺热、利水道之法，以清肺饮[18]加减。如心火旺盛，心烦，舌红，可加黄连、竹叶，以清心火。舌红少津，肺阴不足，可加沙参、白茅根，以滋养肺阴。大便不通者，可加大黄、杏仁，以通大便。有鼻塞、头痛、脉浮者，可加薄荷、桔梗，以宣肺解表。

肝郁气滞： 症见情志抑郁，烦躁易怒，小便不通或通而不畅，胁腹胀满，苔薄黄，舌红，脉数。可采用疏调气机、通利小便的方法，以沉香散[7]加减。若气郁化火，可加龙胆草、山栀子以泻其火。

尿路阻塞：症见小便点滴而下，尿如细线，甚则阻塞不通，小腹胀痛，舌质紫黯，或有瘀点，脉涩。可用行瘀散结、通利水道之法，以代抵当丸[19]加减。如病久气血两虚，面色不华，可加黄芪、丹参、当归身以补养气血。如尿路有结石，可加金钱草、海金沙、冬葵子、瞿麦、萹蓄通淋利水。如兼见血尿，可加服三七粉、琥珀粉。

中气不足：症见小腹坠胀，小便难出，或量少难出，精神疲惫，不思饮食，气短懒言，舌淡，苔薄白，脉细弱。可用升清降浊、化气利水之法，以补中益气汤合春泽汤[20]加减，以补气升阳，化气利水。

肾阳衰惫：症见小便不畅，排出无力，面色白，神气怯弱，恶寒肢冷，腰膝无力，舌淡，苔白，脉沉细而尺弱。可用温阳益气、补肾利尿之法，以济生肾气丸[21]为主方。若命门火衰，致三焦气化无权，小便量少甚则无尿、呕吐、烦躁、神昏者，宜千金温脾汤[22]合吴茱萸汤[23]加减治疗

赤白浊

湿热内蕴：症见小便混浊，或夹凝块，上有浮油，或带血色，或夹有血丝、血块，或尿道灼痛，口渴，苔黄腻，脉滑数。宜用清热化湿之法，以程氏萆薢分清饮[11]加减。

脾虚气陷：症见尿浊反复发作，日久不愈，小便混浊如米泔，小腹坠胀，小便不畅，面色无华，神疲乏力，进食油腻则发作，舌淡，脉虚数。可采用益气健脾、升阳固涩的方法，以补中益气汤合苍术难名丹[24]加减治疗。如尿浊夹血者，可加小蓟、藕节、阿胶、墨旱莲。若见肢冷便溏，是脾虚及肾，可加附子、炮姜。

肾元亏虚：症见尿浊迁延日久，尿液乳白如脂，精神委靡，腰膝酸软，头晕耳鸣。偏于阴虚者，可见烦热，口干，舌红，脉细数。偏于阳虚者，可见面色白，形寒肢冷，舌淡，苔白，脉沉细。其治法，偏于阴虚者，可滋补肾阴；偏于阳虚者，可温肾固涩。阴虚者用知柏地黄丸[10]、二至丸[25]加减；偏于阳虚者，宜鹿茸补涩丸[26]加减。

遗精

君相火动，心肾不交：症见少寐多梦，梦则遗精，伴有心中烦热，头晕目眩，精神不振，体倦乏力，心悸怔忡，善恐健忘，口干尿赤，舌红，脉细数。宜清心安神、滋阴清热之法，以黄连清心饮[27]加减。若心肾不交，火灼心阴，可用天王补心丹[28]加石菖蒲、莲子，以滋阴安神。若相火妄动，水不济火，可用三才封髓丹[29]治疗。若久遗伤肾，阴虚火旺，可用知柏地黄丸[10]或大补阴丸[30]，以滋阴降火。

湿热下注，扰动精室： 症见遗精频作，或尿时有少量精液排出，小便赤热混浊，或尿涩不爽，口苦，心烦，口舌生疮，大便溏臭，厚重不爽，苔黄腻，脉濡数。治以清利湿热，宜程氏萆薢分清饮[11]加减。

劳伤心脾，气不摄精： 症见心悸怔忡，失眠健忘，面色萎黄，肢体倦怠，食少便溏，劳则遗精，舌淡，苔薄，脉弱。宜调补心脾、益气摄精之法，以妙香散加减。若中气不升，可改用补中益气汤，以升提中气。

肾虚滑脱，精关不固： 症见梦遗频作，甚至滑精，腰膝酸软，头晕耳鸣，健忘失眠，低热颧赤，形瘦盗汗，发堕齿摇，舌红少苔，脉细数。宜补肾填精、固涩止遗之法，以六味地黄丸[6]或左归饮[31]加减治疗。

预后

五淋、癃闭、赤白浊、遗精都是临床常见病，尤其中老年人多见。一般情况，通过正确的治疗，都会有明显的好转或彻底治愈。如正气衰败，病情迁延日久，或有恶性病变（如前列腺癌、膀胱癌等）者，应配合相应的治疗。

康复

五淋、癃闭、赤白浊、遗精多为慢性疾病。根据不同的病因病机，进行适当的调养是十分必要的。比如，病因属于湿热者，饮食一定要清淡，忌烟酒，少食辛辣厚味。病因属阳虚者，又当注意保暖，饮食不可过于寒凉，以免更伤阳气。病情属于气虚者，更当注意休息，不可过度劳累。病由房劳伤肾者，又当节欲而慎房事。病情与情志有关者，又当调情志，忌抑郁，保持心情舒畅。

病案举例（萆薢分清饮）

肖某，男，37岁。患者在1年前因尿频、尿痛、尿道口时有白色黏液附着，在某医院查前列腺液后，诊断为慢性前列腺炎，服用抗生素1个月后，症状略有好转，之后因饮酒、劳累、焦虑，症状时好时坏。刻下症见：尿频，排尿时灼热涩痛，尿道口时有白色黏稠分泌物溢出，会阴下坠胀痛，小便黄赤，大便较干。舌质红，苔黄腻，脉弦滑。辨为淋证，为湿热蕴结、痰浊阻络之证。治以清利湿热，化瘀通络。处方：萆薢12g，泽泻10g，天竺黄10g，枳壳10g，云苓15g，陈皮10g，石菖蒲10g，郁金10g，莱菔子10g，生苡仁15g，黄柏10g，金钱草30g，丹参30g，王不留行10g，白花蛇舌草30g。上方每日1剂，连服1个月后，上述临床症状均消失，复查前列腺已正常。(韩学杰，李成卫.沈绍功验案精选.北京：学苑出版社，2006：159－160.)

【附方】

原书附方

（1）五淋汤：《鸡峰》方。统治五种淋证。

赤茯苓9g　白芍　山栀子各6g　当归　甘草各3g　加灯心草14寸，水煎服。

（2）萆薢分清饮：《丹溪心法》方。有温暖下元，利湿化浊之效。主治下焦虚寒，小便白浊，频数无度，白如米泔，凝如膏糊。

益智　川萆薢　石菖蒲　乌药各10g　水煎服。

（3）补中益气汤（见中风附方）

（4）加味肾气丸（见水肿附方）

（5）滋肾丸：《兰室秘藏》方，又名通关丸。治小便点滴不通及冲脉上逆喘呃等症。

黄柏　知母各30g　肉桂3g　共研末。水泛为丸，如梧桐子大，阴干。每服9g，淡盐汤下。

（6）四君子汤：《太平惠民和剂局方》方。有益气健脾之效，主治脾胃气虚，面色萎白，语声低微，四肢无力，食少便溏。

人参（去芦）10g　白术　茯苓（去皮）各9g　甘草（炙）6g　水煎服。

（7）龙胆泻肝汤（见血症附方）

（8）五倍子丸：《医学从众录》方。治遗精固脱之方。

五倍子（青盐煮干，焙）　茯苓各6g　为末，炼蜜为丸，如梧桐子大。每服6g，盐汤下，日二服。

（9）妙香散（见心腹痛胸痹附方）

（10）十全大补汤（见疟疾附方）

增补新方

（1）八正散：《太平惠民和剂局方》方。有清热泻火，利水通淋之效。主治湿热下注，热淋，血淋，小便混赤，尿时涩痛，淋沥不畅，甚或癃闭不通，小腹急满，口燥咽干，舌苔黄腻，脉滑数。

车前子　瞿麦　萹蓄　滑石　山栀子　甘草（炙）　木通　大黄（面裹，煨，去面，切，焙）各500g　上为散，每服6g，水一盏，入灯心煎至七分，去渣温服，食后临卧。

（2）**小柴胡汤**（见咳嗽附方）

（3）**石韦散**：《证治汇补》方。有利水通淋排石之功。主治砂淋。

石韦　冬葵子　瞿麦　滑石　车前子　水煎服。

（4）**二神散**：《杂病源流犀烛》方。有清热利湿通淋之效。主治砂淋、石淋。

海金沙　滑石　水煎服。

（5）**八珍汤**（见疟疾附方）

（6）**六味地黄丸**（见虚痨附方）

（7）**沉香散**：《金匮翼》方。有利气疏导之功。主治气淋，小便涩滞，淋沥不畅，少腹胀满，苔白薄，脉沉弦。

沉香　石韦　滑石　当归　王不留行各15g　白芍　橘皮各8g

（8）**小蓟饮子**（见血症附方）

（9）**导赤散**：《小儿药证直诀》方。有清心养阴，利水通淋之效。主治心经热盛，心胸烦热，口渴面赤，以及心移热于小肠，小便赤涩热痛。

生地黄　木通　生甘草梢各等分　上为末，每服10g，水一盏，入竹叶同煎至五分，食后温服。

（10）**知柏地黄丸**（见血症附方）

（11）**程氏萆薢分清饮**：《医学心悟》方。有清热利湿，分清化浊之效。主治膀胱湿热，白浊，膏淋，尿有余沥，小便混浊，舌苔黄腻。

川萆薢10g　黄柏（炒褐色）　石菖蒲各3g　茯苓　白术各3g　莲子3g　丹参　车前子各7g　水煎服。

（12）**膏淋汤**：《医学衷中参西录》方。有补脾益肾之效。主治膏淋。

党参9g　山药15g　生地黄12g　白芍9g　龙骨　牡蛎各30g　芡实9g　水煎服。

（13）**七味都气丸**（见虚痨附方）

（14）**无比山药丸**（见血症附方）

（15）**右归丸**（见虚痨附方）

（16）**滋肾通关丸**：即通关丸，见原书附方（5）。

（17）**黄连温胆汤**（见心腹痛胸痹附方）

（18）**清肺饮**：《证治汇补》方。有清肺热，利水道之效。主治肺热壅盛，失于肃降，水道不通的癃闭。

茯苓　黄芩　桑白皮　麦冬　车前子　山栀子　木通　水煎服。

（19）代抵当丸：《证治准绳》方。有行瘀活血之效。主治虚人瘀血，败精内阻，小便点滴难出，甚则阻塞不通，小腹胀痛，舌质紫黯。

大黄120g　芒硝30g　炒桃仁60枚　当归尾　生地黄　山甲珠各30g　肉桂9～15g　为蜜丸。

（20）春泽汤：《奇效良方》方。有化气行水之功。主治伏暑发热，烦渴引饮，小便不利。

泽泻9g　猪苓　茯苓　白术各6g　桂心7g　人参5g　柴胡3g　麦冬5g　水煎服。

（21）济生肾气丸（见水肿附方）

（22）千金温脾汤：《备急千金要方》方。有温补脾阳，攻下冷积之效。主治脾阳不足，冷积便秘，手足不温，脉沉弦。

大黄12g　附子9g　干姜6g　人参9g　甘草3g　水煎服，大黄后下。

（23）吴茱萸汤（见心腹痛胸痹附方）

（24）苍术难名丹：《世医得效方》方。有健脾益气，温阳固涩之效。主治尿浊日久不愈。

苍术　小茴香　川楝子　川乌　补骨脂　白茯苓　龙骨　水煎服。

（25）二至丸：《医方集解》方。有补肾养肝之效。主治肝肾阴虚，口苦咽干，头晕眼花，腰膝酸软，遗精，须发早白等。

冬青子（女贞子）　旱莲草　为丸。

（26）鹿茸补涩丸：《沈氏尊生书》方。有温肾固涩之效。主治下元亏虚，不能固涩之尿浊。

鹿茸　麦冬　熟地黄　黄芪　五味子　肉苁蓉　鸡内金　山萸肉　补骨脂　人参　牛膝　玄参　茯苓　地骨皮

（27）黄连清心饮：《沈氏尊生书》方。有清心安神之效。主治心火内动，神不守舍，心肾不交之梦遗。

黄连　生地黄　当归　甘草　酸枣仁　茯神　远志　人参　莲子肉　水煎服。

（28）天王补心丹（见虚痨附方）

（29）三才封髓丹：《卫生宝鉴》方。有补肾泻火之效。主治脾肾不足，遗精腰酸，精神疲乏。

天冬　熟地黄　人参各15g　黄柏90g　砂仁45g　炙甘草25g　糊丸。

（30）大补阴丸：《丹溪心法》方。有滋阴降火之效。主治肝肾阴虚，虚火上炎，骨蒸潮热，盗汗遗精等。

黄柏120g　知母120g　熟地黄180g　龟甲180g　猪脊髓为丸。

（31）左归饮（见虚痨附方）

疝气第十九

【原文】 疝①任②病　归厥阴③ 　经云：任脉为病，外结七疝，女子带下瘕聚。丹溪专治厥阴者，以肝主筋，又主痛也。

【注释】 ①疝：病名，出《内经·大奇论》等篇。临床表现为少腹疼痛，牵引睾丸，或睾丸偏坠，阴囊肿胀。

②任：指任脉，为奇经八脉之一。

③厥阴：即足厥阴肝经。

【语译】 疝气是属于任脉的疾病。《内经》曰：任脉为病，外结七疝，及带下瘕聚。任脉归厥阴肝经。朱震亨（丹溪）治疝专治厥阴，因为肝主筋，又主痛的原因。

【原文】 寒①筋②水③　气④血⑤寻 　寒疝、水疝、筋疝、气疝、血疝。

【注释】 ①寒：即寒疝。寒邪侵袭厥阴经，症见阴囊冷硬肿痛，痛引睾丸，阳痿不举，喜暖畏寒，形寒肢冷等。

②筋：即筋疝。肝经湿热，房室劳伤所致茎中作痛，筋挛急缩，或痒或肿，或筋缓不收，或有精液流出。

③水：即水疝。肾虚，复感风寒，湿流囊中致阴囊肿大疼痛，亮如水晶，或湿痒汗出，小腹按之有水声。

④气：即气疝。每于恼怒过度或过劳时发作，气平静即逐渐缓解，发作则阴囊偏坠肿痛，上连腰部。

⑤血：即血疝，又名"瘀血疝"。多素有瘀血，或跌仆损伤，阴囊、睾丸瘀血肿

痛，痛如锥刺，痛处不移。

【语译】 根据疝气的症状，可分为寒疝、筋疝、水疝、气疝、血疝。

【原文】 狐①出入　癫②顽麻　狐疝：卧则入腹，立则出腹。癫疝：大如升斗，顽麻不痛。

【注释】 ①狐：即狐疝，又称"狐疝风"。小肠坠入阴囊，卧则入腹，立则出腹，如狐之出入无常，故名。

②癫：即癫疝。睾丸肿大坚硬，有如升斗，重坠胀痛或麻木不痛。

【语译】 狐疝出入不定，卧则入腹，立则出腹；癫疝顽麻重坠，大如升斗。

【原文】 专治气　景岳箴　景岳云：疝而曰气者，病在气也。寒有寒气，热有热气，湿有湿气，逆有逆气，俱当兼用气药也。

【语译】 治疗疝气，必须从理气入手，这是张介宾（景岳）的主张。称疝为气者，是因为病在气。寒有寒气，热有热气，湿有湿气，逆有逆气，治疗中都应该兼用气药。

【原文】 五苓散(1)　加减斟　《别录》以此方加川楝子、木通、橘核、木香，通治诸疝。

【语译】 疝气可用五苓散随症加减治疗。《名医别录》用五苓散加川楝子、木通、橘核、木香，统治各种疝气。

【原文】 茴香料　著医林　三层茴香丸(2)治久疝，虽三十年之久，大如栲栳①，皆可消散。

【注释】 ①栲栳：用竹篾或柳条编成的盛物器具。

【语译】　三层茴香丸治疝气，在医学界久已著称。虽三十年之久疝，大如栲栳，都可以消散。

【原文】　痛不已　须洗淋　阴肿核中痛，《千金翼》用雄黄一两、矾石二两、甘草一尺，水一斗，煮二升洗之，如神。

【语译】　如疝气疼痛不止，那就要以药物外洗痛处。如《千金翼方》记载，治阴囊、睾丸肿痛，用雄黄一两、矾石二两、甘草一尺，以水一斗，煮取二升，洗之，如神。

【按语】

要旨

陈念祖在此列举了寒疝、筋疝、水疝、气疝、血疝、癫疝、狐疝的症状特点、病因病机、治疗方法、选用药物。主张疝是任脉的病，归厥阴肝经；治疝必须理气；推崇五苓散和三层茴香丸的治疗效果。

病名

疝，是指阴囊肿大、疼痛的一类疾病，以男性发病为多。历代医籍论疝，名目繁多，众说不一。据文献记载，有五疝（石疝、血疝、阴疝、妒疝、气疝，出《诸病源候论》）、七疝（寒疝、水疝、筋疝、血疝、气疝、狐疝、癫疝，出《儒门事亲》）之说。比较常见的为寒疝、狐疝、气疝、水疝、癫疝。大致而言，狐疝、寒疝相当于西医学的可复性腹股沟斜疝，气疝相当于难复性腹股沟斜疝，水疝相当于睾丸鞘膜积液，而癫疝相当于阴囊象皮肿等。

病因病机

疝之发生，大致由阴寒凝聚、水湿停留、肝气郁滞、气滞血瘀等病因，客于肝经所致。或先天不足，后天过劳，而致气虚下陷，失于统摄而成。其病多在于气分，故有"治疝必先治气"之说。

治疗

寒疝： 由寒聚肝脉，凝滞不通而致。治宜温经散寒，理气止痛。以椒桂汤[1]加减治疗。若肝肾不足，阴寒内盛，改用暖肝煎[2]加减。若寒疝绕脐痛剧，舌苔白，脉沉弦。可用制附子6~9g，蜂蜜2匙，加水同煎。

狐疝： 由于肝失疏泄，肝气流注而致。以疏肝理气，温经止痛为法。方用蜘蛛散⁽³⁾。如蜘蛛一时不备，可先服天台乌药散⁽⁴⁾加减治疗。

气疝：由气虚下陷，失于摄纳所致。以升阳益气为法，用补中益气汤⁽⁵⁾加白芍、防风、橘核、荔枝核等。少腹下坠较甚者，重用参、芪，并加葛根。阴囊肿满而痛者，加青皮、佛手。神疲乏力，腰膝酸软者，加巴戟天、淫羊藿、枸杞、菟丝子、小茴香。

水疝：由寒湿凝聚，浸渍阴囊所致。治宜利气行水。方用五苓散加橘核、小茴香、木香、荔枝核。

癫疝：由气滞血结，客于阴器而致。治宜行气消瘀，软坚散结。用橘核丸⁽⁶⁾加减治疗。若阴囊肿硬如石者，加三棱、莪术、半枝莲、穿山甲珠。

预后

疝气通过正确的治疗，一般都可以好转或基本痊愈。但是，狐疝（类似可复性腹股沟斜疝）较其他疝气治疗起来比较困难，效果比较缓慢，而采用西医手术的方法，则效果更为突出。

康复

疝气的病因比较复杂，根据不同疝气的病因，生活起居、饮食调养亦非常重要。寒疝是由寒滞肝脉所生，生活当中注意保阳气，避寒邪，少食生冷。狐疝与气滞有关，伴有慢性咳嗽者应该及时治疗，以减轻腹部压力。气疝与气虚下陷有关。平时不可过度劳累，生活中注意加强营养，增强体质。水疝，病因为寒湿凝聚，生活中应低盐饮食，忌酒，不宜久站或剧烈运动。疝由气血凝滞所生，保温暖，少寒凉，调情志，忌抑郁，经常食用山楂之类有活血作用的食品有一定好处。

病案举例（五苓散）

32例患儿，1岁以下6人，1岁以下26人，最小的9个月，最大的9岁。病程为12～18天14例，18天～1个月13例，1个月以上5例。就诊时均有不同程度的阴囊肿大，小者如大枣，大者如梨，形如水晶，坠胀痛，透光试验均为阳性。基本方为五苓散加减：白术，茯苓，泽泻，猪苓，荔枝核，大腹皮，橘核，小茴香。随症加减，湿热下注型，症见阴囊潮热，小便短黄，睾丸疼痛肿大如水晶，或有发热，舌苔黄或黄腻、脉滑或滑数或指纹紫，加黄柏、川楝子；寒湿凝聚型，症见阴囊肿大，久则皮肤顽厚，发凉、坠胀疼痛，肿胀严重时，阴茎隐缩，影响排尿，舌苔白滑或白腻，脉缓或指纹红，加桂枝、吴茱萸。每日一剂，水煎服，7天1个疗程，共服2～6个疗程。32例中痊愈28例占87.5%，好转4例占12.5%。（曾玉玲.五苓散加减治疗小儿水疝32例临床报告.湖南中医药导报，2002，8（9）：545－547.）

【附方】

原书附方

（1）五苓散（见虚痨附方）

（2）三层茴香丸：《证治准绳》方。为补虚暖肾，治疗寒疝的方剂。用于寒疝患者，共分三料：

第一料由茴香、川楝子、沙参、木香等四味药组成；

第二料为前方加荜茇、槟榔；

第三料即第二料中再加茯苓、附子。

轻者用第一料即可止痛，重者用第二料，更重者用第三料。

增补新方

（1）椒桂汤：《温病条辨》方。有温经散寒，理气止痛之效。主治寒疝腹痛，阴囊肿硬寒冷，痛引睾丸，畏寒喜暖。

川椒　桂枝　柴胡　小茴香　吴茱萸　陈皮　高良姜　青皮　水煎服。

（2）暖肝煎（见心腹痛胸痹附方）

（3）蜘蛛散：《金匮要略》方。有温经散寒，通络止痛之效。主治狐疝，阴囊一侧肿大，立则坠下，卧则入腹，少腹拘急不适。

蜘蛛（焙干）　桂枝　以3∶1量研末。每服4g，淡盐汤送服。

（4）天台乌药散：《医学发明》方。有行气疏肝，散寒止痛之效。主治寒凝气滞，小肠疝气，少腹引控睾丸而痛，偏坠肿胀。

乌药12g　木香6g　小茴香6g　青皮6g　高良姜9g　槟榔9g　川楝子12g　巴豆70粒　上八味，先将巴豆打破，同川楝子用麸炒黑，去巴豆及浮皮不用，合余药共研为末，每服3g，温酒送服。

（5）补中益气汤（见中风附方）

（6）橘核丸：《济生方》方。有行气止痛，软坚散结之功。主治寒湿疝气，睾丸肿胀偏坠，坚硬如石。

橘核　海藻　昆布　川楝子　桃仁各30g　厚朴　木通　枳实　延胡索　桂心　木香各15g　为细末，酒糊为丸，如梧桐子大，每服70丸。

痰饮第二十

【原文】 痰饮源　水气作　水气上逆，得阳煎熬则稠而成痰，得阴凝聚则稀而成饮。然水归于肾，而受制于脾，治者必以脾肾为主。

【语译】 痰饮病的根源，是由于体内水液输布运化失常，水液停聚而引起的。水气上逆，由于阳热的煎熬稠厚者而成痰；遇寒凝聚稀薄者而成饮。然而，肾主水液，受制于脾，所以对痰饮的治疗必须以脾肾为主。

【原文】 燥[①]湿[②]分　治痰略　方书支离不可听。只以燥湿为辨，燥痰宜润肺，湿痰宜温脾，握要之法也。宜参之"虚劳"、"咳嗽"等篇。或老痰宜王节斋化痰丸[(1)]，实痰怪症宜滚痰丸[(2)]之类。

【注释】 ①燥：指燥痰。干咳少痰，痰黏难咳。
②湿：指湿痰。清稀色白，易咳出。

【语译】 把痰分成燥痰和湿痰，是治痰之大略。然而，方书中的论述支离破碎，不可轻信。痰，只以燥痰、湿痰为辨证，燥痰宜润肺，湿痰宜温脾，是把握了治痰的重要法则。应该参考《金匮要略》的"虚劳"、"咳嗽"等篇。或者，老痰应该用王节斋化痰丸，实痰怪症用滚痰丸之类治疗。

【原文】 四饮[①]名　宜斟酌　《金匮》云：其人素盛今瘦，水走肠间，沥沥有声，谓之痰饮。注：即今之久咳痰喘是也。饮后水流在胁下，咳唾引痛，谓之悬饮。注：即今之停饮胁痛症也。饮水流行，归于四肢，当汗出而不汗出，身体疼痛，谓之溢饮。注：即今之风水、水肿症也。咳逆倚息，气短不得卧，其形如肿，谓之支饮。注：即今之停饮喘满、不得卧症也。又支饮，偏而不中正也。

【注释】①四饮：即痰饮、悬饮、溢饮、支饮。

【语译】 四饮之名，应该细细斟酌。《金匮要略》所说"其人素盛今瘦，水走肠间，沥沥有声，谓之痰饮"实际就是今天的久咳痰喘。"饮后水流在胁下，咳唾引痛，谓之悬饮"实际是指今天的饮停胁痛症。"饮水流行，归于四肢，当汗而不出汗，身体疼痛，谓之溢饮"实际就是今天的风水水肿证。"咳逆倚息，气短不得卧，其形如肿，谓之支饮"就是今天的停饮喘满、不得卧症。另外，"支饮"一名，失于中正，不够准确。

【原文】 参五脏　细量度　四饮犹未尽饮邪之为病也，凡五脏有偏虚之处，而饮留之。言脏不及腑者，腑属阳，在腑则行矣。《金匮》曰：水在心，心下坚筑短气，恶水不欲饮。水在肺，吐涎沫欲饮水。水在脾，少气身重。水在肝，胁下支满，嚏而痛。水在肾，心下悸。

【语译】 对痰饮病，还要参考五脏之特点，仔细考虑。四饮还没有完全包括痰饮所引起的疾病。凡是五脏偏虚的地方，就留有饮邪。说脏不及腑，因腑属于阳，在腑可以运行。《金匮要略》指出水饮停于心，可见心下胀满，气短，不想喝水；如水饮停于肺，则咳吐涎沫，想喝水；水湿困脾，则表现为少气身重；如水饮停于肝，则胸胁胀满，打喷嚏时则有胸胁疼痛；水饮在肾，则悸动不安。以上这些，均要加以仔细分析。

【原文】 补和攻①　视强弱　宜补、宜攻、宜和，视乎病情，亦视乎人之本体强弱而施治也。

【注释】①补、和、攻：即补益、调和、攻下的方法。

【语译】 治疗痰饮或用补法，或用和法，或用攻法，都须根据病情和患者的身体强弱来决定。

【原文】 十六方①　各凿凿　苓桂术甘汤(3)、肾气丸(4)、甘遂半夏汤⁽⁵⁾、十枣汤⁽⁶⁾、大青龙汤⁽⁷⁾、小青龙汤⁽⁸⁾、木防己汤⁽⁹⁾、木防己加茯苓芒硝汤⁽¹⁰⁾、泽泻汤⁽¹¹⁾、厚朴大黄汤⁽¹²⁾、葶苈大枣泻肺汤⁽¹³⁾、小半夏汤⁽¹⁴⁾、己椒葶苈丸⁽¹⁵⁾、小半夏加茯苓汤⁽¹⁶⁾、五苓散⁽¹⁷⁾，附《外台》茯苓饮⁽¹⁸⁾。

【注释】 ①十六方：指治疗痰饮的16个方子。

【语译】 治疗痰饮病，共有16个方子，即苓桂术甘汤、肾气丸、甘遂半夏汤、十枣汤、大青龙汤、小青龙汤、木防己汤、木防己加茯苓芒硝汤、泽泻汤、厚朴大黄汤、葶苈大枣泻肺汤、小半夏汤、己椒葶苈丸、小半夏加茯苓汤、五苓散、茯苓饮，如果运用得当，每个方子的疗效，都是很确切的。

【原文】 温药和　博返约^①　《金匮》云：病痰饮者，当以温药和之。忽揭出"温药和之"四字，即金针之度^②也。盖痰饮，水病也。水归于肾，而受制于脾；欲水由地中行而归其壑者，非用温药以化气不可也；欲水不泛滥而筑以堤防者，非用温药以补脾不可也。如苓桂术甘汤、肾气丸、小半夏汤、五苓散之类，皆温药也。即如十枣汤之十枚大枣，甘遂半夏汤之半升白蜜，木防己汤之参、桂，葶苈汤之大枣，亦寓温和之意。至于攻下之法，不过一时之权宜，而始终不可离温药之旨也。

【注释】 ①博返约：提纲挈领，简明扼要的意思。
②金针之度：高深的技巧。

【语译】《金匮要略》云："病痰饮者，当以温药和之。"是简明扼要、提纲挈领之句。"温药和之"是非常准确而精深的方法。痰水之为病，与脾肾关系密切。水归于肾，而受制于脾。要想使土地的水归于沟壑，非用温药以助气化不可；要想水不泛滥，而筑堤坝，非用温药以补脾不可；如苓桂术甘汤、肾气丸、小半夏汤、五苓散之类。即使是十枣汤之中的十枚大枣，甘遂半夏汤之半升白蜜，木防己汤的参、桂，葶苈汤中之大枣，也都有温和之义。至于攻下法，只不过是一时的权宜之计，而始终不可以背离"温药和之"的宗旨。

【原文】 阴霾除　阳光灼　　饮为阴邪，必使离照当空，而群阴
方能退散。余每用参苓术附加生姜汁之类取效。

【语译】 因为患痰饮者，多半是阳衰阴盛，所以应该用温性药
物治疗，就像消除了阴云的遮蔽，使阳光能普照大地一样。我常常
用人参、茯苓、白术、附子加生姜汁之类而取得良效。

【原文】 滋润流　时医错　　方中若杂以地黄、麦冬、五味附和
其阴，则阴霾冲逆肆空，饮邪滔天莫救矣，即肾气丸亦慎用。

【语译】 后世一些医生以滋润性质的药物来治疗痰饮，那是错
误的。如果方中掺杂地黄、麦冬、五味子之类的药物，以增加其
阴，则犹如满天阴云，饮邪泛滥，是没有办法治疗的。即使是肾气
丸也要慎用。

【原文】 真武汤⁽¹⁹⁾　水归壑^①　　方中以茯苓之淡以导之，白术
之燥以制之，生姜之辛以行之，白芍之苦以泄之，得附子本经之药，领之
以归其壑。

【注释】 ①壑：山沟。

【语译】 治痰饮用真武汤可以引导痰饮下归于肾而排泄出去，
像引导泛滥的水回到山沟里一样。方中茯苓淡渗利湿，白术苦温燥
湿，生姜味辛以行水，白芍泄湿，附子为肾经本药，助肾阳，利膀
胱，使痰饮水湿排出体外。

【原文】 白散方⁽²⁰⁾　窥秘钥　　《三因》白散之妙，喻嘉言解之
甚详。见于《医门法律·中风门》。

【语译】 至于用三因白散治疗痰饮，那就如同拿到了一把可以

打开治疗痰饮病窍门的钥匙。喻昌（嘉言）在《医门法律·中风门》中对《三因极一病证方论》中白散一方的奥妙解释甚详。

【按语】

要旨

陈念祖主要论述了痰饮病的病因、病机、治疗方法及所用方剂。首先肯定痰饮为水湿所生。痰分燥痰、湿痰两类。对"四饮"提出了不同见解。强调了十六方治疗痰饮的重要性。特别指出"温药和之"是治痰的宗旨。

病名

痰饮是指体内水液输布运化失常，停积于某些部位的一类病证。痰，表现为咳吐之物黏稠。分有形之痰和无形之痰。有形之痰，咳吐可见。无形之痰从症测之。按其属性，具体可分为寒痰、湿痰、热痰、风痰、燥痰等。饮，则表现为咳吐之物色白、质稀如水。饮有四，即痰饮、悬饮、溢饮、支饮。

病因病机

痰饮之为病，与肺、脾、肾三脏有密切关系。肺居上焦，有通调水液的作用；脾为中焦，有运化水谷精微的功能；肾处下焦，有蒸化水液，分清泌浊的职责。《素问·经脉别论》说："饮入于胃，游溢精气，上输于脾。脾气散精，上归于肺，通调水道，下输膀胱。水精四布，五经并行。"即指出了水液代谢与脾肺肾三脏有密切关系。如三脏功能失调，肺之通调涩滞，脾之转输无权，肾之蒸化失职，则三者互为影响，导致水液停积变为痰饮。

治疗

脾阳虚弱：症见胸胁支满，心下痞闷，胃中有振水声，脘腹喜温恶寒，后背冷，呕吐清水痰涎，口渴不欲饮，或心悸气短，食少便溏，舌苔白腻，脉滑。以温脾化饮之法，选苓桂甘汤合小半夏加茯苓汤治疗。前方温脾阳，利水饮；后方和胃降逆。若眩冒，小便不利，加泽泻、猪苓；胃脘冷痛，呕吐涎沫，加干姜、吴茱萸；若心下胀满，加枳实。

饮留胃肠：症见心下坚满而痛，自利，利后反快，或水走肠间，沥沥有声，苔腻，脉弦。以攻下逐饮之法，用甘遂半夏汤或己椒苈黄丸加减治疗。胸满者，加枳实、厚朴。

邪犯胸肺：症见寒热往来，咳嗽，痰少，气急，胸胁刺痛，呼吸、转侧疼痛加剧，心下痞硬，干呕，口苦，咽干，苔白，脉弦。以和解宣利之法，选柴枳半夏汤[1]加减。咳逆气急，胁痛，加白芥子、桑白皮；心下痞硬，口苦咽干，加黄连。

饮停胸胁： 症见咳唾引痛，呼吸困难，不能平卧，苔白腻，脉沉弦。宜逐水祛饮之法，用十枣汤或控涎丹[2]加减。前方力峻，体实、证实者用之。后方力缓，有宣肺理气之功，善祛皮里膜外之痰。痰浊较盛，加杏仁、薤白。

阴虚内热： 症见呛咳时作，咳吐少量黏痰，口干咽燥，午后潮热，颧红心烦，手足心热，盗汗，或伴胸胁闷痛，病久不已，形体消瘦，舌红少苔，脉细数。宜滋阴清热之法，选沙参麦冬汤[3]、泻白散[4]加减治疗。潮热加鳖甲、功劳叶；咳嗽加百部、川贝母；胸胁痛加瓜蒌皮、枳壳。

溢饮： 症见身体疼痛而沉重，甚则肢体浮肿，恶寒，无汗，或有喘咳，痰多白沫，苔白，脉弦紧。宜发表化饮之法，选小青龙汤加减治之。若肢体浮肿明显，可加茯苓、猪苓、泽泻；若发热烦躁，可加石膏；寒象不重，可去干姜、细辛。

寒饮伏肺： 症见咳逆喘满，不得平卧，吐痰多白色泡沫。宜温肺化饮之法。选小青龙汤加减治疗。体虚表证不重者，可改用苓甘五味姜辛汤[5]。若饮多而无外邪者，可用葶苈大枣泻肺汤。

脾肾阳虚： 症见喘息动则为甚，或咳而气短，痰多胸闷，畏寒肢冷，神疲乏力，小便不利，足背浮肿，苔白润，舌胖大，脉沉滑。治宜温补脾肾，祛湿化饮。选金匮肾气丸、苓桂术甘汤加减治疗。

痰饮为病，除以上之外，还有很多形式，如风痰眩晕、痰迷心窍、痰阻经络、痰核瘰疬等。这些大多归于其他章节，在此不多赘述。

预后

痰饮经过积极、正确的治疗应该有比较明显的好转或彻底治愈。从临床实践看，该证大多属于慢性病，有的须经过长期治疗，方可有效。有的又是某些疾病的并发症，所以，对主病及时准确治疗是非常必要的。

康复

"脾为生痰之源"、"湿聚生痰"、"液有余便是痰"。在日常生活中，注意保护脾胃，少食生冷、黏滑、油腻之品。肺气虚者，注意避风寒，减少冷空气对气管的刺激。不可过度劳累，动则气喘、汗出、痰多者，更要注意休息。适当体育锻炼，不断增强体质，亦为必要。

病案举例（泽泻汤）

朱某，男，50岁，湖北潜江县人。头目冒眩，终日昏昏沉沉，如在云雾之中。两眼懒睁，双手颤抖，不能操笔写字，经中西医治疗，病无起色，视其舌肥大异常，苔呈白滑而根部略腻，切其脉弦软，辨为"心下有支饮，其人苦冒眩"之证，处以《金匮要略》"泽泻汤"。处方：泽泻24g，白术12g。服第一剂，未见任何反应。患者对家属说：此方药仅两味，吾早已虑其无效，今果然矣。孰料第二剂后，覆杯未久，顿觉周身与前胸后背溅溅汗出，以手拭汗而黏，自觉头清目爽，身觉轻快之至。又服三剂，继出微汗少许，久困之疾从此而愈。（陈明，刘燕华，李方.刘渡舟验案精选.北京：学苑出版社，2007：83 - 84.）

【附方】
原书附方
（1）**王节斋化痰丸**：《明医杂著》方。有开郁降火，清润肺金，消凝结之痰之效。治津液为火熏蒸，凝结成痰，根深蒂固，以此缓治之。

香附15g 橘红30g 瓜蒌仁30g 黄芩 天冬 海蛤粉各30g 青黛9g 芒硝9g 桔梗15g 连翘15g 共为细末，炼蜜入生姜少许制为丸。

（2）**滚痰丸**：《丹溪心法附余》方。有泻火逐痰之效。主治实热老痰，发为癫狂。

大黄 黄芩各240g 礞石30g 焰硝30g 沉香15g 上药为末，水泛为丸。

（3）**苓桂术甘汤**（见气喘附方）

（4）**肾气丸**（见虚痨附方）

（5）**甘遂半夏汤**：《金匮要略》方。有攻逐水饮之效。治饮邪留连不去，心下坚满。

甘遂大者三枚 半夏汤十二枚 芍药五枚 炙甘草（如指大）一枚 水煎服。

注：方内有甘遂、甘草，此两味属相反配伍，应引起注意。

（6）**十枣汤**（见心腹痛胸痹附方）

（7）**大青龙汤**：《伤寒论》方。有发汗解表，清热除烦之功。主治外感风寒，寒热俱重，不汗出而烦，身痛，脉浮。

麻黄12g 桂枝4g 甘草5g 杏仁6g 石膏12g 生姜9g 大枣3枚 水煎服。

（8）**小青龙汤**（见咳嗽附方）

（9）**木防己汤**：《金匮要略》方。有化气行水之效。主治膈间支饮，心下痞坚，面色黧黑，脉沉紧。

木防己9g　石膏30g　桂枝6g　人参12g　水煎服。

（10）木防己加茯苓芒硝汤：即木防己汤去石膏加茯苓芒硝汤，《金匮要略》方。前方有人参，吐下后，水邪因虚而结者，故用此汤，去石膏之寒，加茯苓直输水道，芒硝峻开间结也。又：此方与小青龙汤治呴（当为呴）喘病甚效。

木防己6g　桂枝6g　茯苓12g　人参12g　芒硝8g　水煎服。

（11）泽泻汤：《金匮要略》方。支饮虽不中正，而迫近于心，饮邪上承清阳之位，其人善冒眩。冒者，昏冒而神不清，如有物冒蔽之也。眩者，目眩转而乍见眩黑也。以此汤。

泽泻15g　白术6g　水煎服。

（12）厚朴大黄汤：《金匮要略》方。治支饮胸满。

厚朴6g　大黄9g　枳实5g　水煎服。

（13）葶苈大枣泻肺汤（见气喘附方）

（14）小半夏汤（见呕哕吐附方）

（15）己椒苈黄丸（见水肿附方）

（16）小半夏加茯苓汤（见气喘附方）

（17）五苓散（见虚痨附方）

（18）茯苓饮：《外台秘要》方。治积饮既去，而虚气塞满其中，不能进食，此证最多，此方最妙。

茯苓　人参　白术各5g　枳实3g　橘皮4g　生姜6g　水煎，日三服。

（19）真武汤（见心腹痛胸痹附方）

（20）三因白散：《三因极一病证方论》方。主治呕吐痰沫，头目眩晕。

滑石15g　半夏9g　附子6g　共研末，每服15g，加生姜3片、白蜜3匙，水一杯半，煎七分服。

增补新方

（1）柴枳半夏汤：《医学入门》方。有和解宣利之功。主治邪犯胸肺，往来寒热，咳嗽少痰，胸胁刺痛。

柴胡6g　黄芩9g　半夏6g　青皮9g　瓜蒌仁9g　枳壳6g　桔梗3g　杏仁6g　甘草3g　水煎服。

（2）控涎丹（见癫狂痫附方）

（3）沙参麦冬汤（见虚痨附方）

（4）泻白散（见血症附方）

（5）苓甘五味姜辛汤：《金匮要略》方。有温肺化饮之效。主治寒饮内停，咳嗽痰多，色白质稀，苔白脉滑。

茯苓12g　甘草6g　干姜9g　细辛3g　五味子6g　水煎服。

消渴第二十一

【原文】 消渴①症　津液干　　口渴不止为上消，治以人参白虎汤(1)。食入即饥为中消，治以调胃承气汤(2)。饮一溲一小便如膏为下消，治以肾气丸(3)。其实皆津液干之病也，赵养葵变其法。

【注释】 ①消渴：病名，首出《素问·奇病论》。以多饮、多食、多尿、身体消瘦，或尿浊、尿有甜味为特征。

【语译】 消渴是津液干枯的疾病。如渴而不止为上消，用人参白虎汤治疗；消谷善饥为中消，用调胃承气汤治疗；小便多，尿如膏脂，为下消，用肾气丸治疗。赵献可（养葵）对此有所变通。

【原文】 七味饮①　一服安　　赵养葵云：消渴症无分上、中、下，但见大渴、大燥，须六味丸(4)料一斤、肉桂一两、五味子一两，水煎六七碗，恣意冷饮之，睡熟而渴如失矣。白虎、承气汤皆非所治也。

【注释】 ①七味饮：按照其后自注，应该是八味饮。即六味地黄丸加肉桂、五味子。

【语译】 用七味饮，一服而安。赵献可（养葵）说，消渴不必分上消、中消、下消，只要见到大渴，口干舌燥者，必须用六味丸（即六味地黄丸）料一斤，加肉桂、五味子各一两，水煎六七碗，随意冷饮。睡一觉，口渴若失。白虎汤、承气汤都不适宜。

【原文】 金匮法　别三般　　能食而渴者，重在二阳论治，以手太阳主津液，足太阳主血也。饮一溲一者，重在少阴论治，以肾气虚不能收摄，则水直下趋，肾气虚不能蒸动，则水不能上济也。不能食而气冲者，重在厥阴论治，以一身中唯肝火最横，燔灼无忌，耗伤津液，而为消渴也。《金匮》论消渴，开口即揭此旨，以补《内经》之未及，不必疑其错简也。

【语译】《金匮要略》将消渴病分为三种类型来治疗。能食而渴的，着重从二阳论治，因为手太阳小肠经主津液，足太阳膀胱经主血液。喝多少，尿多少的，着重从少阴肾论治，因为肾气不足，不能收摄，则水液直下，故尿多；肾气不足，不能气化，津液不能上济，故多饮。不能食而火气上冲者，着重从足厥阴肝论治，因为一身之中唯有肝火最横，燔灼无忌，耗伤津液，而成为消渴。《金匮要略》论消渴，开篇就揭示这个宗旨，补充了《内经》的不足，不应该怀疑是错简。

【原文】 二阳①病　治多端　劳伤荣卫，渐郁而为热者，炙甘草汤(5) 可用，喻嘉言清燥汤(6) 即此汤变甘温为甘寒之用也。热气蒸胸者，人参白虎汤(1) 可用，《金匮》麦门冬汤(7) 即此汤变甘寒而为甘平之用也。消谷大坚者，麻仁丸(8) 加甘草、人参、当归可用，妙在滋液之中攻其坚也。盖坚则不能消水，如以水投石，水去而石自若也。消症属火，内郁之火本足以消水，所饮之水本足以济渴。只缘胃中坚燥，全不受水之浸润，转以火热之势，急走膀胱，故小便愈数而愈坚，愈坚而愈消矣。此论本喻嘉言，最精。

【注释】 ①二阳：指手太阳小肠，足太阳膀胱。

【语译】 消渴，病因属于二阳者，治疗的方法很多。劳伤荣卫，逐渐郁而为热者，可用炙甘草汤治疗；喻昌（嘉言）的清燥汤，就是此汤变甘温为甘寒的用法。热气蒸胸者，可用人参白虎汤；《金匮要略》的麦门冬汤，就是此方变甘寒为甘平的用法。消谷善饥而大便坚硬者，可用麻子仁丸加当归、甘草、人参来治疗，其奥妙之处在于通过滋阴而达到攻下的目的。大便坚硬是由于津液不足，如同用少量的水去冲石头，水去而石头仍然存在。消渴病属于热，是内郁之火。火热本来伤阴，所以要饮水。饮水本来可以止渴，但因为胃肠燥热，大便坚硬，不受水的滋润，火热急走膀胱，所以小便频数，大便干燥。越干燥越伤阴。此论是喻昌（嘉言）所说，最为精辟。

【原文】 少阴①病　肾气寒　饮水多小便少名上消，食谷多而大便坚名食消，亦名中消。上中二消属热。唯下消症饮一溲一，中无火化，可知肾气之寒也，故用肾气丸⁽³⁾。

【注释】 ①少阴：足少阴肾。

【语译】 病属于少阴者，表现为肾气虚寒。饮水多，而小便少，称之为上消；饮食多，而大便干燥者，称之为食消，又叫中消；上、中二消都属于热证。唯独下消证，饮水多，小便多，是没有肾阳的气化，可知是肾气虚寒的原因。所以，可用肾气丸治疗。

【原文】 厥阴①病　乌梅丸⁽⁹⁾　方中甘、辛、苦、酸并用。甘以缓之，所以遂肝之志也。辛以散之，所以悦肝之神也。苦以降之，则逆上之火顺而下行矣。酸以收之，以还其曲直作酸之本性，则率性而行所无事矣。故此丸为厥阴症之总剂。治此症除此丸外，皆不用苦药，恐苦以火化也。

【注释】 ①厥阴：足厥阴肝。

【语译】 病属厥阴肝者，则用乌梅丸治疗。方中甘、辛、苦、酸并用。用甘味药，以缓肝之急，遂肝之性（因为肝苦急）；以辛味药疏散肝之郁滞，因为肝喜条达；以苦味药降上逆之火；以酸味药收敛，酸味入肝，以还肝的本性。这样根据其本性来治疗，就不会有问题。所以，乌梅丸是厥阴肝病的总剂。治厥阴病，除此方之外，都不用苦药，怕苦味药燥湿化火。

【原文】 变通妙　燥热餐①　有脾不能为胃行其津液，肺不能通调水道而为消渴者，人但知以清润治之，而不知脾喜燥而肺恶寒。试观泄泻者必渴，此因水津不能上输而惟下泄故尔。以燥脾之药治之，水液上升即不渴矣。余每用理中丸⁽¹⁰⁾汤⁽¹¹⁾倍白术加栝蒌根，神效。

【注释】 ①燥热餐：陈念祖原注，对脾虚而引起的消渴，用理中丸、理中汤倍白术加瓜蒌根治疗。理中丸、理中汤温中祛寒健脾，白术温燥除湿，即其"燥热"所指。

【语译】 消渴病是由津液干枯引起的，故一般多用滋润养阴的方药。但又有一种因脾虚而致之消渴，那就必须变通方法了，应服用温燥性质的方药。这是因为脾不能为胃行其津液，肺不能通调水道，而造成的消渴。一般的医生，只知道用清润滋阴的方法来治疗，而不知道脾喜燥恶湿、肺恶寒的道理。试想，泄泻者必渴，因为津液不能上输而只有下泻的原因。所以用温燥健脾的药治疗，恢复脾运化水谷精微的作用，津液能够上升，就不渴。我常常用理中丸或理中汤，加倍白术用量，再加瓜蒌根（天花粉），疗效很好。

【按语】

要旨

陈念祖在本章开始即点出消渴是津液干枯的病证，并将其分为上消、中消、下消。倡导《金匮要略》的辨证治疗方法。特别一提的是，"变通妙，燥热餐"是通过健脾，用温燥的药物来治疗消渴。这是根据不同病因的特殊治疗方法，具有深意。

病名

消渴是一种临床常见疾病，发病率较高。其以多尿、多饮、多食、形体消瘦，或尿有甜味为主要表现。西医学称该病为"糖尿病"，病因与胰腺分泌胰岛素之功能有关。

病因病机

饮食不节，如长期过食肥甘、醇酒厚味，致脾胃运化失职，积热内蕴，化燥耗津，可以引发消渴。长期精神刺激，或五志过极，气机郁结，进而化火，消烁肺胃阴津，也可引发消渴。或素体阴虚，复因房事不节，劳欲过度，损耗阴精，导致阴虚火旺，上蒸肺胃，而发为消渴。

治疗

本病虽有上、中、下三消之分，肺燥、胃热、肾虚之别，实际上"三多"症状，往往同时存在，仅表现为程度上有轻重的不同，或有明显的多饮，而其他二者不甚显著；或以多食为主，而其他二者为次；或以多尿为重，而其他二者较轻。由于三消症状各有偏重，故冠以上、中、下三消之名，作为辨证的标志。在治法上《医学心悟·三消》认为"治上消者宜润其肺，兼清其胃"；"治中消者，宜清其胃，兼滋其肾"；"治下消者，宜滋其肾，兼补其肺"，可谓深得治疗消渴之大旨。大体本病初起，多属燥热为主。病程较长者，则阴虚与燥热互见。病久则阴虚为主。治疗上，无论上、中、下三消均应立足于滋肾养阴。燥热较甚时，可佐以清热。下消病久，阴损及阳者，宜阴阳并补。

由于消渴日久，多兼见并发症。而并发症对人体的危害是至关重要的。因此，在治疗时，一定要多加关注。

上消肺热津伤：症见烦渴多饮，口干舌燥，尿频量多，舌尖红，脉洪数。宜清热润肺，生津止渴。选消渴方[1]加味治疗。若脉数无力，烦渴不止，小便频数，乃肺肾气阴亏虚，可用二冬汤[2]治疗。若烦渴引饮，舌苔黄燥，脉洪大，乃肺胃热炽，耗损气阴之候，可用白虎加人参汤以泄肺胃之热，生津止渴。

中消胃热炽盛：症见多食易饥，形体消瘦，大便干结，苔黄，脉滑实有力。宜清泻胃火，养阴增液。选玉女煎[3]加黄连、栀子。

下消肾阴亏虚：症见尿频量多，混浊如脂，口干唇燥，舌红脉数。宜滋阴益肾。选六味地黄丸加减治疗。若小便混浊，可加益智仁、桑螵蛸、五味子等。

兼证的治疗

白内障、雀盲、耳聋是肝肾精血不足之候，治宜滋补肝肾，用杞菊地黄丸[4]、羊肝丸[5]治疗。兼见痈疽初起，红肿热痛，宜凉血解毒为法，用五味消毒饮[6]治疗。病久气营两虚，脉络瘀阻，蕴毒成脓，治宜益气解毒排脓，用黄芪六一汤[7]合西黄丸[8]，酌加忍冬藤。

预后

消渴是慢性疾病，必须长期服药。经过正确的中西医治疗，完全可以缓解病情，巩固病情，预防并发症。对于这一点，患者应该有充分的信心。

康复

科学、正确的治疗是非常必要的。患者必须完全按照医生的治疗方案，不可一见病情好转，自行减药、停药。生活当中忌口非常重要，每天饮食量要控制在标准之内，含糖高的食品必须忌口。除此之外，定期的血糖、尿糖检查，是保证科学治疗的必要。注意休息，心情愉快，有利于病情恢复。

病案举例（肾气丸加减）

李某，男，56岁。今日自觉口渴喜饮，小便色白频数量多。尿愈多而渴愈甚，大有饮一溲一之势，腰膝酸软，手足心热，畏寒怕冷，大便干燥，二日一行。经检查血糖210mg%，尿糖（+++）。舌红，脉沉细无力。辨为消渴病之"下消"证，为肾中阴阳两虚，气化无权、津液不化之证。治以补肾温阳化气为法。处方：附子4g，桂枝4g，熟地30g，山萸肉15g，山药15g，丹皮10g，茯苓10g，泽泻10g，党参10g。服药七剂，小便次数明显减少，照原方加减又进三十余剂，则渴止，小便正常，诸症随之而愈。查血糖100mg%，尿糖（－）。（陈明，刘燕华，李方.刘渡舟验案精选.北京：学苑出版社，2007：125－126.）

【附方】

原书附方

（1）人参白虎汤：即白虎加人参汤，见疟疾附方。

（2）调胃承气汤：《伤寒论》方。有缓下热结之效。主治阳明病，胃肠燥热，大便不通，口渴心烦，苔黄，脉滑数。

大黄12g 炙甘草6g 芒硝12g 以水三升，煮二物至一升，去滓，纳芒硝，微煮，少温服之。

（3）肾气丸（见虚痨附方）

（4）六味丸：即六味地黄丸，见虚痨附方。

（5）炙甘草汤（见心腹痛胸痹附方）

（6）清燥汤：即清燥救肺汤，《医门法律》方。有清燥润肺之效。主治肺阴不足，干咳无痰，咽喉干燥，心烦口渴。

桑叶9g 石膏7g 人参2g 胡麻仁3g 阿胶2g 麦冬4g 杏仁2g 枇杷叶3g 水煎服。

（7）麦门冬汤（见呕哕吐附方）

（8）麻仁丸：即麻子仁丸，《伤寒论》方。有润肠泄热之效。主治胃肠燥热，津液不足，大便干结，小便频数。

麻子仁500g　芍药250g　枳实250g　大黄500g　厚朴250g　杏仁250g　上六味，研末，炼蜜为丸，如梧桐子大，饮服十丸，日三服。

（9）乌梅丸（见心腹痛胸痹附方）

（10）理中丸（见血症附方）

（11）理中汤（见心腹痛胸痹附方）

增补新方

（1）消渴方：《丹溪心法》方。有清热生津之效。治消渴。

黄连末　天花粉末　人乳　藕汁　生地黄汁　姜汁　蜂蜜　搅拌成膏，内服。

（2）二冬汤：《医学心悟》方。有养阴润肺，生津止渴之效。治上消，渴而多饮。

天门冬6g　麦门冬9g　天花粉3g　黄芩3g　知母3g　人参2g　甘草2g　荷叶3g　水煎服。

（3）玉女煎（见血症附方）

（4）杞菊地黄丸（见眩晕附方）

（5）羊肝丸：《医说》卷四引《类说》方。有平肝养血，散热退翳之效。主治肝肾阴虚，视物昏花。

夜明砂　蝉蜕　木贼草　当归　羊肝　制蜜丸服。

（6）五味消毒饮（见水肿附方）

（7）黄芪六一汤：《太平惠民和剂局方》方。有补气生肌之效。主治气虚，痈疽溃后，久不收口。

黄芪30g　甘草5g　水煎服。

（8）西黄丸：《外科全生集》方。主治痈肿疮毒，痰核瘰疬。

牛黄1g　麝香5g　乳香　没药各30g　糊丸，每服10g。

伤寒瘟疫第二十二

【原文】伤寒病[①]　**极变迁**　太阳主一身之表，司寒水之经。凡病自外来者，皆谓伤寒，非寒热之寒也。变迁者，或三阳、或三阴、或寒化、或热化，及转属、合并之异。

【注释】 ①伤寒病：外感发热病的统称。如《素问·热论》说："今夫热病者，皆伤寒之类也。"

【语译】 伤寒病，极易变化。足太阳膀胱经，主一身之表，是管理寒水之经。凡是病从外来的，都叫伤寒，并不是寒热的寒。其变化，或在三阳（太阳、少阳、阳明），或在三阴（太阴、少阴、厥阴），或从寒化，或从热化，或转属他经，或合生他经之病。

【原文】 六经法① 有真传 太阳寒水，其经主表，编中备发汗诸法。阳明燥金，其经主里，编中备攻里诸法。少阳相火，其经居表里之界，所谓阳枢②也，编中备和解诸法。太阴湿土，纯阴而主寒，编中备温补诸法。少阴君火，标本寒热不同，所谓阴枢③也，编中寒热二法并立。厥阴风木，木中有火而主热，编中备清火诸法。虽太阳亦有里症，阳明亦有表症，太阴亦有热症，厥阴亦有寒症，而提纲却不在此也。

【注释】 ①六经法：指六经辨证的方法。六经指足太阳膀胱经、足少阳胆经、足阳明胃经、足太阴脾经、足少阴肾经、足厥阴肝经。

②阳枢：少阳乃阳经；"枢"，转动，传变之义。所以称少阳为阳枢。

③阴枢：足少阴肾为阴经，肾乃水火之脏，其病有寒化、热化的变化，故称"阴枢"。

【语译】 六经辨证，有真传之法。足太阳膀胱乃寒水之腑，其经主表，太阳篇中有发汗的各种方法。足阳明胃多气多血，主火主热，其经主里实证，阳明篇中有攻里的各种方法。足少阳胆经相火所居，其经主表里之间，外可出表，内可入里，即所谓"阳枢"，少阳篇中有和解的治疗方法。太阴脾土，性纯阴而主寒，太阴篇中有各种温补方法。足少阴肾，藏有元阴元阳，水火并居，其病有标本寒热之不同，变化多端，即所谓"阴枢"，少阴篇中寒热二法并立。足厥阴肝，为风木之脏，木生火而主热，故厥阴篇中有诸多清热泻火的方法。虽说太阳经也有里证，阳明经也有表证，太阴经也有热证，厥阴经也有寒证，而在《伤寒论》里不是提纲证。

【原文】 头项病　太阳编① 　　三阳俱主表，而太阳为表中之表也。论以头痛、项强、发热、恶寒为提纲，有汗宜桂枝汤(1)，无汗宜麻黄汤(2)。

【注释】 ①太阳编：指《伤寒论·辨太阳病脉证并治》篇。

【语译】 头痛项强是太阳病的特征，记载在太阳篇里。三阳经都主表，而太阳为表中之表。《伤寒论》以头痛、项强、恶寒为提纲；有汗为表虚证，用桂枝汤治疗；无汗为表实证，用麻黄汤治疗。

【原文】 胃家①实　阳明编② 　　阳明为表中之里，主里实症，宜三承气汤(3)。论以胃家实为提纲。又鼻干、目痛、不眠为经病。若恶寒、头痛，为未离太阳。审其有汗、无汗，用桂枝、麻黄法。无头痛、恶寒，但见壮热、自汗、口渴，为已离太阳，宜白虎汤(4)。仲景提纲不以此者，凡解表诸法求之太阳，攻里诸法求之阳明，立法之严也。

【注释】 ①胃家：泛指胃、大肠、小肠等，包括整个胃肠道。《灵枢·本输》云："大肠、小肠皆属于胃，是足阳明也。"

②阳明编：即《伤寒论·辨阳明病脉证并治》篇，云："阳明之为病，胃家实是也。"

【语译】 胃家实之证，在阳明篇有记载。阳明为表中之里，主里实证，宜用三承气汤（大承气汤、小承气汤、调胃承气汤）治疗。《伤寒论》以胃家实为提纲，又鼻干、目痛、不眠为经病。若见恶寒，头痛为未离太阳；审其有汗、无汗，采用桂枝汤或麻黄汤的治法。若无头痛、恶寒，但见壮热、自汗、口渴，为已离太阳而入阳明，宜白虎汤治疗。张仲景的《伤寒论》阳明经不以此为提纲的原因，凡是解表的方法，求之于太阳；攻里的方法，求之于阳明。立法是非常严格的。

【原文】 眩苦呕　少阳编① 　　少阳居太阳阳明之界，谓之阳枢，寒热相杂。若寒热往来于外，为胸胁满烦，宜大小柴胡汤^{(5)、(6)}。若寒热互搏于中，呕吐腹痛，宜黄连汤⁽⁷⁾。痞满呕逆，宜半夏泻心汤⁽⁸⁾。拒格食不入，宜干姜黄连人参汤⁽⁹⁾。若邪全入于胆府，下攻于脾为自利，宜黄芩汤⁽¹⁰⁾。上逆于胃，利又兼呕，宜黄芩加半夏生姜汤⁽¹¹⁾。论以口苦、咽干、目眩为提纲。

【注释】　①少阳编：即《伤寒论·辨少阳病脉证并治》篇。

【语译】　目眩、口苦、喜呕为少阳病的特征，记载在少阳篇中。少阳居太阳与阳明之间，具转枢之能，谓之阳枢，主寒热相杂的病证。若寒热往来于外，则见胸胁烦满，应该用大柴胡汤或小柴胡汤治疗。如果寒热互结于中焦则见呕吐腹痛，宜用黄连汤治疗。若见脘腹胀满，恶心呕吐，应用半夏泻心汤。若食入即吐，当用干姜黄连人参汤。如果病邪全入于胆腑，下攻于脾，则为自利，当用黄芩汤治疗。若病邪上逆于胃，则吐泻并作，当用黄芩加半夏生姜汤。《伤寒论》以往来寒热、口苦、咽干、目眩为少阳病的辨证提纲。

【原文】 **吐利痛　太阴编^①**　太阴湿土，为纯阴之脏，从寒化者多，从热化者少。此经主寒症而言，宜理中汤⁽¹²⁾、四逆汤⁽¹³⁾为主，第原本为王叔和所乱耳。论以腹中满、吐食、自利不渴、手足自温、腹时痛为提纲。

【注释】　①太阴编：即《伤寒论·辨太阴病脉证并治》篇。

【语译】　吐食、泻痢、腹中时痛是太阴病的特征，记载在太阴篇里。太阴属湿土，为纯阴之脏。疾病从寒化者多，从热化者少。从此经主寒证而言，应该用理中汤、四逆汤之类。太阴病的病机是脾阳虚损，寒湿中阻所致的阴寒证。而太阴病主寒化，或热化之说，是王叔和最先提倡的。《伤寒论》以腹满而吐，食不下，自利不渴，手足自温，腹中时痛，为太阴病的辨证提纲。

【原文】 **但欲寐　少阴编^①**　少阴居太阴厥阴之界，谓之阴枢，有寒有热。论以脉微细、但欲寐为提纲。寒用麻黄附子细辛汤⁽¹⁴⁾、麻黄附子甘草汤⁽¹⁵⁾及白通汤⁽¹⁶⁾、通脉四逆汤⁽¹⁷⁾；热用猪苓汤⁽¹⁸⁾、黄连鸡子黄汤⁽¹⁹⁾及大承气汤⁽³⁾诸法。

【注释】 ①少阴编：即《伤寒论·辨少阴病脉证并治》篇。

【语译】 阳气不足，其人精神不振，总想睡觉是少阴病的特征，记载在少阴篇里。少阴居太阴、厥阴之间，可称之为阴枢。其特点为水火并居，有寒有热。《伤寒论》以脉微细，但欲寐，为少阴病的辨证提纲。寒证用麻黄附子细辛汤、麻黄附子甘草汤、白通汤、通脉四逆汤；热证用猪苓汤、黄连鸡子黄汤、大承气汤等。

【原文】 吐蛔渴^①　厥阴编^②　厥阴，阴之尽也。阴尽阳生，且属风木，木中有火，主热证而言。论以消渴、气上撞心、心中疼热、饥不欲食、食则吐蛔、下之利不止为提纲，乌梅丸⁽²⁰⁾主之。自利下重饮水者，白头翁汤⁽²¹⁾主之。凡一切宜发表法，备之太阳。一切宜攻里法，备之阳明。一切宜和解法，备之少阳。一切宜温补法，备之太阴。一切宜寒凉法，备之厥阴。一切寒热兼用法，备之少阴。此仲景《伤寒论》之六经与《内经·热病论》之六经不同也。

【注释】 ①吐蛔渴：指吐蛔与消渴。
②厥阴编：即《伤寒论·辨厥阴病脉证并治》篇。

【语译】 吐蛔、消渴为厥阴病的特征，记载在厥阴篇里。厥阴，是阴之极尽。阴尽则阳生，而且足厥阴肝为风木之脏，木生火，主热证。《伤寒论》以消渴，气上撞心，心中痛热，饥不欲食，食则吐蛔，下之则利不止，为厥阴病的辨证提纲。此证用乌梅丸治疗。自利下重，渴欲饮水者，用白头翁汤治疗。凡一切发表的方法，记载于太阳篇；一切攻里的方法，记载于阳明篇；一切和解的方法，记载于少阳篇；一切温补的方法，记载于太阴篇；一切寒凉清热的方法，记载于厥阴篇；一切寒热并用的方法，记载于少阴篇。这就是张仲景《伤寒论》所说的六经与《内经·热病论》六经的不同之处。

【原文】 **长沙论　叹高坚**① 　仰之弥高，钻之弥坚。

【注释】　①高坚：高深之意。

【语译】　张仲景的《伤寒论》具有高深的理论和丰富的经验，实在令人敬佩。犹如《论语》所言："仰之弥高，钻之弥坚。"

【原文】 **存津液　是真诠**① 　存津液是全书宗旨，善读书者，读于无字处。如桂枝汤⁽¹⁾甘温以解肌养液也；即麻黄汤⁽²⁾直入皮毛，不如姜之辛热，枣之甘壅，从外治外，不伤营气，亦养液也；承气汤⁽³⁾急下之，不使邪火灼阴，亦养液也；即麻黄附子细辛汤⁽¹⁴⁾用附子以固少阴之根，令津液内守，不随汗涣，亦养液也；麻黄附子甘草汤⁽¹⁵⁾以甘草易细辛，缓麻黄于中焦，取水谷之津而为汗，毫不伤阴，更养液也。推之理中汤⁽¹²⁾、五苓散⁽²²⁾，必啜粥饮。小柴胡汤⁽⁶⁾、吴茱萸汤⁽²³⁾皆用人参，何一而非养液之法乎？

【注释】　①真诠：真理。

【语译】　存津液，是其真正的道理。存津液是《伤寒论》全书的宗旨。善读书者，当于无字中求之。如桂枝汤是甘温以解肌养液；即使是麻黄汤，直入皮毛，不用干姜、细辛之辛热，不用大枣之甘壅，从外治外，不伤营气，这也是养津液啊。承气汤急下阳明热结，不使邪火灼阴，是养液；即使麻黄附子细辛汤用附子以固少阴之根，令津液内守，不随汗出而涣散，也是养液；麻黄附子甘草汤用甘草换细辛，一是取甘草之微缓，抑制麻黄辛温燥烈，达到微汗的目的；二是取甘草健运中气，使水谷之津化为汗液，可以毫不伤阴，这更是养津液啊。由此推之，理中汤、五苓散，服后必啜稀粥；小柴胡汤、吴茱萸汤，皆用人参，哪一个不是养津液的方法啊？

【原文】汗吐下 温清悬^① 　在表宜汗，在胸膈宜吐，在里宜下。寒者温之，热者清之。

【注释】①悬：悬殊，差别很大。

【语译】病在表，当用发汗的方法；在胸膈，宜用吐法；在里应该用攻下法。疾病属寒者，当温里散寒；属热者，又当清热泻火。汗法、吐法、下法、温法、清法，各自不同，差别很大。

【原文】补贵当^① 　方而圆^② 　虚则补之。合上为六法。曰方而圆者，言一部《伤寒论》全是活法。

【注释】①当：适当，适度。
②方而圆：既有一定的法则，又要灵活运用的意思。

【语译】虚则补之，贵在适当。合上面的汗法、吐法、下法、温法、清法共为六法。在治疗疾病的时候，应该严格遵守。又应根据患者的具体情况，灵活运用这些方法。所以说，一部《伤寒论》全是活法。

【原文】规矩废 甚于今 　自王叔和而后，注家多误。然亦是非参半。今则不知《伤寒论》为何物，规矩尽废矣。

【语译】自王叔和之后，对《伤寒论》注解中有很多错误，是非参半。到今天竟然不知道《伤寒论》是什么样的书了，治病的规矩完全废弃了。

【原文】二陈⁽²⁴⁾尚 　九味⁽²⁵⁾寻 　人皆曰二陈汤为发汗平稳之剂，而不知茯苓之渗，半夏之涩，皆能留邪生热，变成谵语、不便等症。人皆曰九味羌活汤视麻桂二汤较妥，而不知太阳病重，须防侵入少阴。此方中有芩、地之苦寒，服之不汗，恐苦寒陷入少阴，变成脉沉细但欲寐之症；服之得汗，恐苦寒戕伐肾阳，阳虚不能内固，变成遂漏不止之症。时医喜用此方，其亦知此方之流弊，害人匪浅也。

【语译】 一般医生习惯用二陈汤、九味羌活汤来治疗疾病。认为二陈汤是发汗的平稳之剂，而不知方中茯苓之渗湿、半夏之燥湿，皆能留邪生热，而变成神昏谵语、大便不通等症。人们都说九味羌活汤比麻黄汤、桂枝汤稳妥，而不知太阳病重，必须防止侵入少阴。此方中黄芩、生地黄之苦寒，服之不出汗，恐苦寒陷入少阴，变成脉沉细、但欲寐之症；服之汗出，又恐苦寒损伤肾阳，阳虚不能内固，变成泻下不止之症。当今的医生喜欢应用这些方剂，他们是否也知道这些方剂所产生的弊端害人不浅呢？

【原文】香苏⁽²⁶⁾**外　平胃**⁽²⁷⁾**临**　香苏饮力量太薄，不能驱邪尽出，恐余邪之传变多端。平胃散为燥湿消导之剂，仲景从无燥药发汗之法。且外邪未去，更无先攻其内法。

【语译】 用香苏饮、平胃散等方剂治疗伤寒病，则香苏饮力量太小，不能祛邪尽出，怕余邪传变。平胃散是燥湿消导的方剂，仲景从来没有用燥药发汗的方法，而且外邪未去，更没有先攻其里的道理。

【原文】汗源涸　耗真阴　阴者，阳之家也。桂枝汤⁽¹⁾之芍药及啜粥，俱是滋阴以救汗源。麻黄汤⁽²⁾之用甘草与不啜粥，亦是保阴以救汗源。景岳误认其旨，每用归、地，贻害不少。

【语译】 过度的发散，容易使汗源枯竭，真阴耗伤。"阴阳互根"，阴就像阳的家一样。桂枝汤中用芍药以及服后啜热稀粥，都是滋阴以救汗源。麻黄汤用甘草而不啜粥，也是保阴以救汗源。张介宾（景岳）错误地领会了这些道理，常常用当归、地黄滋阴，贻害不少。

【原文】邪传变　病日深　治之得法，无不即愈。若逆症、坏症、过经不愈之症，皆误治所致也。

【语译】 病邪传变，病势日益深重。疾病治之得法，无不即愈。如果见到逆证、坏证、过经不愈之证，都是误治所造成的。

【原文】 **目击者 实痛心** 人之死于病者少，死于药者多。今行道人先学利口，以此药杀人，即以此药得名，是可慨也。

【语译】 病人真正死于疾病的少，而死于误治的多。看到这种情况，实在令人痛心！当今的医生只会花言巧语，以医术害人，又用医术骗得名声，真是令人感慨。

【原文】 **医医法 脑后针** 闻前辈云，医人先当医医。以一医而治千万人，不过千万人计耳。救一医便救千万人，救千万医便救天下后世无量恒河沙数人耳。余所以于医者脑后，痛下一针。

【语译】 要想整治这些庸医，就应该在他们的脑后痛下一针。听前辈说，为世人治疗疾病，莫不如先整治医生的医德、医术，假若以一个医生可以治疗千万人来计算，那么整治一个医生，便可以救治千万人；若整救千万个医生，那便可以救治天下众生啊，多得就像恒河沙砾一样无以计数！因此，我想在这些庸医的脑后痛下一针。

【原文】 **若瘟疫**① **治相侔**② 四时不正之气，及方土异气，病人秽气，感而成病，则为瘟疫。虽有从经络入、从口鼻入之分，而见证亦以六经为据，与伤寒同。

【注释】 ①瘟疫：流行性急性传染病的总称。名出《素问·本病论》："民病瘟疫早发，咽嗌乃干，四肢满，肢节皆痛。"
②相侔：相同。

【语译】 瘟疫的辨证与治疗，基本上与治伤寒病是一样的。瘟疫是感受四时不正之气、地方的特殊气体或病人的秽浊之气而生的。虽然有从经络传入的，有从口鼻而入的，而辨证治疗仍要以六经为依据，与伤寒相同。

【原文】 **通圣散**⁽²⁸⁾ **两解求** 仲师于太阳条，独掣出发热不恶寒而渴为温病，是遵《内经》"人伤于寒，则为热病"、"冬伤于寒，春必病温"、"先夏至日为病温，后夏至日为病暑"之三说也。初时用麻杏石甘汤⁽²⁹⁾，在经用白虎加人参汤⁽³⁰⁾，入里用承气汤⁽³⁾及太阴之茵陈蒿汤⁽³¹⁾、少阴之黄连阿胶汤⁽³²⁾、猪苓汤⁽¹⁸⁾、厥阴之白头翁汤⁽²¹⁾等，皆其要药，究与瘟疫之病不同也。瘟疫之病，皆新感乖戾之气而发。初起若兼恶寒者，邪从经络入，用人参败毒散⁽³³⁾为匡正托邪法。初起若兼胸满、口吐黄涎者，邪从口鼻入，用藿香正气散⁽³⁴⁾为辛香解秽法。唯防风通圣散面面周到，即初起未必内实，而方中之硝黄，别有妙用，从无陷邪之害。若读仲师书死于句下者，闻之无不咋舌，而不知其有利无弊也。

【语译】 用防风通圣散来治疗瘟疫病，能收到表里双解的效果。张仲景在太阳病篇提出"发热不恶寒而渴为温病"，是遵从《内经》"人伤于寒，则为热病"、"冬伤于寒，春必病温"、"先夏至日为病温，后夏至日为病暑"的三种说法。初时用麻杏石甘汤，在经的用白虎加人参汤，入里的用承气汤及太阴篇的茵陈蒿汤、少阴篇的黄连阿胶汤、猪苓汤，厥阴篇的白头翁汤等。这些都是治疗温病的有效方药，但用以治疗瘟疫毕竟不完全对证。瘟疫是感受乖戾之气而发。初起若兼恶寒者，是邪从经络而入，用人参败毒散治疗，是祛邪扶正的方法。若兼胸满、口吐黄涎者，是邪从口鼻而入，用藿香正气散治疗，是辛香辟秽的方法。唯有防风通圣散面面俱到，初起未必有内实，而方中的大黄、芒硝别有妙用，没有陷邪入里之弊。如果是死读仲景之书的人，听到这些论述未免要感到惊讶，那是因为他们不知道这是有利无弊的方法。

【原文】 **六法**^①**备 汗为尤** 汗、吐、下、温、清、补为治伤寒之六法。六法中唯取汗为要，以瘟疫得汗则生，不得汗则死。汗期以七日为准，如七日无汗，在俟七日以汗之。又参论仲圣法，以吐之、下之、温之、清之、补之，皆所以求其汗也。详于《时方妙用》中。

【注释】 ①六法：即前述汗、吐、下、温、清、补六种治疗大法。

【语译】 对瘟疫而言，汗、吐、下、温、清、补六法当中，尤以汗法最为重要。因为在瘟疫的治疗过程中强调有汗则生，无汗则死。出汗的时间以七日为准；如七日无汗，再过七日发汗。又参考仲景之论，用吐法、下法、温法、清法、补法，其目的都是用来取汗的，这些内容详见于我写的《时方妙用》一书中。

【原文】 达原饮⁽³⁵⁾ 昧^①其由 吴又可谓病在膜原，以达原饮为首方，创异说以欺人，实昧其病由也。

【注释】 ①昧：不明白，糊涂。

【语译】 那些只知道用达原饮治疗瘟疫病的医生，实际上是没有认识到瘟疫病的病原。吴有性（又可）说瘟疫的病因在膜原，用达原饮作为治疗的首方。创立异说欺骗人们，实际上他也不明白瘟疫的缘由。

【原文】 司命者 勿逐流 医为人之司命，熟读仲圣书而兼临证之多者，自有定识，切不可随波逐流。

【语译】 希望掌握病人安危的医生们，不要随波逐流。医生的职业与人的性命息息相关，熟读仲景书而又临证多的医生，肯定自有见解，切不可随波逐流。

【按语】
要旨
　　陈念祖主要论述《伤寒论》的六经辨证、各经提纲、治疗方法、所用方药以及深入研究《伤寒论》的重要性。对六经主病的特点、主治，做了详细的论述。认为六经辨证是真谛所在，必须严格遵守。汗、吐、下、温、清、补是《伤寒论》的治疗大法，不可随意改动。对于瘟疫，论述较少，只强调瘟疫也要用伤寒的六经辨证施治。对吴有性及达原饮提出不同看法。

文中亦感慨于"人之死于病者少，死于药者多"，抨击庸医之杀人，倡导医生钻研医术。

病案举例（四逆汤）

唐某，男，75岁。冬月感寒，头痛发热，鼻流清涕，自服家存羚翘解毒丸，感觉精神甚疲，并且手足发凉。其子恳求刘老诊治，就诊时，见患者精神萎靡不振，懒于言语，切脉未久，即侧头欲睡，握其两手，凉而不温。视其舌则淡嫩而白，切其脉不浮而反沉。脉证所现，此为少阴伤寒之证候。肾阳已虚，如再进凉药，必拔肾根，恐生叵测。法当急温少阴，与四逆汤。处方：附子12g，干姜10g，炙甘草10g。服一剂，精神转佳。再剂，手足转温而愈。（陈明，刘燕华，李方.刘渡舟验案精选.北京：学苑出版社，2007：2-3.）

【附方】

（1）桂枝汤（见痢疾附方）

（2）麻黄汤（见气喘附方）

（3）三承气汤：即大承气汤、小承气汤、调胃承气汤。大承气汤见心腹痛胸痹附方，调胃承气汤见消渴附方。

小承气汤：《伤寒论》方。有轻下热结之攻。主治阳明腑实，便秘潮热，胸腹痞满，谵语等。

大黄12g　厚朴6g　枳实12g　以水四升，煮取四升二合，去滓温服。初服汤当更衣，不尔者，尽饮之。若更衣者，勿服之。

（4）白虎汤（见疟疾附方）

（5）大柴胡汤：《金匮要略》方。有和解少阳，内泻阳明之功。主治少阳、阳明合病，往来寒热，大便不解等。

柴胡15g　黄芩9g　芍药9g　半夏9g　枳实9g　大黄6g　生姜15g　大枣5枚　水煎服。

（6）小柴胡汤（见咳嗽附方）

（7）黄连汤：《伤寒论》方。有平调寒热，和胃降逆之效。主治胸中有热，胃中有寒，胸中烦热，欲呕吐，腹中痛，肠鸣泄泻，苔白滑，脉弦。

黄连5g　炙甘草5g　干姜5g　桂枝5g　人参3g　半夏9g　大枣4枚　水煎服。

（8）半夏泻心汤（见泄泻附方）

（9）干姜黄连人参汤（见泄泻附方）

（10）黄芩汤：《伤寒论》方。有清热止痢，和中止痛之功。主治热邪入里，身热口苦，腹痛下利，苔黄，脉数。

黄芩9g　芍药9g　甘草3g　大枣4枚　水煎服。

（11）黄芩加半夏生姜汤：《伤寒论》方。治身热口苦，下利腹痛，兼呕者。

黄芩9g　芍药6g　炙甘草6g　大枣12枚　半夏9g　生姜9g　水煎服。

（12）理中汤（见心腹痛胸痹附方）

（13）四逆汤：《伤寒论》方。有回阳救逆之攻。主治四肢厥逆，恶寒蜷卧，呕吐不渴，腹痛下利，神衰欲寐等。

附子5g　干姜6g　甘草6g　水三盅，煎八分，温服。

（14）麻黄附子细辛汤（见痢疾附方）

（15）麻黄附子甘草汤：《伤寒论》方。有助阳益气，发汗利水之效。主治少阴病，恶寒身痛，无汗，微发热，脉沉微。

麻黄5g　附子3g　甘草6g　水煎服。

（16）白通汤：《伤寒论》方。有通阳破阴之功。主治少阴病，下利，脉微。

葱白4茎　干姜5g　附子5g　水煎服。

（17）通脉四逆汤（见心腹痛胸痹附方）

（18）猪苓汤（见暑症附方）

（19）黄连鸡子黄汤：即黄连阿胶鸡子黄汤，见心腹痛胸痹附方。

（20）乌梅丸（见心腹痛胸痹附方）

（21）白头翁汤（见痢疾附方）

（22）五苓散（见虚痨附方）

（23）吴茱萸汤（见心腹痛胸痹附方）

（24）二陈汤（见中风附方）

（25）九味羌活汤：《此事难知》引张元素方。有发汗祛湿，兼清里热之功。主治外感风寒湿邪，症见恶寒发热，无汗，头痛项强，肢体酸楚，口苦而渴。

羌活5g　防风5g　苍术5g　细辛1g　川芎3g　白芷3g　生地黄3g　黄芩3g　甘草3g　水煎服。

（26）香苏饮（见心腹痛胸痹附方）

（27）平胃散（见痢疾附方）

（28）防风通圣散（见中风附方）

（29）麻杏石甘汤（见气喘附方）

（30）白虎加人参汤（见疟疾附方）

（31）茵陈蒿汤（见胀满蛊胀附方）

（32）黄连阿胶汤：即黄连阿胶鸡子黄汤，见心腹痛胸痹附方。

（33）人参败毒散（见痢疾附方）

（34）藿香正气散（见泄泻附方）

（35）达原饮：《温疫论》方。主治瘟疫或疟疾，邪伏膜原，壮热恶寒，多汗而渴，头痛烦躁，脘腹胀闷等。

槟榔6g　厚朴　知母　芍药　黄芩各3g　草果　甘草各1.5g　水煎，日服3次。

妇人经产杂病第二十三

【原文】 妇人病①　四物⁽¹⁾良　与男子同，唯经前产后异耳。《济阴纲目》以四物汤加香附、炙草为主，凡经前产后，俱以此出入加减。

【注释】 ①妇人病：即妇科病。

【语译】 治疗妇科病，四物汤是一个很好的处方。妇人病，唯独经前、产后与男子不同。《济阴纲目》用四物汤加香附、炙甘草，凡经前、产后疾病，都用它加减治疗。

【原文】 月信①准　体自康　经水一月一至，不愆其期，故名月信。经调则体自康。

【注释】 ①月信：即月经。因其按月来潮，信而可验，故名。

【语译】 月经正常，一月一至，不错过日期，身体自然就会健康。

【原文】 渐早至　药宜凉　血海有热也，宜加味四物汤⁽²⁾加续断、地榆、黄芩、黄连之类。

【语译】 如月经逐渐提前，这是由于血热引起的，应当用凉性药物治疗。可用加味四物汤加续断、地榆、黄芩、黄连等。

【原文】 渐迟至　重桂姜　血海有寒也，宜加味四物汤⁽²⁾加干姜、肉桂之类，甚加附子。

【语译】 倘若月经逐渐推迟，这是由于血分有寒引起的，应当用温性药物来治疗，一般多用加味四物汤加肉桂、干姜等，甚至可以加用附子。

【原文】 错杂至　气血伤　经来或早或迟不一者，气血虚而经乱也，宜前汤加入人参、白术、黄芪之类。

【语译】 如果月经或早或迟，错杂而至，是气血不足引起的月经紊乱。应当用加味四物汤加人参、白术、黄芪之类。

【原文】 归脾法　主二阳^①　《内经》云：二阳之病发心脾，有不得隐曲，为女子不月。宜归脾汤⁽³⁾。

【注释】 ①二阳：指心脾。

【语译】 归脾汤主治心脾两虚。《内经》说，二阳之病发于心脾。是心有隐事，精神忧郁，思虑过度，劳伤心脾，导致气血两虚，月经不来。应该用归脾汤治疗。

【原文】 兼郁结　逍遥长　郁气伤肝，思虑伤脾，宜加味逍遥散⁽⁴⁾。

【语译】 如兼有肝气郁结，应该用加味逍遥散治疗。

【原文】 种子者　即此详　种子必调经。以归脾汤治其源，以逍遥散治其流，并以上诸法皆妙，不必他求。唯妇人体胖肥厚者，恐子宫脂满，另用二陈汤[5]加川芎、香附为丸。

【语译】 为了使妇女怀孕，必须根据上述的方法调治各种月经病。用归脾汤补心脾，益气血，治其根源，用逍遥散治其伴发症状。以上各种方法都很好，不必用其他方法。唯有妇人身体肥胖的，恐怕子宫脂满，另用二陈汤加川芎、香附，制丸药服。

【原文】 经闭塞　禁地黄　闭塞脉实，小腹胀痛，与二阳病为女子不月者不同。虽四物汤为妇科所不禁，而经闭及积瘀实症，宜去地黄之濡滞，恐其护蓄，血不行也。加醋炒大黄二钱、桂一钱、桃仁二钱，服五六剂。

【语译】 瘀血引起的闭经，应当禁用地黄之类的滋腻药物。月经不通，脉实有力，小腹胀痛，与心脾两虚，气血不足不同。虽然四物汤为妇科常用方剂，而瘀血引起的实证，应该去滋腻的地黄，以免使瘀血不得运行。还可以加醋炒大黄两钱、桂枝一钱、桃仁两钱，服五六剂即愈。

【原文】 孕三月　六君[6]尝　得孕三月之内，多有呕吐、不食，名恶阻，宜六君子汤。俗疑半夏碍胎，而不知仲师惯用之妙品也。高鼓峰云：半夏合参术为安胎、止呕、进食之上药。

【语译】 怀孕3个月，常有呕吐不食的情况，称为妊娠恶阻，可服六君子汤。一般人怀疑半夏有碍胎元，而不知道这是张仲景经常应用的妙品。高斗魁（鼓峰）说，半夏配人参、白术是安胎、止呕、进食的好药。

【原文】 安胎法　寒热商　四物汤去川芎为主。热加黄芩、白术、续断，寒加艾叶、阿胶、杜仲、白术。大抵胎气不安，虚寒者多。庸医以胎火二字惑人，误人无算。

【语译】 安胎的方法，应当辨别病因之寒热。如属热证，当用四物汤去川芎，加黄芩、白术、续断；如属寒证，加艾叶、阿胶、杜仲、白术。一般胎气不安的病因，虚寒者多。那些庸医用"胎火"二字来迷惑人，误人太多了。

【原文】 难产者　保生方　横生倒产、浆水太早、交骨不开等症，宜保生无忧散[7]。

【语译】 横生、倒产、羊水早破、交骨不开等难产者，可以服保生无忧散。

【原文】 开交骨①　归芎乡　交骨不开，阴虚故也，宜加味芎归汤[8]。

【注释】 ①交骨：指耻骨联合部。

【语译】 交骨不开属阴虚者，宜服加味芎归汤。

【原文】 血大下　补血汤　胎，犹舟也。血，犹水也。水满则舟浮。血下太早，则干涸而胎阻矣，宜当归补血汤[9]加附子三钱。欲气旺则血可速生，且欲气旺而推送有力，加附子者取其性急，加酒所以速芪、归之用也。保生无忧散治浆水未行，此方治浆水过多，加味归芎汤治交骨不开。三方鼎峙，不可不知。

【语译】 如出血过多引起的难产，又应服当归补血汤。胎儿就像船，血液就如水，水满则船浮。如果血出的太多、太早，则阴道干枯，胎儿受阻，应当用当归补血汤加附子三钱，以达到气旺血可速生，有力推送胎儿的目的。加附子的目的，急于取效；加酒是增强当归、黄芪的作用。保生无忧散治羊水不行，此方治羊水过多

（当为出血过多），加味归芎汤治交骨不开。三方鼎立，不可不知。

【原文】 脚小指　艾火炀^①　张文仲^②治妇人横产手先出，诸般服药不效，以艾火如小麦大，灸产妇右脚小指头尖，下火立产。

【注释】 ①炀：熔化。此处是灸的意思。
②张文仲：唐代医家。

【语译】 治难产还可用艾火灸产妇小脚趾的方法。张文仲治妇人横产儿手先出者，服各种药物不效，用艾火如麦粒大，灸产妇的右脚小趾尖，火下，立刻产出。

【原文】 胎衣^①阻　失笑匡　胎衣不下，宜以醋汤送失笑散⁽¹⁰⁾三钱，即下。

【注释】 ①胎衣：即胞衣。

【语译】 如胞衣阻滞，可用醋汤送服失笑散三钱，即可产下。

【原文】 产后病　生化将　时医相传云，生化汤⁽¹¹⁾加减，治产后百病。若非由于停瘀而误用之，则外邪反入血室，中气反因以受伤，危症蜂起矣。慎之！慎之！

【语译】 当时的医生相传以生化汤加减可治产后百病。如果不是瘀血所致者而误用它，则反而使外邪深入血室，中气受伤，危证蜂起。慎之！慎之！

【原文】 合诸说　俱平常　以上相沿之套法，轻病可愈，治重病则不效。

【语译】 以上各种学说，都是很平常的以前相延续的套法，轻病可以治疗，重病则没有效果。

【原文】资顾问　亦勿忘　商治时不与众医谈到此法，反为其所笑。

【语译】 以上治法，可供临床应用时参考，也是不应该忘记的。在与众多医生商讨治疗这些疾病时，不谈到这些基本方法，反而会叫他们耻笑。

【原文】精而密　长沙室　《金匮要略》第二十卷、第二十一卷、第二十二卷，义精而法密。

【语译】 欲求治疗妇产科疾病的精密方法，应当深入研究张仲景的著作。《金匮要略》第二十卷、第二十一卷、第二十二卷的论述精深而周密。

【原文】妊娠篇　丸散七　妊娠篇凡十方：丸散居七，汤居三。盖以汤者，荡也。妊娠以安胎为主，攻补俱不宜骤，故缓以图之，即此是法。

【语译】《金匮要略·妇人妊娠病脉证并治》篇中共记载10个处方，其中丸剂、散剂有7个，汤剂3个。汤者，荡也。丸者，缓也。汤剂的作用猛烈，丸剂的作用和缓。妊娠期间的治疗以安胎为主，力求缓和稳妥，采用攻下或补益的方法都不应过于峻猛。

【原文】桂枝汤⁽¹²⁾　**列第一**　此汤表证得之为解肌和营卫，内证得之为化气调阴阳，今人只知为伤寒首方。此于妊娠篇列为第一方以喝醒千百庸医之梦，亦即是法。师云：妇人得平脉，阴脉小弱，其人渴，不能食，无寒热，名妊娠，桂枝汤主之。注：阴搏阳别为有子。今反云阴脉弱小，是孕只两月，蚀下焦之气，不能作盛势也，过此则不然。妊娠初得，上下本无病，因子室有凝，气溢上下，故但以芍药一味固其阴气，使不上溢。以桂、姜、甘、枣扶上焦之阳，而和其胃气，但令上焦之阳气充，能御相侵之阴气足矣。未尝治病，正所以治病也。

【语译】 妊娠篇中的方剂，桂枝汤被列为第一方。桂枝汤治疗表证为解肌合营卫，治疗里证则为化气调阴阳，今天的医生只知道它是伤寒的首方。其实，它在妊娠篇也被列为第一方，足以用来唤醒千百庸医沉睡之梦。张仲景说："妇人得平脉，阴脉小弱，其人渴，不能食，无寒热，名妊娠，桂枝汤主之。""阴搏阳别为有子"，今反"阴脉弱小"，是因为怀孕只有两个月，削弱下焦之气，不能呈现强盛之势，过了两个月就不一样啦。妊娠刚开始，上焦、下焦本来无病，因为子宫与以前不一样了，气溢上下，所以只是用芍药一味保护阴气，使之不上逆；用桂枝、生姜、甘草、大枣助上焦之阳气，调和胃气，使上焦之阳气充足，能抵御相侵的阴气。目的本不是治病，而起到了治病的效果。

【原文】 附半姜　功超轶[1]　时医以半夏、附子坠胎不用，干姜亦疑其热而罕用之，而不知附子补命门之火以举胎，半夏和胃气以安胎，干姜暖土脏使胎易长。俗子不知。

【注释】 [1]轶：超过。

【语译】 附子、半夏、干姜三药，妊娠时若使用得当，可以收到非同一般的效果。一般的医生，认为半夏、附子堕胎而不用，也怀疑干姜太热而少用；而不知附子补命门之火而保胎，半夏和胃气以安胎，干姜暖脾土而长胎。

【原文】 内十方[1]　皆法律[2]　桂枝汤[12]治妊娠，附子汤[13]治腹痛少腹如扇，茯苓桂枝丸[14]治三月余漏下、动在脐上为癥瘕，当归芍药散[15]治怀妊腹中疞痛，干姜人参半夏丸[16]治妊娠呕吐不止，当归贝母苦参丸[17]治妊娠小便难，当归散[18]妊娠常服，白术散[19]妊娠养胎，方方超妙，用之如神。惟妊娠有水气、身重、小便不利、恶寒、起即头眩，用葵子茯苓散[20]不能无疑。

【注释】 [1]内十方：指《金匮要略·妇人妊娠病脉证并治》篇内所列的10个处方，即桂枝汤、附子汤（有方名，无药物组成）、桂枝茯苓丸、当归芍药散、干姜人参半夏丸、当归贝母苦参丸、当归散、白术散、葵子茯苓散、胶艾汤等。

②法律：此处系法则、准绳之意。

【语译】 妊娠篇内所列的10个方剂，处方用药严谨，都可以作为妊娠病的治疗准绳。桂枝汤为妊娠篇第一方；附子汤治腹痛，小腹如扇；茯苓桂枝丸治妊娠三月余漏下，动在脐上，为癥瘕积聚；当归芍药散治妊娠腹中绞痛；干姜人参半夏丸治妊娠呕吐不止；当归贝母苦参丸治孕妇小便难；当归散妊娠常服；白术散妊娠养胎，用之如神。唯有妊娠水肿，身重，小便不利，恶寒，站起就头晕，用葵子茯苓散治疗不好理解。

【原文】 产后篇　有神术①　共九方。

【注释】 ①神术：高明的办法。

【语译】《金匮要略》产后篇，对于产后病提出了神奇的治疗方法和九个方剂。

【原文】 小柴胡⁽²¹⁾　首特笔　妊娠以桂枝汤为第一方，产后以小柴胡汤为第一方，即此是法。新产妇人有三病：一者病痉，二者病郁冒①，三者大便难。产妇郁冒、脉微弱、呕不能食、大便反坚、但头汗出者，以小柴胡汤主之。

【注释】 ①郁冒：指郁闷昏冒或血虚昏厥。

【语译】《金匮要略》产后篇，首先特别列出用小柴胡汤治疗产后病。治妊娠病以桂枝汤为第一方，治产后病小柴胡汤是第一方，这是正确的方法。新产妇人有三病：一是痉病，二是郁冒，三是大便难。《金匮要略》说：产妇郁冒，其脉微弱，呕不能食，大便反而干燥坚硬，只是头部汗出，用小柴胡汤治疗。

【原文】 竹叶汤⁽²²⁾　风痉疾①　《金匮》云：产后中风、发热、面正赤、喘而头痛，竹叶汤主之。钱院使注云：中风之下，当有病痉者三字。按：庸医于此症，以生化汤加姜、桂、荆芥、益母草之类，杀人无算。

【注释】　①风痉疾：中风发痉的疾病。指产妇遭受风邪而引起痉挛抽搐的疾病。

【语译】　用竹叶汤治疗产后中风，发为痉病。《金匮要略》说：产后中风，发热，面红，咳喘，头痛，用竹叶汤治疗。钱院使注解说："中风"之下，应当有"病痉者"三字。庸医看到这种病，便用生化汤加干姜、桂枝、荆芥、益母草之类治疗，杀人无数。

【原文】　阳旦汤⁽²³⁾　功与匹①　　即桂枝汤增桂加附子，《活人》以桂枝汤加黄芩者误也。风乘火势，火借风威，灼筋而成痉，宜竹叶汤。若数日之久，恶寒症尚在，则为寒风，宜此汤。二汤为一热一寒之对子。师云：产后风续续数十日不解，头微痛、恶寒、时时有热、心下闷、干呕、汗出虽久，阳旦证②续在者，可与阳旦汤。

【注释】　①匹：匹配，相等。
②阳旦证：病证名。一指《伤寒论》的桂枝汤证。一指桂枝汤证兼见心烦口苦等里热证者，《外台秘要》记载："《古今录验》疗中风伤寒，脉浮，发热往来，汗出恶风，项颈强，鼻鸣干呕，阳旦汤主之方。"

【语译】　阳旦汤治疗产后中风而致的痉病与竹叶汤功效相似。阳旦汤就是桂枝汤增加桂枝用量，再加附子。《活人书》用桂枝汤加黄芩是错误的。风乘火势，火借风威，灼热伤筋，而成痉病，应该用竹叶汤治疗。如果数日仍旧恶寒，则是感受风寒，应该用阳旦汤治疗。两方是一热一寒的一对方子。张仲景说：产后受风，连续数十日不解，头微痛，恶寒，时时有热，心下闷，干呕，汗出，虽经数日，阳旦证仍在者，可以用阳旦汤治疗。

【原文】　腹痛条　须详悉　　此下八句，皆言腹痛不同，用方各异。

【语译】 对于《金匮要略》中有关腹痛的条文，必须详细全面地研究。以下八句，都是叙述不同原因导致的腹痛和相应的治疗方法。

【原文】 羊肉汤⁽²⁴⁾　疠痛①谧②　疠痛者，痛之缓也，为虚症。

【注释】 ①疠痛：指产后血亏，腹中绵绵作痛。
②谧：平安的意思。

【语译】 当归生姜羊肉汤能止产妇腹中绵绵痛。

【原文】 痛满烦　求枳实　满烦不得卧，里实也，宜枳实芍药散⁽²⁵⁾。二味无奇，妙在以麦粥下之。

【语译】 若腹痛兼见烦满不得卧，是里实证，可用枳实芍药散治疗。枳实、芍药这两味药并无神奇之处，妙在用麦粥调理。

【原文】 著脐痛　下瘀吉　腹中有瘀血，著于脐下而痛，宜下瘀血汤⁽²⁶⁾。

【语译】 如果腹中有瘀血，痛处固定在脐下，此为腹中有干血着脐下，应该用下瘀血汤来治疗。

【原文】 痛而烦　里热窒①　小腹痛虽为停瘀，而不大便、日晡烦躁、谵语，非停瘀专症也。血因热裹而不行，非血自结于下，但攻其瘀而可愈也。《金匮》以大承气汤⁽²⁷⁾攻热。

【注释】 ①窒：阻塞不通。

【语译】 产后小腹痛，发热，大便不通，傍晚烦躁，谵语，这是由于里热阻塞，不是瘀血的表现。血因热邪包围而不能运行，不是血自己干结于下，只要攻其瘀热就可以。《金匮要略》用大承气汤来治疗。

【原文】 攻凉施　毋固必　攻有大承气汤，凉有竹皮大丸[28]、白头翁加甘草阿胶汤[29]。《金匮》云：病解能食，七八日更发热者，此为胃实，大承气汤主之。又云：妇人乳中虚，烦乱呕逆，安中益气，竹皮大丸主之。又云：产后下利虚极，白头翁加甘草阿胶汤主之。读此，则知丹溪产后以大补气血为主，余以末治之说，为大谬也。

【语译】 实证、热证就要用攻下、清热的方法，不要固执地认为产后病一定要用补气血的药来治疗才行。攻下有大承气汤，清热有竹皮大丸、白头翁加甘草阿胶汤。《金匮要略》说：病好了，能吃饭了，过七八天又发热，这是胃家实的原因，用大承气汤治疗。又说：妇人乳中虚（给孩子喂奶，致气血不足），心烦呕吐，用安中益气的方法，选竹皮大丸治疗。又说：产后大便泄泻，虚弱之极，用白头翁加甘草阿胶汤治疗。陈念祖认为，读到这些，就知道朱震亨（丹溪）主张产后以大补气血为主的说法是非常错误的。

【原文】 杂病门　还熟读　《金匮》云：妇人之杂病，以因虚、积冷、结气六字为纲，至末段谓千变万端，总出于阴阳虚实。而独以弦紧为言者，以经阻之始，大概属寒，气结则为弦，寒甚则为紧，以此为主，而参之兼脉可也。

【语译】 《金匮要略·妇人杂病脉证并治》篇也是应该熟读的。妇人杂病以"因虚"、"积冷"、"结气"六字为纲。篇末论述疾病虽千变万化，但不外乎阴阳虚实。而唯独谈脉弦、脉紧，是因为病邪阻滞经络之初，大多属寒，气结可见弦脉，寒甚则为紧脉。以此为主，脉症合参就可以了。

【原文】 二十方　效俱速

【语译】 杂病篇中共有20个处方，疗效都很迅速。

【原文】 随证详　难悉录

【语译】 这些方剂在原书中都详细地说明了它的适应证，这里不再一一列举了。

【原文】 唯温经(30)**　带下**①**服**　十二癥、九痛、七害、五伤、三痼共三十六种。因经致病，统名曰带下，言病在带脉，非近时赤白带下之说也。温经汤治妇人年五十，前阴下血、暮发热、手掌烦热、腹痛、口干云云。其功实不止此也。

【注释】 ①带下：泛指妇科疾病。

【语译】 只有温经汤可以治疗一切妇科疾病。妇科疾病有十二癥、九痛、七害、五伤、三痼，共36种，因在不同的经发病，统称带下病（妇科病）。带下病是说病在带脉，不是现在说的赤白带下。书中说，温经汤治妇人年五十许，前阴下血，傍晚发热，手掌烦热，腹痛，口干等等，其实它的作用不止这些。

【原文】 甘麦汤　脏躁①**服**　《金匮》云：妇人脏躁，悲伤欲哭，象如神灵所作，数欠伸，甘麦大枣汤(31)主之。

【注释】 ①脏躁：病名，出《金匮要略》。

【语译】 甘麦大枣汤是专门治疗妇人脏躁的处方。《金匮要略》说：妇人脏躁，悲伤欲哭，如有神灵支配，哈欠连作，用甘麦大枣汤治疗。

【原文】 药到咽　效可卜　闽中诸医，因余用此数方奇效，每缮录于读本之后，亦医风之将转也。余日望之。

【语译】 只要照方服药，就会取得较好疗效。福建一带的医生，因为我用这些方剂有很好的效果，都抄录于书本之后。这说明医风将要转变，也正是我所期盼的。

【原文】道中人①　须造福

【注释】①道中人：即医道中的人，这里指医生。

【语译】希望我们做医生的都能好好地研究和掌握这些经验，更好地为患者祛病谋福。

【按语】

要旨

陈念祖在本节主要介绍月经病、妊娠病、难产以及产后病的病因、病机、治疗方法、所用方药。陈念祖推崇《金匮要略》之说，并视为准绳。指出治疗妇科疾病，四物汤是一个很好的方子。分析了月经先期、月经后期、月经先后不定期的病因，提出了相应的治疗方法和药物。详细阐述了助孕、安胎之法以及难产的治疗。为妇科疾病的治疗提供了良好借鉴。

病案举例1（温经汤）

李某，女，45岁。1995年5月5日初诊。十年前因做人工流产而患痛经。每值经期，小腹剧痛、发凉，虽服"止痛药片"而不效。经期后延，量少色黯，挟有瘀块。本次月经昨日来潮，伴见口干唇燥，头晕，腰酸腿软，抬举无力。舌质暗，脉沉。证属冲任虚寒，瘀血停滞。治宜温经散寒，祛瘀养血。处以《金匮要略》"温经汤"。处方：吴茱萸8g，桂枝10g，生姜10g，当归12g，白芍12g，川芎12g，党参10g，炙甘草10g，丹皮10g，阿胶10g，半夏15g，麦冬30g。服五剂，小腹冷痛大减。原方继服五剂，至下次月经，未发小腹疼痛，从此月经按期而至，俱无不适。（陈明，刘燕华，李方.刘渡舟验案精选.北京：学苑出版社，2007：158-159.）

病案举例2（竹皮大丸）

王某，女，50岁。1994年8月29日初诊。近半年来感觉周身不适，心中烦乱，遇事情绪易激动，常常多愁善感，悲恸欲哭。胸闷心悸气短，呕恶不食，头面烘热而燥，口干喜饮，失眠多梦，颜面潮红，但头汗出。月经周期不定，时有时无。某医院诊断为"更年期综合征"，服"更年康"及"维生素"等药物，未见效果。舌苔薄白，脉来滑大，按之则软。刘老辨为妇女50岁乳中虚，阳明之气阴不足，虚热内扰之证，治宜养阴益气，清热除烦，处以《金匮要略》"竹皮大丸"加减。处方：白薇10g，生石膏30g，玉竹20g，丹皮10g，竹茹30g，炙甘草10g，桂枝6g，大枣5枚。服药五剂，自觉周身轻松，烦乱呕逆之症减轻，又续服七剂，其病已去大半，情绪安宁，睡眠转佳，病有向愈之势。守方化裁，共服二十余剂而病愈。(陈明，刘燕华，李方.刘渡舟验案精选.北京：学苑出版社，2007：157－158.)

【附方】

（1）四物汤（见虚痨附方）

（2）加味四物汤：《济阴纲目》方。主治妇人血少胎痛。

当归　川芎　白芍　熟地黄　香附子各等分　为末，每服9g，紫苏汤调下。

（3）归脾汤（见虚痨附方）

（4）加味逍遥散：即丹栀逍遥散，见心腹痛胸痹附方。

（5）二陈汤（见中风附方）

（6）六君子汤（见隔食反胃附方）

（7）保生无忧散：《妇科玉尺》方。妇人临产，先服一二剂，自然易生，或遇横生倒产，连日不生，服二三剂，神效。

当归5g　川贝母3g　生黄芪3g　艾叶3g　酒炒白芍5g（冬月3g）　菟丝子5g　厚朴2g　荆芥穗2g　枳壳2g　川芎5g　羌活2g　甘草2g　加生姜3片，水煎服。

（8）加味芎归汤：系《太平惠民和剂局方》芎归汤加龟甲而成。治妊娠伤胎，腹痛难产，胞衣不下。

川芎9g　当归身15g　龟甲9g　水煎服。

（9）当归补血汤：《内外伤辨惑论》方。功能补气生血。主治劳倦内伤，气弱血虚，身热面赤，烦渴欲饮，以及妇人经行、产后血虚发热头痛等症。

当归6g　炙黄芪30g　水煎服。

（10）失笑散（见心腹痛胸痹附方）

（11）生化汤：《傅青主女科》方。功能活血化瘀，温经止痛。主治产后血虚受寒，恶露不行，瘀血腹痛，产后风等。为产后常用方。

全当归25g　川芎9g　桃仁6g　炮姜2g　炙甘草2g　水煎服。

（12）桂枝汤（见痢疾附方）

（13）附子汤：《伤寒论》方。有温经助阳，祛寒化湿之效。主治阳气不足，寒湿内侵，关节疼痛，恶寒肢冷。

炮附子3g　茯苓9g　人参6g　白术12g　芍药9g　水煎服。

（14）茯苓桂枝丸：即桂枝茯苓丸，《金匮要略》方。有活血化瘀，散结消癥之效。主治妇人宿有癥块，妊娠胎动，漏血不止。

桂枝　茯苓　牡丹皮　桃仁　芍药各等分　蜜丸如兔屎大，每服一二丸。

（15）当归芍药散：《金匮要略》方。主治妊娠腹中痛。

当归27g　芍药90g　茯苓　白术各36g　泽泻　川芎各45g　为末，每服6g，酒调送下，日3次。

（16）干姜人参半夏丸：《金匮要略》方。功能温中补虚，降逆止呕。主治妊娠呕吐及脾胃虚寒之呕吐。

干姜　人参各9g　半夏6g　以生姜汁糊为丸，如梧桐子大，饮服10丸，日3服。

（17）当归贝母苦参丸：《金匮要略》方。主治妊娠小便不利，饮食如故。

当归　贝母　苦参各36g　三药为末，炼蜜为丸如小豆大，每服3丸，加至10丸。

（18）当归散：《金匮要略》方。功能养血安胎。主治胎动不安。

当归　黄芩　芍药　川芎各90g　白术45g　共为末，每服6g，温开水送下，日2次。

（19）白术散：《金匮要略》方。功能养胎祛寒湿。主治胎动不安。

白术　川芎　蜀椒　牡蛎各等分　共为细末，每服3g，日3服，夜1服。

（20）葵子茯苓散：《金匮要略》方。主治妊娠有水气，小便不利，身重头眩。

冬葵子90g　茯苓27g　为末，每服3g，日3服。

（21）小柴胡汤（见咳嗽附方）

（22）竹叶汤：《金匮要略》方。治产后中风病痉，发热面赤，气喘头痛。

竹叶40片　葛根9g　防风3g　桔梗　桂枝　人参　附子　甘草各3g　大枣5枚　生姜3片　水煎服。温覆使汗出。头项强，加附子1g；呕者，加半夏6g。

（23）阳旦汤：一指《伤寒论》的"桂枝汤"异名。一指《外台秘要》引《古今录验》方，主治中风伤寒，脉浮，发热往来，汗出恶风，项颈强，鼻鸣干呕。

大枣12枚　桂枝9g　芍药9g　生姜9g　炙甘草9g　黄芩6g　水煎服。渴者，去桂枝，加瓜蒌9g；利者，去芍药、桂枝，加干姜9g、附子一枚（炮）；心下悸者，去芍药，加茯苓12g；虚劳里急者，加胶饴半升。

（24）羊肉汤：即当归生姜羊肉汤，见心腹痛胸痹附方。

（25）枳实芍药散：《金匮要略》方。主治产后腹痛，烦满不得卧。

枳实　芍药各等分　共为末，每服3g，麦粥送下，日3次。

（26）下瘀血汤：《金匮要略》方。有活血消瘀之效。主治产后腹痛，有瘀血著脐下，亦治经水不利。

大黄9g　桃仁6g　土鳖虫3g　水煎，分4次服。如服药后血去痛止者即停服。

（27）大承气汤（见心腹痛胸痹附方）

（28）竹皮大丸：《金匮要略》方。有安中益气之功。主治妇人乳中虚，烦乱呕逆。

生竹茹二分　石膏二分　桂枝一分　甘草七分　白薇一分　上五味，末之，枣肉和丸弹子大，以饮服之一丸，日三夜二服。注：上之用量"分"，当为"份"。

（29）白头翁加甘草阿胶汤：即白头翁汤加甘草、阿胶。白头翁汤见痢疾附方。

（30）温经汤：《金匮要略》方。有温经散寒，祛瘀养血之效。主治冲任虚寒，瘀血阻滞，月经不调，虚寒不孕等，为妇科常用方。

吴茱萸9g　当归9g　川芎6g　白芍6g　人参6g　桂枝6g　阿胶9g　牡丹皮6g　炙甘草6g　麦冬9g　半夏6g　生姜6g　水煎，分3次服。

（31）甘麦大枣汤（见心腹痛胸痹附方）

小儿第二十四

【原文】 小儿病　多伤寒　　喻嘉言曰：方书谓小儿八岁以前无伤寒，此胡言也。小儿不耐伤寒，初传太阳一经，早已身强、多汗、筋脉牵动、人事昏沉，势已极于本经，误药即死，无由见其传经，所以谓其无伤寒也。俗云惊风皆是。

【语译】 小儿发病，大多是伤寒引起的。喻昌（嘉言）说：医书中称小儿八岁以前没有伤寒病，这是胡言乱语。小儿稚嫩，不能耐受风寒，病邪开始传入太阳一经，早已身热多汗，筋脉拘挛，神志昏迷，这是病势传入太阳本经的原因，用药一错就死。不要因没有见到病邪传入他经，就说他没有外感热病。俗称"惊风"的都是。

【原文】 稚阳①体　邪易干　　时医以稚阳为纯阳，生死关头，开手便错。

【注释】 ①稚阳：小儿阳气初生，尚未充长，体质幼弱，故名稚阳。《温病条辨》有："小儿稚阳未充，稚阴未长者也。"

【语译】 因为小儿阳气幼稚而不够充实，抵御外邪的能力不足，容易遭受寒邪的侵袭。一般的医生错误地认为"稚阳"就是"纯阳"，在治疗的生死关头，出手便错。

【原文】 凡发热　太阳观　　太阳主身之表，小儿腠理未密，最易受邪。其症头痛、项强、发热、恶寒等小儿不能自明，唯发热一扪可见。

【语译】 凡病开始有发热恶寒的症状，就可以把它看做太阳病。太阳主一身之表，小儿的肌表、腠理不够固密，最容易感受外邪。表现为头痛、项背强直、发热恶寒等。小儿不能自己说明，可是对于发热用手一扪就知道了。

【原文】热未已　变多端 <small>喻嘉言曰：以其头摇手动也，而立抽掣之名；以其卒口噤、脚挛急也，而立目斜、心乱、搐搦之名；以其脊强背反也，而立角弓反张之名；造出种种不同名目，谓为惊风。而用攻痰、镇惊、清热之药，投之立死矣。不知太阳之脉起于目内眦、上额交巅入脑、还出别下项、夹脊抵腰中，是以见上诸症。当时若以桂枝汤⁽¹⁾照法服之，则无余事矣。过此失治，则变为痉症。无汗用桂枝加葛根汤⁽²⁾，有汗用桂枝加栝蒌根汤⁽³⁾，此太阳而兼阳明之治也。抑或寒热往来，多呕，以桂枝汤合小柴胡汤⁽⁴⁾或单用小柴胡汤，此太阳而兼少阳之治也。</small>

【语译】 假使发热持续不退，就会发生种种严重的变化。喻昌（嘉言）说：因为有头摇手动的症状，而有抽搐的病名；因为有突然口噤、腿脚挛急，而有目斜、心乱、搐搦的病名；因为有脊强背反，而有角弓反张的病名，如此而造出种种不同的名目，都称为惊风。若用攻痰、镇惊、清热的药物治疗，服药即死。不知道太阳之脉起于目内眦，上额交巅入脑，还出别下项，夹脊，抵腰中，所以见到以上各种症状，立即用桂枝汤照法服之，就没有其他事了。过了这个时候，失于正确治疗，则变为痉证。如果无汗，用桂枝加葛根汤治疗；有汗用桂枝加瓜蒌根汤治疗，这是太阳兼阳明的治法。如果见到寒热往来，多呕，用桂枝汤合小柴胡汤，或单用小柴胡汤治疗，这是太阳兼少阳的治法。

【原文】太阳外　仔细看 <small>喻嘉言云：三日即愈为贵，若待经尽方解，必不能耐矣。然亦有耐得去而传他经者，亦有即时见他经之症者，宜细认之。</small>

【语译】 如果疾病的发展已超出太阳病范围，就应该仔细辨清证候。喻昌（嘉言）说：三天病愈为最好，如果等到太阳经已传尽再治疗，则患儿必不能耐受。然而也有患儿能够等到本经传尽而入他经的，也有当时就见他经症状的，应该仔细辨证。

【原文】 遵法治　危而安　遵六经提纲之法而求之，详于《伤寒论》。

【语译】 只要按照《伤寒论》六经的方法辨证施治，即使是严重的疾病，也能转危为安。六经之法，详于《伤寒论》。

【原文】 若吐泻　求太阴　太阴病以吐食、自利、不渴、手足自温、腹时痛为提纲，以理中汤[5]主之。

【语译】 如果出现吐泻、腹痛、口不渴等症状，就应该按照太阴病处理。太阴病，以呕吐、食不下、自利不渴、手足自温、腹中时痛为辨证提纲，用理中汤治疗。

【原文】 吐泻甚　变风淫[①]　吐泻不止，则土虚而木邪乘之。《左传》云：风淫末疾。末，四肢之末也。即抽掣挛急之象。

【注释】 ①风淫：原义为风邪太过，成为致病的邪气。本处指吐泻不止，造成四肢抽掣痉挛的证候。

【语译】 如果吐泻太过，就会导致脾虚，脾虚而肝木之邪乘机而入，则会变成四肢抽搐的风证。《左传》说："风淫末疾。"末，就是四肢。末疾，就是四肢抽搐挛急的样子。

【原文】 慢脾[①]说　即此寻　世谓慢脾风多死，而不知即太阴伤寒也。有初时即伤于太阴者，有渐次传入太阴者，有误用神曲、麦芽、山楂、萝卜子、枳壳、葶苈、大黄、瓜蒌、胆南星等药陷入太阴者。即入太阴，其治同也。如吐泻后，冷汗不止，手足厥逆，理中汤加入附子，或通脉四逆汤[6]、白通汤[7]佐之，此太阴而兼少阴之治也。如吐泻、手足厥冷、烦躁欲死、不吐食而吐涎沫，服理中汤不应，宜吴茱萸汤[8]佐之，此太阴而兼厥阴之治也。若三阴热化之证，如太阴腹时痛时止，用桂枝加芍药汤[9]。大便实而痛，用桂枝加大黄汤[10]。少阴之咳而呕渴，心烦不得眠，宜猪苓汤[11]。心中烦、不得卧，宜黄连阿胶汤[12]。厥阴之消渴、气冲、吐蛔、下利，宜乌梅丸⁽¹³⁾。下利后重、喜饮水，用白头翁汤⁽¹⁴⁾等症亦间有之。熟《伤寒论》者自知，而提纲不在此也。

【注释】 ①慢脾：即慢脾风，是由于脾胃功能衰退，长期吐泻，手足筋脉失于濡养，而引起抽搐挛急的一种疾病。

【语译】 慢脾风的治疗方法，也要在这里寻找。世人都说慢脾风是不治之症，而不知道就是太阴伤寒。有开始就伤于太阴的，有逐渐传入太阴的，有误用神曲、麦芽、山楂、莱菔子、枳壳、葶苈子、大黄、瓜蒌、胆南星等药而使病邪陷入太阴的。若入了太阴，就按太阴病治疗。假使吐泻后冷汗不止，手足厥冷，可用理中汤加附子，或用通脉四逆汤、白通汤为辅佐，这是太阴病兼少阴病的治法。又如吐泻，手足厥冷，烦躁欲死，不吐食而吐涎沫，服理中汤没有效果时，可再用吴茱萸汤为辅佐，这是太阴病兼厥阴病的治疗方法。至于邪在三阴经已经化热的证候，便不能再用理中汤了。如太阴病，腹痛时痛时止，当用桂枝加芍药汤；或腹痛，大便不通，当用桂枝加大黄汤。少阴病咳而呕，口渴心烦不得眠，当用猪苓汤；或心中烦，不得卧，当用黄连阿胶汤。厥阴病，消渴，气上撞心，吐蛔，下利，当用乌梅丸；下利不畅，口渴喜饮，当用白头翁汤等。这些情况也是存在的。而熟知《伤寒论》的人都知道，这不是辨证提纲。

【原文】 阴阳症　二太^①擒　三阳独取太阳，三阴独取太阴，擒贼先擒王之手段也。太阳、阳明、少阳为三阳，太阴、少阴、厥阴为三阴。

【注释】 ①二太：指太阳、太阴。

【语译】 一切小儿科的疾病，凡是属于三阳（太阳、少阳、阳明）经疾病的，首先应该从太阳经着手治疗；凡是属于三阴（太阴、少阴、厥阴）经疾病的，应从太阴经着手治疗。太阳为三阳之首，太阴为三阴之首，所谓擒贼先擒王。因此说，阴阳证，二太擒。

【原文】千古秘　理蕴深　喻嘉言通禅理，后得异人所授，独得千古之秘。胡卣臣曰：习幼科者，能虚心领会，便可免乎殃咎，若骇为异说，则造孽无极矣。

【语译】千古秘籍里面，蕴藏着很深的道理。喻昌（嘉言）懂得一些佛学知识，后来得到高人指点，独得千古秘方。胡卣臣说：学习儿科，能虚心领会，便可少犯错误。如果害怕有不同的见解，则贻害无穷。

【原文】即痘疹　此传心　痘为先天之毒，伏于命门，因感外邪而发。初起时用桂枝汤[1]等，从太阳以化其气，气化则毒不留，自无一切郁热诸症，何用服连翘、紫草、牛蒡、生地、犀角、石膏、芩、连诸药，以致寒中变症乎？及报点已齐后，冀其浆满，易于结痂而愈，当求之太阴，用理中汤[5]等补中宫土气，以为成浆脱痂之本，亦不赖保元汤[15]及鹿茸、人乳、糯米、桂圆之力也。若用毒药取浆，先损中宫土气，浆何由成？误人不少！此古今痘书所未言，唯张隐庵《侣山堂类辨》微露其机于言外，殆重其道而不敢轻泄乎？疹症视痘症稍轻，亦须知此法。高士宗《医学真传》有桂枝汤[1]加金银花、紫草法。

【语译】即使是天花、麻疹，也可以按上述方法辨证论治。痘，是先天之毒藏于命门，因感受外邪而发。初起可用桂枝汤等治疗，从太阳以化其气，气化则毒不能留，郁热证自然难成。何必要用连翘、紫草、牛蒡子、生地黄、犀角、石膏、黄芩、黄连等寒凉之药，反致变证丛生呢？等到痘点出齐后，若想早日成浆，结痂而愈，应当用太阴篇的治疗方法，以理中汤等补中焦脾胃之气而促进成浆、脱痂。无需用保元汤及鹿茸、人乳、糯米、桂圆等药。此时如果用药不当，损伤中焦脾胃之气，浆何以成？真是误人无数啊！这些道理，历代痘疹专著中从来没有涉及过，唯独张志聪（隐庵）的《侣山堂类辨》对其机理稍有论述，大概是张志聪看重这些道理反而不愿过多陈述。从病情上看，疹比痘稍轻，但对其进行辨证治疗也要知晓这些道理。高世栻（士宗）的《医学真传》载有用桂枝汤加金银花、紫草治疗本病的方法。

【原文】 惟同志　度金针^①

【注释】 ①度金针：比喻传授精巧技能的方法。有诗云："鸳鸯绣了从教看，莫把金针度与人。"

【语译】 如此精深的医理和治疗方法，只有志同道合的人才能够洞悉奥妙，传授于人，泽惠万民啊。

【按语】
要旨
本节主要论述小儿发病的特点，不同疾病的治疗方法及其理论。认为小儿稚阴稚阳，形气未充，易感外邪。对于发热的疾病，要从太阳经分析治疗。呕吐、腹泻要从太阴经治疗。阴经的疾病，要从太阴入手；阳经的疾病，要从太阳入手。对于痘疹的治疗，也要用六经辨证的方法，少用寒凉药物。以上理论，对儿科疾病的治疗具有一定的指导意义。

病案举例（桂枝汤）
柯某之长子，一岁半。1922年阴历九月初六日晨，寐醒抱出，冒风而惊，发热，自汗，角弓反张，手足抽搐。目上视，指纹赤而浮。唇赤舌淡白，脉来浮缓。此乃由于风寒阻遏太阳气运行之机，加以小儿营卫未充、脏腑柔嫩、不耐风寒，以致猝然抽搐而成急惊风证。主以桂枝汤主之，使中于太阳肌腠之邪，得微汗而解。处方：桂枝10g，杭芍药10g，甘草6g，生姜10g，小枣7枚。加入粳米一小撮同煎，嘱服后温覆而卧，使得微汗。1剂药后，即熟寐，汗出热退；次日痊愈。[董建华.中国现代名中医医案精粹（第2集).北京：人民卫生出版社，2010：567–568.]

【附方】
（1）桂枝汤（见痢疾附方）
（2）桂枝加葛根汤：《伤寒论》方，即桂枝汤加葛根。能解肌舒筋。主治项背强痛。此处用治痉病无汗。桂枝汤见痢疾附方。
（3）桂枝加栝蒌根汤：即桂枝汤加瓜蒌根，在此主治痉病有汗。桂枝汤见痢疾附方。

（4）小柴胡汤（见咳嗽附方）

（5）理中汤（见心腹痛胸痹附方）

（6）通脉四逆汤（见心腹痛胸痹附方）

（7）白通汤（见伤寒瘟疫附方）

（8）吴茱萸汤（见心腹痛胸痹附方）

（9）桂枝加芍药汤：《伤寒论》方。主治太阳病误下，腹满时痛者。

桂枝　生姜各9g　芍药18g　炙甘草6g　大枣6枚　水煎，分3次服。

（10）桂枝加大黄汤：《伤寒论》方。主治太阳病误下，腹中大实痛者。

桂枝　生姜各9g　大黄　炙甘草各6g　芍药18g　大枣6枚　水煎服。

（11）猪苓汤（见暑症附方）

（12）黄连阿胶汤（见心腹痛胸痹附方）

（13）乌梅丸（见心腹痛胸痹附方）

（14）白头翁汤（见痢疾附方）

（15）保元汤（见虚痨附方）